Vamos falar sobre peso

PROF. DR. RODRIGO MAGOSSO

Este livro foi escrito sem o auxílio de inteligência artificial.

CONTEÚDO

AGRADECIMENTOS

Quero agradecer, em primeiro lugar meu pai Renato e minha mãe Eliane,
pois a formação que me proporcionaram é o que possibilita esta obra.
Também tenho um agradecimento especial a realizer à minha amada esposa
Ediléia, meu Xuxu, que foi uma grande incentivadora deste projeto e fez a
sua revisão.

PREFÁCIO DO AUTOR

Este livro não vai ajudar ninguém a emagrecer. Tampouco você verá nas páginas a seguir qualquer tipo de incentivo para a perda de peso. Perdoe-me, amigo leitor e amiga leitora, pela contundência de minha honestidade, mas acho importante deixar esta informação abundantemente clara para embotar eventuais expectativas ligadas à perda de peso. Para que você possa entender um pouco mais a respeito do que verá neste livro, vou contar a minha história com o peso corporal.

Sou formado em Educação Física. Cursei meu bacharelado na Universidade Federal de São Carlos (UFSCar). Assim que me formei, comecei a trabalhar como personal trainer e já ingressei no mestrado na USP. Como a grande maioria dos profissionais da saúde, tive uma formação que contribuiu para que eu visse o "excesso de peso" como um problema de saúde em si. Com menos de um ano de formado me tornei professor universitário na área de fisiologia humana e fisiologia do exercício e nunca perdia uma oportunidade de falar que obesidade era uma doença e que devia ser combatida. Para quem quer seguir esta linha de raciocínio, sinto informar que há uma pletora de estudos científicos que corroboram e estimulam tal visão.

Nos anos que seguiram, passei a ministrar também aulas em pós-graduação e até mesmo a organizar meus próprios cursos, especialmente aos finais de semana. Dada a procura dos alunos e o que eu pensava saber na época, ministrei algumas vezes o curso de Exercício para o emagrecimento. Hoje sei que prometer emagrecimento com exercício é tão honesto ou ingênuo quanto prometer ganhos de dinheiro como trader, mas essa não era a realidade da época. Ao começar a me aprofundar nos estudos, a minha segunda fase de olhar para o peso corporal começou quando percebi que mesmo que, se comer menos e treinar mais funcionasse, a incidência de pessoas consideradas obesas estaria diminuindo ao invés de continuar aumentando. Passei a focar os meus estudos no conjunto de fatores que contribuem para o aumento de peso corporal, mas ainda com um detalhe muito importante: eu achava que obesidade era uma escolha.

Uma terceira fase na minha visão sobre o peso começou quando estudei o estigma do peso. Foi apenas neste momento que entendi que pessoas gordas sofrem preconceito diário, perdem acessos e são prejudicadas no mercado de trabalho. Neste ponto, eu passei a considerar que talvez houvessem fatores fora do controle das pessoas, mas tinha na minha cabeça que eu precisava, apesar de tudo isso, ajudar as pessoas a emagrecerem para melhorarem a sua saúde. Busquei referências que pudessem mostrar as estratégias de sucesso para a perda de peso e confesso ter tido a pretensão, em algum momento, de que eu seria um profissional de sucesso na área ajudando as pessoas a emagrecerem. Isso foi até mesmo parte da motivação para o meu estudo do doutorado, pois, apesar de que há métodos muito práticos para se estimar o gasto calórico de treinos como caminhada, corrida e ciclismo, a musculação ainda era muito elusiva neste ponto. Fiz a minha pesquisa com o interesse de desvendar um pouco sobre o gasto calórico da musculação, para poder apresentar dados nos cursos que ministrava e também para utilizar na academia que eu estava abrindo naquele momento.

Por fim, a quarta fase, que será trilhada pouco a pouco com você durante este livro. A minha perpétua inquietação fez com que eu buscasse estudos científicos para entender um pouco mais a respeito do peso corporal e a sua (verdadeira) relação com a saúde. Elaborei perguntas, busquei as respostas e, como professor que sou, construí pedagogicamente o caminho para responder a cada uma delas, buscando uma escrita leve, descontraída e, não raro, ácida.

Por que eu contei sobre o meu caminho? Tenho dois motivos principais para isso. Em primeiro lugar, vou me valer do exemplo de Bill Nye, um divulgador científico que muito admiro e atualmente uma das figuras mais importantes na luta contra o negacionismo. Ele participou de um debate sobre a inclusão ou não do criacionismo nas escolas norte-americanas, no qual ele faz ponderações fantásticas e também nos incentiva a usar gravata borboleta. Eu já usei muito de seus argumentos e, em algumas ocasiões, trajei gravata borboleta. Mas um dos momentos que mais me marcou neste debate, foi quando uma pessoa na plateia indagou se haveria algo que pudesse mudar a sua opinião. Ele, com a elegância da gravata borboleta e da fala, respondeu com apenas uma palavra: evidência. Portanto, o que me trouxe até este momento foram diversas evidências científicas que eu compartilho com você neste livro. Se ele fosse escrito 5 anos atrás, seria muito diferente. Se fosse 10 anos atrás, completamente diferente. Talvez eu passe pela quinta fase da minha relação com o peso, mas isso depende tão simplesmente de evidências científicas.

O segundo motivo é achar que traçarmos um caminho é fundamental para qualquer atividade. Gosto muito do exemplo da história *Alice no país das maravilhas*. Neste clássico da Disney, há uma cena que se tornou…clássica. Alice se depara com um sorridente gato e pergunta qual caminho deve seguir. Ao ser indagada pelo gato onde quer chegar, ela diz que não sabe, ao que ele a responde: "se você não sabe onde quer ir, qualquer caminho serve". É muito comum que ela seja utilizada quando se fala sobre planejamento. Em uma conversa recente com a minha esposa, revelei que eu a utilizava quando falava sobre periodização do treinamento e ela, que é pedagoga, me disse que a usa quando fala de planejamento nas ações escolares. Aqui, tracei um caminho baseado em perguntas. A cada capítulo deste livro, vamos responder uma delas, a saber:

-        De onde vem o conceito de peso ideal?
-        Como o peso virou vilão?
-        Por que estamos ganhando peso?
-        Como o ambiente promove aumento de peso?
-        Por que há pessoas gordas e pessoas magras?
-        O peso causa problemas de saúde?
-        Como o viés do peso afeta a saúde?

Dada esta breve apresentação, resta agora apenas o convite: quer entrar na toca do coelho comigo e descobrir as respostas?

Prof. Dr. Rodrigo Magosso

1. DE ONDE VEM O CONCEITO DE PESO IDEAL?

20 de julho de 1969, eram 23 horas e 56 minutos no horário de Brasília. "Um pequeno passo para um homem, mas um grande salto para a humanidade". Com estas palavras, Neil Armstrong se tornava a primeira pessoa a pisar na superfície da Lua para vencer a corrida espacial. Depois de duas bombas atômicas devastarem o Japão, os países perceberam que uma guerra nuclear resultaria em devastação mútua, por isso, resolveram que a batalha deveria acontecer sem armas, com a chamada Guerra Fria. Parte dela estava em demonstrar o seu poderio tecnológico e o espaço foi um dos objetivos para onde os países apontaram a mira. Os soviéticos foram os primeiros a lançarem o homem ao espaço. Foi também deles o feito da primeira caminhada espacial, quando um astronauta andou pelo lado de fora de sua nave, mas os norte-americanos riram por último nessa história com a missão da Apollo 11. Os três astronautas que viraram heróis nacionais partiram com a ciência de que tinham 50% de chance de sobreviver à missão e com um computador de bordo com menor capacidade de processamento que um smartphone possui atualmente. Mesmo assim, conseguiram pousar na superfície da Lua. Eu, que ainda não era nascido (e espero que você tenha se dado conta disso pela minha foto), mas que tenho um certo fascínio pela exploração espacial, imagino como deve ter sido para mais de 500 milhões de pessoas que se sentaram ao redor dos televisores de tubo em preto e branco para verem estas imagens antológicas.

Por que eu estou começando um livro falando sobre peso me referindo ao pouso na Lua? Diversos fatores chamam a atenção nas imagens, entre elas, os astronautas saltitando na superfície da Lua. Esse foi um dos fatos que motivou as diversas teorias da conspiração das pessoas que decidiram não acreditar no pouso na Lua – atualmente eu creio que elas se negam a acreditar em vacinas e também aproveitam para refutar as imagens feitas da Lua que mostram que a Terra não é plana. Apesar dos treinamentos muito intensos pelos quais os 3 tripulantes da missão Apollo 11 passaram, não imagino que tenham feito algum treino específico para conseguirem saltar mais alto. Tampouco você viu as imagens em câmera lenta quando eles caíam com menor velocidade. Na verdade, o que aconteceu com eles na superfície da Lua é que o seu peso era cerca de seis vezes menor que na Terra e por isso eles retornavam ao solo com menor velocidade. Vamos com calma, isso não significa que ir pra Lua faça alguém emagrecer imediatamente, mas apenas nos ajuda a entender a diferença entre os conceitos de massa e peso.

O que popularmente chamamos de peso é a nossa massa corporal, definida pela quantidade de matéria que temos em nosso corpo e pode ser medida em gramas, quilos etc. Tecnicamente, quando você sobe na balança, o que você está medindo é a sua massa. Ao chegarem na Lua, os astronautas ainda tinham massa corporal próxima daquela de quando saíram da Terra alguns dias antes. Quando a nossa massa, ou de qualquer outro objeto, interage com a força da gravidade, temos uma força chamada peso, que é medida na unidade de Newtons (N) - você pode calcular esta força peso multiplicando a sua massa (em quilos) pela força da gravidade, que é medida em metros por segundo ao quadrado (m/s^2) e, na Terra, corresponde a 9,8 m/s^2. Assim, uma pessoa com massa corporal de 100 kg pesa 980 N. Na Lua, a força da gravidade é cerca de seis vezes menor que a da Terra, o que fez com que eles tivessem menos peso e conseguissem andar pela superfície da Lua com a graciosidade que as valsas tocadas em *2001: uma odisseia no espaço* sugerem. Se colocarmos essas forças gravitacionais da Terra e da Lua em velocidade, podemos dizer que no primeiro segundo em queda livre na Terra, você cai 9,8 metros, ao passo que o mesmo tempo seria suficiente para cair cerca de 1,6 metros na Lua. Por isso, quando você sobe na balança, a informação que aparece é a sua massa corporal, não o seu peso. O conceito é um pouco estranho para o nosso dia a dia. Não vamos tão rapidamente nos acostumar a perguntar qual a massa corporal de alguém e muito menos multiplicá-la por 9,8 para falarmos o nosso peso em Newtons. Por isso, ao contrário do que vemos nossas avós fazerem nos almoços de domingo, vou deixar a massa de lado e, para os propósitos deste livro, usar uma licença poética e utilizar o peso como sinônimo de massa, pedindo desculpas a quem me lê debaixo d'água ou em gravidade zero e com o compromisso de rever o conceito até a colonização de Marte.

I

Recentemente, eu estava viajando e parei em um posto rodoviário. A caminho do banheiro, antes de pegar um café e o meu tão esperado pão de queijo, me deparei com uma figura curiosa, que as pessoas nascidas na década de 1980 ou antes podem se lembrar. Era uma daquelas balanças digitais, que medem a estatura e o seu peso ao troco de uma moeda – talvez mais que uma atualmente. O momento de uso chamava a atenção de quem estava perto, ela fazia alguns barulhos e tinha uma luz que piscava durante a medição, como se você fosse o ET ligando para casa na clássica obra de Steven Spielberg. Eu me lembro de utilizar este aparelho com frequência quando criança e adolescente, durante os anos 90, e fazer as comparações com quem mais se dispusesse a comprar a informação de peso, altura e os potenciais riscos à saúde relacionados. Fazíamos fila para sabermos os nossos resultados e depois comparávamos os relatórios impressos. Parecia um enorme alívio saber que o peso estava adequado para a minha altura, uma verdadeira catarse de saber que eu estaria encaixado em um determinado padrão. Não à toa, ela também era um item presente em várias farmácias, onde se pode encontrar uma infinidade de produtos que (supostamente) auxiliam no emagrecimento. Hoje, esta balança já não tem um visual tão moderno, parece um objeto de filmes de ficção daquela época que fica em exposição da mesma maneira que os carros antigos na entrada do restaurante.

A balança, que passa como um instrumento útil na hora de pesar frutas e legumes na quitanda, parece adquirir uma nova personalidade quando está no nosso banheiro ou no consultório. Para alguém que goste de se pesar tão logo acorde, ela pode literalmente ser o monstro embaixo da cama. Quando eu realizo avaliações físicas, vejo algumas reações variadas no momento da pesagem, que já começam quando eu digo que a próxima etapa da avaliação é verificar o peso. "Precisa mesmo?", "nossa, essa é a pior parte!" e "agora é a hora da verdade!" são alguns dos vários comentários que as pessoas fazem nesse momento, o que já começa a mostrar as preocupações que a balança gera. Algumas pessoas começam a verificar se tiraram relógios, pulseiras e até brincos para diminuir o peso. Outras parecem se preparar para a pesagem como um lutador de MMA na véspera da luta mais importante de sua carreira. Há quem diga que não quer marcar avaliação naquele momento porque precisa perder peso antes, o que pode tornar a vida de quem faz avaliação física um pouco solitária após feriados prolongados, especialmente nas primeiras semanas de janeiro. Quem quer "medir as gordurinhas" logo depois das festas de fim de ano?

Por mais simples que pareça, a pesagem é um teste e, como tal, tem um protocolo a ser seguido. Precisamos estar com o mínimo de roupas, há uma postura correta e a calibragem do instrumento – no caso, a balança – é fundamental. Comparações entre uma pesagem e outra devem ser feitas com as mesmas condições para que possamos inferir se, de fato, houve alteração em nosso peso. Os dois maiores fatores de alteração são o horário do dia e a balança que utilizamos. Se você se pesar logo cedo, ainda sem tomar café da manhã e depois de quase esgotar a bateria do seu smartphone no banheiro, não se assuste ao ter um peso ligeiramente menor do que depois da feijoada do domingo. Idas (ou ausências) ao banheiro, a última refeição que fizemos e nosso estado de hidratação são alguns fatores que provocam discretas variações no nosso peso durante o dia e entre um dia e outro. Também é possível que o seu peso na balança da farmácia que fica no caminho do trabalho seja diferente do que você pesou em casa ou que vai pesar na academia. Balanças diferentes quase sempre vão gerar resultados diferentes. Tem gente que acaba se pesando em várias balanças e faz algum tipo de média dos valores, ou então escolhe o que for mais desejável. A balança que uso nas minhas avaliações pode ser boazinha quando marca menos peso que outras, mas se torna malvada quando o peso é maior. Aparentemente ela tem vida própria e faz escolhas como aquele controle remoto desgastado que escolhe quando vai funcionar ou não.

Então, a grande dúvida que nos fica é: por que mesmo em épocas de alta inflação dos alimentos nos preocupa muito mais subir numa balança do que pesar um cacho de banana na quitanda?

Imagine que você vai fazer um seguro de vida. Enquanto você se preocupa em garantir uma forma de sustento para seus entes queridos que ficarão para trás assim que você partir dessa para uma melhor, a empresa de seguro também se preocupa em quando a figurinha de capuz preto e uma foice na mão vai anunciar sua partida. A única diferença está na motivação da seguradora que, diga-se de passagem, não é tão cristã quanto a sua. O seguro é uma aposta em duas vias e quanto mais tempo você leva para falecer, maiores serão os lucros da sua seguradora. Por isso, a preocupação está na sua longevidade, ou seja, quanto tempo você vai viver.

Não podendo contar com uma bola de cristal que determine o futuro de cada segurado, as empresas de seguro passaram a utilizar a relação entre o peso para uma determinada estatura e a sua associação com a longevidade para poderem calcular apólices de seguro. Essa é a origem do peso "ideal" ou, em alguns momentos, também chamado de "desejável": análises de milhares de pessoas que mostravam qual faixa de peso, para cada determinada altura, estava associada a maior ou menor incidência de mortes. A primeira destas tabelas, que tratava o peso como "desejável" foi publicada em 1913, a partir de levantamentos sobre estatura e peso feitos entre os anos de 1885 e 1909 na *Medico-Actuarial Mortality Investigation**. Cabe ressaltar um aspecto muito importante aqui: as principais causas de mortalidade nessa época eram tuberculose e pneumonia e o baixo peso corporal estava associado a maior mortalidade por essas doenças e, consequentemente, de uma maneira geral[1]. Nesse momento, eu não consigo resistir em imaginar a Dra. Beverly Crusher, de *Jornada nas Estrelas: A Nova Geração*, lendo este livro no século XXIV e pensando nas doenças que hoje possuem desfechos trágicos e que ela pode facilmente curar na enfermaria da *Enterprise*.

Um pouco mais adiante, no início da década de 1940, Louis Dublin, um estatístico da *Metropolitan Life Insurance Company*, lançou as tabelas do que chamava de peso ideal para homens[2] e mulheres[3], que consideravam apenas a estatura e uma faixa aceitável de peso para ela, com base na mortalidade após os anos de 1913, quando a primeira tabela foi lançada. Essas tabelas viraram item obrigatório nos consultórios médicos não apenas

---

*
 Esta foi uma investigação que não tinha o interesse inicial de ajustar cálculos das apólices de seguros. Seu objetivo declarado era de verificar riscos físicos, residenciais e ocupacionais oriundos de história familiar e do porte físico na longevidade.

nos Estados Unidos, mas mundo afora[4]. Talvez esse tenha sido um aspecto da cultura norte-americana da década de 1940 mais difundido até mesmo que o filme Casablanca. A partir destas tabelas, uma faixa de peso ideal era estabelecida e pobres dos pacientes que não se encaixassem nela. Eu mesmo confesso ao amigo leitor e à amiga leitora que, a partir dessa tabela, percebi que a minha estatura está um pouco abaixo da ideal se eu considerar o meu peso atual. Se eu fosse cerca de 10cm mais alto, meu peso seria considerado ideal e isso me ajudaria a pegar alguns rebotes a mais quando eu jogo basquete. A tabela foi atualizada em 1959, ainda considerando o peso ideal independente de sexo e idade, ou seja, os valores eram iguais para homens e mulheres, jovens e idosos, e foi feita com base na análise de mais de 4 milhões de apólices de seguro de mais de 20 empresas - não é difícil compreender que elas tinham o mesmo interesse.

Outro grande problema destas tabelas, mesmo apesar da quantidade astronômica de dados avaliados, está na questão de terem sido analisadas apenas pessoas que fizeram o seguro de vida. Para ilustrar o porquê deste fato consistir num problema relacionado à construção destas tabelas, vamos colocar um exemplo. Imagine que vamos fazer uma pesquisa eleitoral para ver a intenção de voto na cidade onde você mora e você vai auxiliar nesta pesquisa. Se você perguntar apenas para pessoas que moram no mesmo bairro, ou apenas colegas de trabalho, a sua amostra não terá verdadeira representatividade do que é a sua cidade. Colocando de uma maneira um pouquinho mais grosseira, significa dizer que você não saiu da sua "bolha". Para que se tenha dados mais confiáveis, é necessário fazer a pesquisa com pessoas de diferentes idades, faixas de renda, etnias, locais de moradia etc. Eu mesmo testemunhei uma situação deste tipo. Minha esposa é convocada para trabalhar como mesária nas eleições e, no final da votação, a urna eletrônica (que ninguém jamais conseguiu fraudar) gera um relatório sobre a votação, ao qual todos os partidos podem ter acesso – leia-se: ela é auditável. Na zona eleitoral em que ela atua, o prefeito eleito não foi o mais votado e teve apenas cerca de metade dos votos do candidato que ficou em segundo lugar na eleição. Se a pesquisa de intenção de voto tivesse sido feita apenas com pessoas daquela zona eleitoral, que é definida em geral por endereço domiciliar, o resultado da eleição teria sido ainda mais decepcionante para o candidato que não foi eleito.

Para que se tenha uma boa representatividade em uma pesquisa, a sua amostra, ou seja, as pessoas avaliadas, devem constituir o que chamamos de amostra randômica, ou aleatória. Neste tipo de amostra, tem-se uma variação que se aproxima mais da realidade e, com número suficiente de pessoas, os resultados apresentam pouca variação – aqueles famosos dois pontos percentuais para mais ou para menos. As tabelas feitas pelas seguradoras certamente avaliaram um grande contingente de pessoas, mas, por se tratar apenas de pessoas que possuíam seguro de vida, não foram randômicas e não necessariamente correspondiam à realidade da população daqueles países.

Talvez não pareça muita surpresa para você o fato de que as pessoas possuem constituições corporais diferentes. Em avaliação física, podemos utilizar o termo somatotipo. Em linguagem mais comum, é normal falarmos sobre biotipo. Algumas pessoas são mais magras ou longilíneas, ao passo que outras possuem maior concentração de musculatura e há também quem tenha maior tronco. As primeiras tabelas que determinavam o peso tido como ideal não levavam em conta estas variações. Para reduzir este problema das tabelas, a *Metropolitan Life Insurance Company* lançou, em 1983, uma atualização das suas tabelas da faixa de peso ideal para cada estatura, desta vez considerando pessoas de porte pequeno, médio e grande, mas sem deixar uma referência específica de como determinar este porte[1]. Se você achou interessante pensar no que seria uma pessoa de 1,50m de porte grande, ou uma pessoa de 1,80m e porte pequeno, não se preocupe, eu também fico com a mesma dúvida. Interessante também é o fato de que a maioria das tabelas não representa a faixa de peso ideal para mulheres com mais de 1,82m de altura (correspondente a 6 pés) e homens acima de 1,93m (correspondente a 6 pés e 4 polegadas). Fico imaginando se as pessoas que passam dessa altura têm direito de pesar o quanto quiserem ou, num pensamento um pouco mais nefasto, se não podiam fazer apólices de seguro. Talvez essa tabela tenha fornecido a vantagem do benefício da dúvida para muitas pessoas, permitindo que se ajustassem de um perfil para outro para que o peso se encaixasse no ideal, da mesma forma que permitia o contrário aos médicos se quisessem considerar que alguém estava "acima do peso".

VAMOS FALAR SOBRE PESO

Altura (cm)	Porte pequeno (kg)		Porte médio (kg)		Porte grande (kg)	
	De	Até	De	Até	De	Até
147	46,3	50,3	49,4	54,9	53,5	59,4
150	46,7	51,3	50,3	55,8	54,4	60,8
152	47,2	52,2	51,3	57,2	55,3	62,1
155	48,1	53,5	52,2	58,5	56,7	63,5
157	49,0	54,9	53,5	59,9	58,1	64,9
160	50,3	56,2	54,9	61,2	59,4	66,7
163	51,7	57,6	56,2	62,6	60,8	68,5
165	53,1	59,0	57,6	64,0	62,1	70,3
168	54,4	60,3	59,0	65,3	63,5	72,1
170	55,8	61,7	60,3	66,7	64,9	73,9
173	57,2	63,0	61,7	68,0	66,2	75,7
175	58,5	64,4	63,0	69,4	67,6	77,1
178	59,9	65,8	64,4	70,8	68,9	78,5
180	61,2	67,1	65,8	72,1	70,3	79,8
183	62,6	68,5	67,1	73,5	71,7	81,2

Tabela de peso ideal para porte pequeno, médio e grande de mulheres. Os valores são ajustes das tabelas originais publicadas nas medidas de estatura em pés e polegadas e do peso em libras. Fonte: autor

Altura (cm)	Porte pequeno (kg)		Porte médio (kg)		Porte grande (kg)	
	De	Até	De	Até	De	Até
157	58,1	60,8	59,4	64,0	62,6	68,0
160	59,0	61,7	60,3	64,9	63,5	69,4
163	59,9	62,6	61,2	65,8	64,4	70,8
165	60,8	63,5	62,1	67,1	65,3	72,6
168	61,7	64,4	63,0	68,5	66,2	74,4
170	62,6	65,8	64,4	69,9	67,6	76,2
173	63,5	67,1	65,8	71,2	68,9	78,0
175	64,4	68,5	67,1	72,6	70,3	79,8
178	65,3	69,9	68,5	73,9	71,7	81,6
180	66,2	71,2	69,9	75,3	73,0	83,5
183	67,6	72,6	71,2	77,1	74,4	85,3
185	68,9	74,4	72,6	78,9	76,2	87,1
188	70,3	76,2	74,4	70,8	78,0	89,4
191	71,7	78,0	75,7	82,6	79,8	91,6
193	73,5	79,8	77,6	84,8	82,1	93,9

Tabela de peso ideal para porte pequeno, médio e grande de homens Os valores são ajustes das tabelas originais publicadas nas medidas de estatura em pés e polegadas e do peso em libras. Fonte: autor

Além destas tabelas, muitas fórmulas para o cálculo do que seria um peso ideal para cada estatura também foram publicadas, que funcionavam basicamente como aquelas funções de primeiro grau que estudamos no ensino fundamental, em que y= ax + b, ou seja, o número "y" que queremos determinar (peso ideal) é correspondente a um valor inicial "b" somado de um fator "a" multiplicado pela nossa estatura "x". Por exemplo, Hammond[5] descreve o peso ideal (PI) de mulheres com a seguinte fórmula:

PI = 45 kg (para 1,50m) + 0,9 kg/cm (acima de 1,50m).

De acordo com a fórmula, uma mulher de 1,50m deve pesar 45 kg, ou melhor, **todas as mulheres** de 1,50m devem pesar 45 kg. As mulheres de 1,51 devem pesar 45,9 kg, de 1,52m devem pesar 46,8 kg e assim sucessivamente. Mesma altura, mesmo peso. Simples assim! Há também a equação deste autor para homens e várias outras propostas por diversos autores, mas que eu não vou citar aqui para não correr o risco de que você possa inadvertidamente utilizá-las.

Portanto, respondendo a pergunta anterior do porquê subir na balança pode ser algo tão incômodo, a resposta está nas análises seculares da relação entre o peso e a mortalidade, que acabaram definindo um "peso ideal", sem considerar idade e diversos outros fatores, apenas buscando a fórmula da "vida longa e próspera[†]", ou pelo menos longa. O que professores de educação física, médicos e nutricionistas utilizaram durante toda a sua vida como referência para dizer se o seu peso estava ou não dentro do considerado ideal, foi baseado não em dados sobre a saúde, mas em levantamentos de empresas de seguro. Isso inevitavelmente nos leva a uma próxima pergunta: por que a relação entre altura e peso foi utilizada como parâmetro?

II

[†] A frase "Vida longa e próspera" era um cumprimento utilizado pela espécie dos Vulcanos nas séries e filmes de Jornada nas Estrelas, tornada muito popular pelo personagem Spock da série original lançada na década de 1960.

Lambert Adolphe Jacques Quételet, hoje mais conhecido apenas como Adolphe Quetelet, nasceu em Ghent, na Bélgica, no ano de 1796. Ele era um verdadeiro polímata, que transitava por ciências como meteorologia, astronomia, matemática, estatística, demografia, sociologia, criminologia e história da ciência[6]. Aos 19 anos já era professor de matemática no colégio onde havia estudado e aos 23 anos terminou o seu doutorado pela Universidade de Ghent. Pouco tempo depois, em 1820, ele fundou o Observatório Real da Bélgica e conseguiu uma bolsa de estudos para ir a Paris, onde acabou se encantando pela estatística e tornou-se pupilo de Laplace.

Pierre-Simon Laplace (1749-1827) havia aperfeiçoado uma teoria matemática antes feita por Moivre e Gauss, que hoje é conhecida tanto como curva de Gauss como por distribuição normal. Esta teoria é muito importante na explicação de diversos fenômenos biológicos e até mesmo sociais. Para entendermos essa curva, vamos pensar no seguinte exemplo: você deve jogar uma moeda para cima dez vezes e adivinhar se ela vai cair em cara ou coroa. Como a sua chance de acerto é de 50% em cada uma das jogadas, seria de se pressupor que você vai acertar cinco das dez vezes. Isso pode acontecer, claro, mas também é possível que você tenha a extrema "sorte" de acertar os dez lançamentos como o extremo "azar" de errar os dez lançamentos. O primeiro caso não é nenhuma prova de que você é vidente e que vai acertar as próximas seis dezenas da mega sena, tão pouco o segundo seria presságio de que alguma tragédia te aguarda. Eles constituem meras variações que se afastam da média de cinco acertos que seria esperada por essa probabilidade. Imagine agora que vamos fazer este exercício de jogar moedas com cerca de mil pessoas. Podemos imaginar que uma grande parte destas pessoas vai ter cinco acertos e que muitas outras terão quatro ou seis acertos, que se aproximam da média. A cada resultado que se afasta da média, podemos esperar menor quantidade de pessoas, por isso, serão cada vez menos pessoas acertando três ou sete vezes, ainda menos pessoas acertando duas ou oito vezes e este número vai se reduzindo até os extremos de zero e dez acertos. Vamos pressupor que eu fiz este experimento com mil pessoas e anotei a quantidade de pessoas que tiveram cada uma das possibilidades de acertos, conforme a tabela na próxima página.

Claro que se eu realmente fizesse este experimento, os resultados não seriam assim tão perfeitos, mas podemos considerar que algo próximo disso aconteceria em condições normais.

Número de acertos	Quantidade de pessoas
0	10
1	30
2	60
3	100
4	170
5	260
6	170
7	100
8	60
9	30
10	10
Total	1000

Agora, vamos colocar a quantidade de pessoas que tiveram de zero a dez acertos em um gráfico e você verá que este gráfico tem a forma de um sino, em que há mais pessoas na média e próximas dela do que nos extremos.

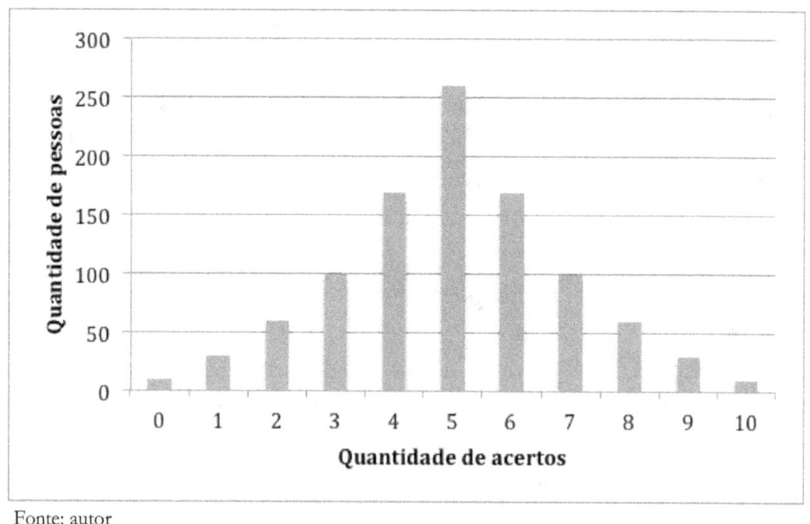

Fonte: autor

Adolphe Quetelet se encantou com o conceito de distribuição normal de seu mentor Laplace e começou a investigar se esta distribuição poderia se aplicar até mesmo para dados sociais. Assim que retornou a Bruxelas, Quetelet começou a colecionar e verificar dados demográficos, dentre eles os dados sobre criminalidade que o governo da França publicava desde o ano de 1827. Com isso, ele verificou que a quantidade de crimes cometidos era razoavelmente constante e conseguia predizer, dentro de uma determinada margem, quantos crimes aconteceriam e seus mais variados métodos, incluindo armas de fogo, facadas, chutes etc. Este trabalho foi publicado em seu livro *Sur l'homme et le développement de ses facultés*, ou Essai de physique sociale (sobre o homem e o desenvolvimento de suas faculdades, ou ensaio de física social), de 1835, que infelizmente não possui tradução em língua portuguesa, mas que tem uma tradução para o inglês feita em 1842, com prefácio do próprio Quetelet[7]. Neste trabalho, ele também descreve o número de suicídios por enforcamento na França e diversos outros aspectos sociais. Esta análise de valores médios não era novidade na estatística, mas Quetelet se concentrou não apenas na média, mas na maneira em que os dados se afastam da média, como fizemos em nosso experimento teórico de jogar moedas para cima. A partir destas análises, Quetelet passou a procurar e enxergar a distribuição normal em tudo aquilo em que botava seus olhos[8].

Quetelet defendia que o comportamento humano, ao qual ele também se referia como natureza humana, era fruto das condições ambientais e que, em qualquer local e época, havia um *homme moyen* (homem médio). Segundo sua teoria, alterações dos fatores ambientais resultariam na alteração deste padrão médio. Na continuidade de seu trabalho, Quetelet passou a observar características antropométricas, ou seja, das medidas e proporções do corpo humano, ainda na busca por este homem médio. Ele queria relacionar estas características físicas com a propensão à criminalidade. Como havia percebido por meio de seus ostensivos estudos que a maioria dos crimes eram cometidos por pessoas em torno dos 21 aos 25 anos de idade, pressupôs que poderia haver alguma relação com o desenvolvimento do organismo nesta faixa etária que pudesse explicar os atos criminosos, como se houvesse um desenvolvimento dos órgãos relacionados à criminalidade. Vamos agora colocar o exemplo anterior do experimento das moedas para a estatura de algumas pessoas. Se você fizer a medição da estatura de algumas pessoas em uma determinada casa, vai encontrar a média daquela casa. Se fizer de várias casas de uma rua, vai encontrar agora uma representatividade desta rua. Na medida em que vamos aumentando a quantidade de pessoas analisadas, encontraremos uma estatura média (calculada pela soma de todas as estaturas dividida pela quantidade de pessoas analisadas) e veremos que há mais pessoas próximas da média e cada vez menos pessoas mais longe da média – é mais fácil encontrar três ou quatro pessoas entre 1,60m e 1,80m do que uma pessoa com mais de 2m de altura. Aqui também entra a questão da representatividade da amostra não aleatória que eu apresentei neste capítulo. Quetelet também sabia que um grande número de análises era necessário para que se pudesse realmente excluir o que era um simples desvio da média de uma anormalidade. Ele defendia que o resultado de todas análises, tanto físicas quanto morais, era o homem médio, considerado tudo o que é bonito e bom[9].

Entretanto, é extremamente importante ressaltar – especialmente para os propósitos deste livro – que Quetelet não defendia que todas as pessoas tinham que ter as proporções e medidas do homem médio. A sua busca era pelo entendimento de como os padrões se afastam da média, inclusive, realizando comparações com a arte, quando dizia que "apesar dos limites artísticos serem sempre menos estendidos que os limites naturais, ainda há de se observar que, pelo termo limites naturais, eu entendo aqueles dentro dos quais as proporções humanas podem variar, não apenas sem constituir deformidades e aberrações monstruosas da natureza, mas também sem ferir o olho que busca por harmonia"‡[7]. Em outras palavras, Quetelet já reconhecia que não era necessário ser um modelo de estátuas da Grécia Antiga para ainda sim poder estar no que era considerada a normalidade. A sua busca pelo homem médio tinha a motivação da compreensão dos fatores que afetariam a criminalidade. Ele tinha a teoria de que os seres humanos tinham o crescimento e desenvolvimento de seus aspectos intelectuais e morais quando percebeu que a maioria das pessoas que iam ao tribunal para serem julgadas por crimes, estavam entre as idades de 21 e 25 anos.

Quando Quetelet passou a relacionar a estatura com o peso, verificou que o peso corporal das pessoas não aumentava de maneira linear em relação à estatura, o que significa que uma pessoa de 2m de altura não pesaria apenas o dobro de uma pessoa de 1m de altura, até porque nossa espécie não compartilha similaridades físicas com a personagem bidimensional Pepa Pig. Em suas análises, verificou que o peso tende a

---

‡ Tradução do autor

aumentar em relação ao cubo da altura na primeira infância e depois ao quadrado da altura, por isso, criou o que era inicialmente chamado de índice de Quetelet, que hoje você deve conhecer como índice de massa corporal (IMC). Isso significa que, se você tivesse o dobro da sua estatura, além de alguma dificuldade para achar roupas com um corte mais bem desenhado, você teria um peso quatro vezes o seu atual caso mantivesse as suas proporções.

Procure sobre o IMC no google e você vai encontrar diversos sites falando o que é, te oferecendo uma calculadora e provavelmente uma maneira de você diminuir o seu peso, que supostamente não é ideal e pode trazer prejuízos à saúde. Quando Quetelet criou este índice, ele simplesmente buscava encontrar o padrão médio dos seres humanos, pois acreditava que os aspectos morais e físicos da sociedade poderiam ser explicados matematicamente[9]. Por exemplo, quando fez um levantamento da estatura de mais de 100 mil militares franceses, percebeu que a curva não estava dentro da distribuição normal, como vimos no gráfico do experimento das moedas. Foi justamente esta análise que o fez perceber uma fraude, pois os homens com menos de 1,60m eram dispensados do serviço militar, por isso alguns homens franceses estavam fraudando sua altura justamente para conseguir sua dispensa – caso você esteja se perguntando, Napoleão Bonaparte tinha 1,68m de altura.

Quando hoje nos deparamos com o legado de um cientista tão importante quanto Adolphe Quetelet, podemos até cair no erro de pensar que ele era uma unanimidade em sua época, mas a verdade era muito contrária a isso. O seu trabalho recebeu diversas críticas tanto de outros cientistas como de membros da sociedade, em primeiro lugar por ser descrito como fatalista e por desconsiderar o livre-arbítrio. Alguns colegas com quem ele trocava correspondências diziam que não teriam a mesma coragem que ele de trabalhar com fatos tão nefastos como a criminalidade. Para esta argumentação, ele faz uma sábia comparação com a ciência da anatomia, "aquela ciência que nos faz mergulhar as mãos no sangue de nossos similares, de bisbilhotar com impassível curiosidade as partes e órgãos que já palpitaram com vida" e, por isso, defendia que "o tempo chegou de estudar também a anatomia moral do homem e de descobrir seus aspectos mais aflitivos, com a visão de prover remédios". Outras críticas ao seu trabalho estavam nos limites da observação e também nos resultados que se enquadravam fora da média. Esta última era uma crítica de quem não havia compreendido o seu trabalho, pois era justamente o fato de como há variações naturais e que se afastam da média que o interessavam. Se uma pessoa morria com idade superior àquela prevista para a média de um país, não significa que todas as tabelas de mortalidade deveriam ser descartadas, pois as leis da física social não dizem respeito a casos particulares. Essa pessoa apenas se afastava da média, como o seu trabalho previa. Estranho seria apenas se o fato ocorresse com muitas pessoas.

Assim, apesar de que Quetelet buscava apenas o homem médio e as variações em relação a esta média, e reconhecia que as populações são diferentes entre si e que a mesma população muda com o tempo, o IMC se tornou a medida para a relação do peso com a mortalidade que as companhias de seguro utilizaram para criar as temerárias tabelas do peso "ideal", que tanto foram e tanto são utilizadas para casos individuais. Quetelet não poderia prever que a sua importantíssima contribuição à ciência seria usada de maneira tão deturpada e ainda mais nefasta que a sua mera descrição da criminalidade, apesar de advertir que qualquer uso individual da sua análise resultaria necessariamente em uma informação falsa[7]. A partir do uso apenas da relação entre peso e estatura e a total desconsideração da verdadeira essência de sua proposição, o índice de Adolphe Quetelet, ou IMC, se tornou referência não apenas para este peso dado como ideal, mas futuramente para o sobrepeso e a obesidade.

III

No filme *Missão Impossível 2*, o agente Ethan Hunt, interpretado por Tom Cruise, precisa impedir a liberação de um vírus que aniquilaria boa parte da população mundial. Um pesquisador Russo desenvolve um grande remédio que ele chamou de Belerofonte, mas, como ele mesmo fala no filme, todo herói precisa de um vilão e por isso ele também criou um vírus mortal chamado Quimera. Assim como Belerofonte tinha seu vilão Quimera, o personagem de Tom Cruise tinha o seu vilão que vislumbrou o potencial financeiro do investimento em ações da indústria farmacêutica. De uma maneira menos sutil do que colocar uma cabeça de cavalo na cama do presidente da empresa, ele aponta uma arma para sua cabeça e exige se tornar acionista majoritário da indústria. Na sequência do seu plano, ele liberaria o vírus para causar uma pandemia e seria o único capaz de produzir a cura. Já imaginou um vírus causando uma pandemia e todos os países do mundo precisando da vacina? O seu plano era fantástico e ele se tornaria um bilionário se não fosse o agente da Força Tarefa Missão Impossível que, ao custo de muita pancadaria, perseguições, explosões, e disfarces geniais com máscaras e alteradores de voz, consegue frustrar os planos do vilão e ainda salvar a mocinha.

O peso ideal, como você já sabe, é derivado das tabelas de IMC. Se no começo do século XX ele foi estabelecido como a relação da mortalidade por faixas de peso em relação à estatura, atualmente o parâmetro do IMC é estabelecido com pontos de corte, que valem para adultos a partir de 20 anos, sejam homens ou mulheres, sejam jovens, de meia-idade ou na terceira idade, não importa. J. Eric Oliver, autor de *Fat Politics: the real story behind America's obesity epidemic*[10] (Política da gordura: a verdadeira história por trás da epidemia de obesidade nos Estados Unidos - sem versão em língua portuguesa), faz um levantamento interessante sobre os pontos de corte do IMC para se considerar quem estaria em sobrepeso e obesidade. Entre os anos de 1980 e 2000, havia uma definição da *U.S. Dietary Guidelines* (Diretrizes dietéticas dos Estados Unidos) em que o ponto de corte para o sobrepeso variou entre 24,9 e 27,1. Em 1985, o *National Institute of Health* (NIH – Instituto Nacional de Saúde) teve uma reunião de consenso em que foi instituído o ponto de corte para sobrepeso de 27,8 para homens e 27,3 para mulheres. Este foi um ponto de corte que não teve a sua base na relação entre o IMC e a mortalidade, mas sim na média da população de 20 a 29 anos dos Estados Unidos. Os valores foram estabelecidos pelo desvio da média, como Quetelet havia proposto no século anterior e quaisquer mudanças no peso da população resultariam necessariamente em mudanças nos pontos de corte.

Em 1995, a OMS publicou um relatório[11] mudando os pontos de corte do IMC de 25 para sobrepeso e 30 para obesidade. Estes novos valores, além de terem sido determinados arbitrariamente[12] (25 e 30 eram números mais fáceis de lembrar), fizeram que, de um dia para o outro, milhões de pessoas passassem a ser consideradas sobrepesadas e obesas. Entretanto, esse relatório foi desenvolvido com grande participação da *International Obesity Task Force* (Força tarefa internacional da obesidade), que era patrocinada pelas farmacêuticas Hoffman-La Roche e Laboratórios Abbott, que produziam o Xenical e o Meridia§, remédios para emagrecimento[4]. Eu

---

§ O medicamento Xenical reduz a absorção de gorduras no intestino, portanto permite que as pessoas

me lembro até mesmo de um nomograma que a Xenical distribuía, em formato circular, em que você conseguia colocar o seu peso e altura para ter o seu IMC e que virou ferramenta de trabalho de médicos, nutricionistas e personal trainers. Esse mercado dos remédios para emagrecimento faturou mais de 1,7 bilhões de dólares em 2020, considerando apenas o mercado norte americano[13]. Mesmo sem um vírus que ameace a população mundial, a ideia de gerar demanda está funcionando para a indústria farmacêutica. Estas considerações tornaram a obesidade uma doença epidêmica, que precisava ser combatida.

De acordo com esta classificação atual do IMC, o peso normal fica na faixa entre 18,5 a 25. Valores abaixo de 18,5 são considerados como baixo peso e valores a partir de 25 são considerados sobrepeso, que ainda pode ser dividido em sobrepeso (25 a 30), obesidade grau I (30 a 35), obesidade grau II (35 a 40) e obesidade grau III (40 ou mais). Para saber qual o valor atual do seu IMC, você deve dividir o seu peso (kg) pelo quadrado da sua altura (m). Por exemplo, uma pessoa de 1,70m que pesa 70 kg, tem um IMC de 24,2 e estaria considerada dentro do peso "normal" ou "ideal" para a sua estatura.

Faixa de IMC	Classificação
Abaixo de 18,5	Abaixo do peso
De 18,5 a 24,99	Peso normal
De 25 a 29,99	Sobrepeso
De 30 a 34,99	Obesidade grau I
De 35 a 39,99	Obesidade grau II
40 ou mais	Obesidade grau 3

Você pode estar se perguntando onde foi parar o critério de biótipo, aquele que nos define como "tamanho P, M ou G". Pois é, não existe mais.

não tenham a absorção de todas as calorias que consomem. Como a gordura precisa ir para algum lugar, ela é eliminada nas fezes, um processo chamado de esteatorreia, que tem aparência e odor infinitamente piores que seu nome. O Meridia tem como princípio ativo a sibutramina, que altera os sistemas de catecolaminas e serotonina no cérebro, combinando aumento do gasto calórico com a inibição do apetite. Seus principais efeitos colaterais constipação, insônia e sensação de boca seca, mas ela ainda traz em seu pacote de taquicardia, palpitações, aumento da pressão arterial/hipertensão, ondas de calor, náuseas, piora da hemorroida, delírios/tonturas, dor de cabeça, ansiedade, sudorese e alterações do paladar. A sibutramina foi proibida em diversos países, inclusive no Brasil.

Tampouco existe a diferenciação entre sexo masculino e feminino, apesar das mulheres apresentarem maior percentual de gordura que os homens e isso é absolutamente normal e evolutivo. Para saber a sua "faixa de peso ideal", independente do seu tamanho (não confundir com altura), você pode calcular o IMC de 18,5 e o IMC de 25 e a sua faixa fica compreendida entre estes dois. Algumas pessoas gostam de considerar o "peso ideal" como um ponto médio dentro desta faixa, com o IMC 22, o que vai contra a ideia original de Quetelet de estudar o como os indivíduos se afastam da média.

Altura	Peso "normal"
1,50m	41,6 a 56,3kg
1,55m	44,4 a 60,1kg
1,60m	47,4 a 64,0kg
1,65m	50,4 a 68,1kg
1,70m	53,5 a 72,3kg
1,75m	56,7 a 76,6kg
1,80m	59,9 a 81,0kg
1,85m	63,3 a 85,6kg
1,90m	66,8 a 90,3kg

Esses valores são utilizados para o cálculo do IMC de homens e mulheres a partir dos 20 anos. Para as crianças e adolescentes, há diferenciação para a idade com especificação para cada trimestre de vida, especialmente devido aos processos de crescimento e maturação. Por isso, apesar do peso continuar aumentando em relação ao quadrado da estatura como Quetelet havia percebido, as faixas esperadas são muito diferentes. O método utilizado é o do percentil. Ele consta, basicamente, em analisar uma grande quantidade de pessoas e determinar alguns percentis que dizem quanto da nossa amostra está acima e quanto está abaixo. Por exemplo, o valor central da distribuição dos dados é o chamado percentil 50. Significa que temos metade da amostra acima e metade da amostra abaixo dele. Se o seu IMC estivesse, por exemplo, no percentil 90, significa que há 90% da amostra avaliada com valor menor e que você está nos 10% que apresentam o maior IMC. O ministério da saúde disponibiliza essas tabelas para consulta.

Pelos critérios que foram estabelecidos, as crianças que estão com o seu IMC entre os percentis 3 e 85 são consideradas de peso normal. O peso está baixo para a faixa etária quando se encontra abaixo da linha inferior, que delimita o percentil 3, o sobrepeso se encontra entre o percentil 85 e o percentil 97 e as crianças que estiverem acima da linha superior, que delimita o percentil 97, são consideradas obesas, sem distinção entre graus de obesidade como é feito com os adultos. Traduzindo esses números, significa que quando a amostra foi analisada, 3% das crianças estavam "abaixo do peso", outros 3% eram "obesas", 12% eram "sobrepesadas" e

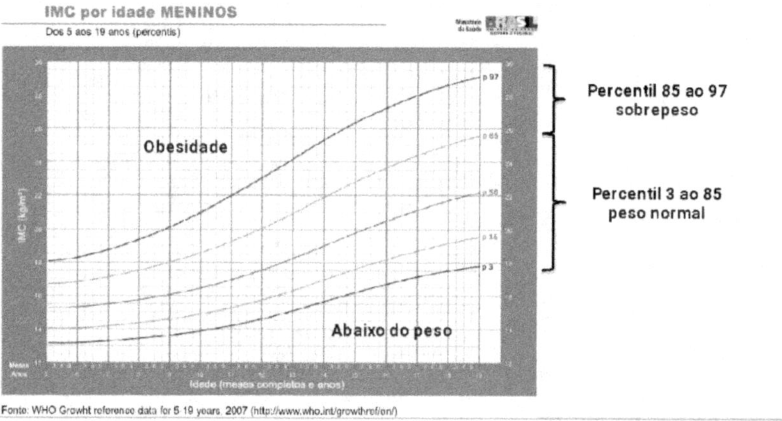

Tabela de IMC de meninos dos 5 aos 20 anos de idade. Adaptada da versão do Ministério da Saúde disponível em https://aps.saude.gov.br/ape/vigilanciaalimentar/curvascrescimento. Acesso em 14/06/2022.

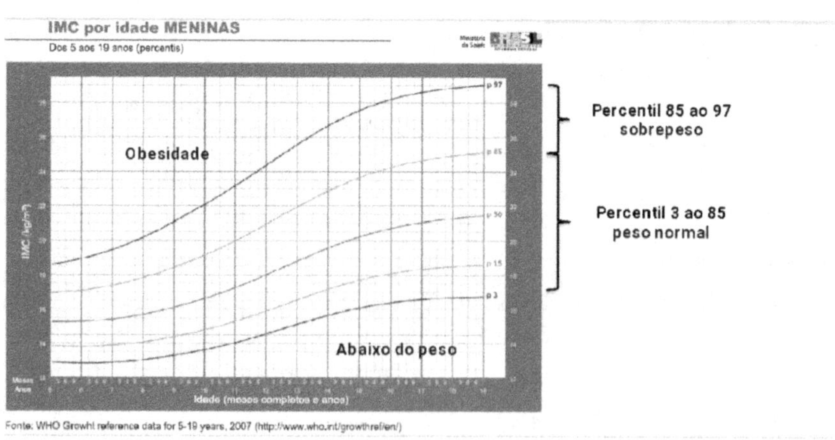

Tabela de IMC de meninas dos 5 aos 20 anos de idade. Adaptada da versão do Ministério da Saúde disponível em: https://aps.saude.gov.br/ape/vigilanciaalimentar/curvascrescimento. Acesso em 14/06/2022.

os 82% restantes eram "normais". Veja que estes dados não refletem necessariamente o estado nutricional das crianças, mas a distribuição das crianças que foram analisadas. Quantas delas eram brasileiras? Nenhuma! A recomendação é da OMS e a utilizamos aqui no Brasil. Aliás, esse virou o parâmetro mundial, assim como os pontos de corte definidos para a população adulta.

Apesar da sua utilidade para professores universitários que não estejam com vontade de dar aula e deixem os alunos calculando valores de IMC a noite toda, é necessário se ter muita cautela para o diagnóstico da obesidade a partir deste cálculo. Você pode pensar que eu prego esta cautela apenas pelo fato de Quetelet não ter pretendido usar a relação entre altura e peso como uma normativa, mas sim para estudar se o fenômeno biológico se apresentava da normalidade, e teria acertado, se não fosse pelo "apenas". Este é mais um motivo pelo qual a cautela é necessária. Para que eu possa explicar este posicionamento, vamos olhar para a definição de obesidade pela OMS, visto que foi esta Instituição que determinou o ponto de corte da obesidade como IMC maior ou igual a 30 e a define como o "acúmulo excessivo de gordura que pode trazer problemas para a saúde"[11]. Reparou que o IMC usa estatura e peso e que a definição de obesidade está relacionada à gordura corporal? Então, de onde veio a ideia de associar o IMC à quantidade de gordura no corpo?

IV

Ancel Keys nasceu em 26 de janeiro de 1904, no Colorado e era filho único de pais adolescentes com baixa escolaridade. Quando ele tinha apenas dois anos de idade, a sua família mudou para São Francisco em busca de melhores oportunidades de vida. Apesar de ser um brilhante aluno, ele deixou a escola durante três meses para rechear os bolsos coletando guano em cavernas para a produção de fertilizantes. Com a carteira um pouco cheia, ele se formou e, em 1922, iniciou os seus estudos em química na Universidade de Berkeley.

Depois de um ano na universidade e diversas matérias muito pesadas, ele resolveu novamente interromper os seus estudos, pois queria ir para a China. Sua filha conta que ele sabia que a única maneira de conseguir chegar seria arrumar trabalho em um barco e assim ele foi contratado para colocar carvão no motor e conseguiu realizar a sua viagem[14].

No seu retorno aos Estados Unidos, Keys havia perdido a sua bolsa de estudos para o curso de Química, mas conseguiu mudar a sua formação para economia e ciências políticas, e se formou em 1925. Em seguida, começou a trabalhar como vendedor na Companhia F. W. Woolworth, um trabalho que ele descreveu como extremamente tedioso e resolveu retomar a sua vida acadêmica[14]. Ele finalizou o seu mestrado em Zoologia no ano de 1928 e depois obteve seu doutorado em oceanografia em 1930. Seu interesse pela fisiologia veio depois de um período em Copenhague sob a orientação de August Krogh e depois no laboratório de Joseph Barcroft, no Reino Unido, onde ele realizou o seu segundo doutorado.

Em 1933, quando retornou aos Estados Unidos, ele começou a trabalhar no laboratório de Fadiga da Universidade de Harvard e, depois de uma breve passagem por Rochester, ele foi trabalhar na Universidade de Minnesota, onde fundou o Laboratório de Higiene Fisiológica, em 1939. Neste laboratório ele passou os seguintes 33 anos de sua carreira, até a sua aposentadoria em 1972[15]. Ele dedicou a sua vida a encontrar as causas de problemas cardíacos, pois, naquela época, metade dos homens norte-americanos morriam de doenças cardíacas e as comunidades médica e científica não sabiam as suas causas. Seu trabalho como fisiologista foi na busca tanto pelos fatores que levam aos problemas cardíacos como também pela sua prevenção. Dentre os aspectos mais marcantes de sua brilhante carreira, ele ficou muito conhecido por ter escrito, junto de sua esposa Margareth, o livro que introduziu a dieta mediterrânea, onde descrevia seus benefícios para a prevenção de doenças cardiovasculares. Este publicação rendeu a ele o título de "Sr. Colesterol" e uma capa na revista Time. Keys também era famoso por ter desenvolvido o que ficou conhecido como "Ração K" – a letra K em referência ao seu sobrenome – que ele desenvolveu para os soldados norte-americanos durante a segunda guerra mundial. Apesar de sua aposentadoria, aos 97 anos ainda publicava trabalhos e recebia prêmios, depois de uma carreira acadêmica de mais de 60 anos. Ele viveu para completar 100 anos de idade e faleceu em 2004.

No início de suas pesquisas, ele verificou qual era a taxa de aumento do peso de alguns peixes em função do seu comprimento, com intuito de facilitar o trabalho de alguns criadores e trabalhadores do segmento. A partir deste estudo, ele passou a se interessar pelo impacto de variáveis antropométricas sobre diferentes funções humanas. Um dos seus principais trabalhos na área foi a relação entre o tamanho corporal, a quantidade de gordura corporal e o débito cardíaco[**] no repouso[16].

Em 1972, Ancel Keys e seus colaboradores publicaram um artigo que ficou entre os mais famosos de sua carreira, chamado *Indices of relative weight and obesity* (índices de peso relativo e obesidade)[17]. Até aquele momento, já praticamente 60 anos após o lançamento das primeiras tabelas das companhias de seguro que mostravam qual era o peso médio para cada estatura e quais faixas de peso estavam associadas a maior ou menor mortalidade, ainda não se tinha um consenso sobre qual ou quais índices antropométricos seriam mais adequados. Logo na introdução, Ancel Keys relata que "vários índices de peso relativo têm sido estudados e aplicados por muitos anos, mas ainda não há concordância em algum índice em particular". Ele também relatava que quando se tratava das médias de peso para idade, mesmo quando se considerava uma pequena variação entre 90 e 110% do peso considerado "ideal" para uma determinada estatura, "é improvável que qualquer índice de peso vai prover um indicativo aceitável de adiposidade ou gordura corporal, apesar dessas relações se tornarem mais aparentes quando o peso relativo se afasta da média populacional". Essa percepção de Ancel Keys mostra o paradoxo do uso das tabelas de peso relativo à estatura para predição da gordura corporal: elas eram calculadas a partir da média, mas um pequeno desvio em relação à média, onde encontra-se a maior parte da população, ainda não as torna representativas.

Em anos anteriores, ele já havia publicado estudos a respeito destas tabelas. Neste clássico estudo de 1972, o seu objetivo era comparar diversos índices de peso relativo com medidas da quantidade de gordura corporal de homens que incluíram 12 amostras em países da Europa, além do Japão, África do Sul e homens brancos dos Estados Unidos. Ao todo, nove grupos foram estudados e tiveram a sua medição de estatura sem os calçados (as tabelas consideravam homens de sapato), peso corporal apenas com a roupa de baixo, a densidade corporal com a pesagem hidrostática[††] e a

---

[**] O débito cardíaco é uma variável cardíaca que representa a quantidade de sangue que o coração ejeta na circulação sanguínea a cada minuto. Ele é calculado pela multiplicação da frequência cardíaca (quantidade de batimentos cardíacos por minuto) pelo volume de ejeção (a quantidade de sangue que o coração ejeta a cada batimento).

espessura de dobras cutâneas (medida da gordura da pele). Com isso, foi possível analisar o peso relativo e sua comparação com as tabelas de peso por estatura das seguradoras e também realizar as comparações do peso relativo com a espessura de dobras cutâneas e com a densidade corporal. O primeiro resultado apresentado pelos autores foi a comparação do peso corporal médio de cada população com as tabelas das seguradoras norte-americanas. O maior percentual em relação ao considerado ideal pelas seguradoras foi dos trabalhadores ferroviários de Roma, que tinham peso médio correspondente a 107,8% do considerado pela tabela e o menor percentual foi de fazendeiros japoneses, que tinham peso médio correspondente a apenas 86,9% da média das tabelas – mais adiante neste capítulo você vai ver que há proposições para diferentes pontos de corte para sobrepeso e obesidade para populações asiáticas.

Em seguida, os autores apresentam a relação dos índices de peso corporal com a medida das dobras cutâneas, consideradas por eles como uma medida direta da adiposidade corporal. Para isto, eles utilizaram uma análise estatística chamada de correlação, que analisa a interdependência entre duas variáveis. Neste caso, o objetivo é verificar se realmente pessoas com maior índice de massa corporal são aquelas que apresentam a maior quantidade de gordura corporal. Os autores verificaram que o melhor índice de peso relativo foi capaz de predizer cerca de 2/3 da adiposidade corporal.

Por fim, a relação com a densidade corporal foi utilizada, pois, de acordo com os autores, os cálculos de percentual de gordura que utilizam a espessura de dobras cutâneas pressupõem uma distribuição entre a gordura subcutânea (a que está presente em nossa pele) e a gordura visceral (também chamada de abdominal, que está presente junto aos nossos órgãos) uniforme, mas já se sabia que há variações em relação a idade e sexo e muita variações para pessoas da mesma idade e do mesmo sexo. Assim, a densidade corporal seria uma maneira mais confiável de se predizer a quantidade de gordura corporal e também a obesidade. Neste caso, o IMC também foi o melhor índice na predição da densidade corporal e a conclusão do estudo foi que este índice criado por Adolphe Quetelet era a

---

[††] A pesagem hidrostática é considerada o melhor método atual para a medida tanto da densidade corporal como para a composição corporal. Ela consiste em submergir um indivíduo na água, o que permite conhecer o volume de seu corpo. Assim, também pelo conhecimento do peso corporal, é possível calcular a sua densidade, dada pela relação entre massa (peso) e volume. A composição corporal está associada à densidade corporal, de maneira que quanto mais gordura temos em nosso corpo, menor é a densidade corporal, por isso ela também é utilizada para o cálculo do percentual de gordura corporal. Atualmente, poucos lugares realizam esta medição devido aos seus custos de implementação.

melhor representação para uma análise rápida e de baixo custo da obesidade. Até então, o índice ainda era conhecido como Índice de Quetelet, mas, por sugestão de Ancel Keys neste estudo, passou a ser chamado de IMC.

Outra questão que a OMS aponta em seu relatório[11] é o fato de que a obesidade é caracterizada não apenas pelo acúmulo de gordura, mas também pela sua distribuição. Conforme citado anteriormente, nossas reservas de gordura corporal ficam divididas basicamente em dois compartimentos: a gordura subcutânea, que está presente em nossa pele e que podemos medir como as dobras cutâneas tomando alguns beliscões com o popular "compasso de dobras cutâneas" e a gordura visceral, que se deposita junto de nossos órgãos abdominais. Esse segundo tipo não é possível de ser medido com as dobras cutâneas. Normalmente, utilizamos a circunferência de cintura como um indicativo da presença desta gordura. Dada esta diferença, você já deve ter reparado que as pessoas são diferentes em relação ao seu local principal de acúmulo de gordura e esta distinção é importante pelo fato de que a gordura abdominal é considerada mais perigosa, pois está mais associada (o que não implica necessariamente ser causadora) a doenças cardiovasculares e diabetes.

O padrão de acúmulo de gordura abdominal é chamado de obesidade central ou então de obesidade androide, por ser mais tipicamente presente nos homens. Há também a alcunha popular de distribuição tipo maçã, pois o tronco se mostra mais arredondado. Já o padrão de acúmulo de maior quantidade de gordura subcutânea, especialmente na região dos quadris, glúteos e das pernas, é chamado de obesidade periférica ou ginoide e também possui a sua alcunha popular de distribuição tipo pera. Esse é o tipo mais frequente em mulheres, especialmente no período que antecede a menopausa e muito provavelmente era a distribuição de gordura da babá que inspirou a música *Fat bottomed girls*, da icônica banda Queen. O grande problema em relação ao uso do IMC para o diagnóstico da obesidade está no fato de que o IMC apenas relaciona a altura e o peso e não tem possibilidade de identificar a distribuição de gordura.

Conforme demonstrado no estudo de Ancel Keys e seus colaboradores, as diferentes populações apresentavam diferentes valores médios de peso corporal em relação à mesma estatura, variando do menor valor nos fazendeiros japoneses para o maior valor nos ferroviários na cidade de

Roma. O que poderia causar tal diferença? Seria necessário se ter diferentes pontos de referência do IMC para diferentes populações e etnias? Por exemplo, uma comparação[18] entre homens japoneses e australianos caucasianos jovens demonstrou que os japoneses apresentavam maior percentual de gordura quando tinham o mesmo IMC dos australianos e que, por isso, os pontos de corte para sobrepeso e obesidade desta população deveriam ser com o valor de 23,5 para sobrepeso e de 28 para obesidade - só não me pergunte o que isso implica para uma criança que seja fruto da paixão entre uma pessoa do Japão e uma da Austrália! Há também a sugestão de que para a população do norte da Índia, o ponto de corte para o sobrepeso deveria ser de 19 para mulheres e 21,5 para homens[19].

Quando se fala das desordens metabólicas associadas à obesidade, como alterações no colesterol ou na concentração de triglicérides plasmáticos, hipertensão e diabetes, há também divergência nos valores do IMC que seriam preditivos de cada um destes problemas. Isso significa que claramente há diferenças nos valores de IMC em que estes problemas começam a aparecer em uma determinada população e, se pensarmos na obesidade definida como aquele excesso de gordura (não determinada com precisão pelo IMC) que pode trazer problemas à saúde, teríamos que pensar então em qual desordem metabólica estamos nos referindo para determinarmos este ponto de corte. De qualquer maneira, estabelecer os pontos de corte para uma população se torna uma tarefa hercúlea e quase nos faz entender o uso arbitrário dos valores de 25 para sobrepeso e 30 para obesidade.

Há também a proposição de ponto de corte diferente, a partir dos critérios de definição de obesidade da Sociedade Americana de Médicos Bariátricos (*American Society of Bariatric Physicians* - ASBP), com base no percentual de gordura corporal[11]. De acordo com esta proposta, o ponto de corte para a obesidade nos homens deveria ser o IMC de 28 e, para as mulheres, o modesto IMC de 24. Claro que ainda temos que levar em consideração que o IMC não reflete o mesmo percentual de gordura para populações e etnias diferentes, uma clara limitação do método. Apenas na amostra que foi avaliada neste estudo, a incidência de obesidade pelo IMC maior ou igual a 30 era de 26%, ao passo que por esta recomendação da ASBP o número subiria para 64% da amostra, ou seja, mais que o dobro. A sociedade dos médicos que realizam cirurgia bariátrica propor um diagnóstico que faz com que o número de pessoas com obesidade mais que dobre seria proporcional ao seu borracheiro falar que você tem que trocar os pneus do seu carro muito antes de chegar naquelas marcas que dizem exatamente quando está na hora de trocá-los. Parece que tanto a indústria farmacêutica do emagrecimento como a sociedade dos médicos responsáveis pela cirurgia bariátrica estão seguindo a lógica dos vilões hollywoodianos e impedi-los tem sido uma missão impossível.

O grande problema não está no uso do IMC em si, mas na sua interpretação que saiu da média populacional para conclusões sobre cada pessoa. Temos que levar em conta que o IMC possui algumas limitações:

1. O valor o IMC não é proporcional à quantidade de gordura corporal para diferentes populações;

2. Por meio do IMC, não conseguimos determinar o que é gordura e o que é músculo e outros componentes do corpo;

3. O IMC não determina qual a distribuição da gordura corporal (entre subcutânea e visceral);

4. A relação entre o IMC e desordens metabólicas associadas ao peso é muito variável, tanto para a desordem como para diferentes populações.

Com todas estas limitações, será que podemos então utilizar o IMC para o estabelecimento de um peso considerado ideal? Para responder a esta pergunta, eu gosto de utilizar uma das definições daquilo que é o ideal: "relativo a ideia; que existe apenas em pensamento". Não há como utilizarmos as medidas atuais para dizermos qual é o peso ideal de qualquer pessoa. Na verdade, se você me perguntasse durante uma avaliação qual o seu peso ideal, eu te responderia o que respondo a todas as pessoas que me fazem essa pergunta. Seu peso ideal é o peso que te faz sentir bem. Simples assim!

O peso desejável – e posteriormente o peso ideal – é, portanto, uma ideia que foi construída no início do século XX pela relação entre o peso em determinadas alturas de amostras que não eram aleatórias, mas que eram de interesse das companhias de seguro. A partir destas faixas de peso que foram sendo modificadas ao longo dos anos, se estabeleceu, de maneira arbitrária, o que seria então o "sobrepeso" e o "excesso de peso", ou obesidade, por meio de dois pontos de corte do IMC nos valores de 25 e 30. Quando as pessoas me dizem, por exemplo, que procuraram a academia porque estão acima do peso, eu imediatamente as informo que não estão.

Para haver sobrepeso ou excesso de peso, seria necessário haver o tal "peso ideal". Apesar dele estar apenas em nossa ideia, está muito bem estabelecido. Antes mesmo do peso ser peso, ou seja, de haver uma padronização do sistema de medida, ele já era considerado um problema por muitos. No próximo capítulo, você verá como essa construção cultural do "excesso de peso" é antiga e como está arraigada em nossas relações sociais, por isso a quebra deste paradigma é tão difícil.

2. COMO O PESO VIROU VILÃO?

Chimamanda Ngozi Adichie é uma excelente escritora e um dos maiores pilares do feminismo na atualidade. Seu interesse pela leitura se iniciou logo cedo, com a sua mãe a alfabetizando aos quatro anos de idade e, aos sete anos, ela já escrevia suas primeiras histórias, com personagens brancos, de olhos claros e que falavam sobre o tempo. Tudo isso pareceria normal, exceto pelo fato de que Chimamanda é nigeriana. Ela não convivia com pessoas de pele e olhos claros e na Nigéria não se fala sobre o tempo como é típico, por exemplo, na Inglaterra. Ela escrevia suas histórias com esse tipo de personagens pois era o único tipo que ela conhecia nos livros que lia. Mesmo que houvesse obras africanas, o seu acesso era mais difícil e ela encontrava na biblioteca apenas histórias vindas de povos brancos. Mais tarde, ela foi estudar nos Estados Unidos e percebeu como a visão que as pessoas possuíam sobre a África – que inclui até mesmo acharem que é um país – era apenas de um local árido onde pessoas são paupérrimas e vivem sob guerras constantes, sem acesso a água ou saneamento básico. Essa não é uma história que se conta da África, mas sim a única história que se conta sobre o continente. Em uma divertida apresentação que ela faz sobre o perigo de se contar uma história única[‡‡], Chimamanda relata que uma pessoa leu uma história e disse sentir muito por todos os homens africanos

---

[‡‡] A sua palestra denominada "O perigo da história única" se tornou um dos vídeos mais visualizados da plataforma TED. A partir dela, foi publicado o livro homônimo.

serem abusivos como um personagem desta história. Ela jocosamente conta que respondeu ter lido Psicopata Americano e que sentia muito por todos os homens dos EUA serem assassinos em série como o personagem do livro. A história única era tão marcante que um trabalho que ela apresentou na faculdade não tinha uma suposta autenticidade africana, seja lá o que seu professor (que não era africano, diga-se de passagem) quisesse dizer com isso.

Remeter aos fatos históricos nos incorre o risco de contarmos uma história única e com o peso corporal e a história do corpo gordo não é diferente. Seria muito simplista falarmos que a gordura era boa e depois passou a ser ruim. Navegue pelas redes sociais e nos comentários de postagens sobre o peso, você encontrará pessoas que se aceitam como gordas e aquelas que as acusam de estarem "romantizando a obesidade". Por mais que haja uma visão hegemônica sobre o peso em cada época, ela ainda é acompanhada de outras visões. Em qualquer que fosse a época, o twitter teria que manter uma política de denúncia sobre comentários abusivos muito bem estabelecida e atualizada - o que eu recomendo atualmente. Dizer que a gordura era considerada boa e agora seu "excesso" é ruim seria uma visão muito simplista. Seria a história única dos corpos gordos. Por isso, quero te convidar a fazer uma passeio por como corpos gordos foram vistos através do tempo, de maneira muito mais descritiva do que analítica, para que você possa compreender que o conceito do peso ideal tinha um terreno fértil para ser fortemente arraigado.

I

Alguns fatos podem se tornar tão corriqueiros que, estarrecidos pela quantidade de informações que nossos cérebros recebem a cada momento, deixamos de percebê-los com a sua devida relevância. O que você lê nesse momento é um conjunto de palavras que eu cuidadosamente elaborei para exprimir uma linha de ideias sobre o peso corporal, mas que, para chegar até você, foram digitadas, letra por letra, no teclado de um pequeno computador. Talvez – e muito provavelmente – você e eu nunca tenhamos nos visto pessoalmente, mas temos esta ferramenta para que possamos de alguma maneira dialogar sobre o assunto que eu pesquiso e que é do seu interesse, graças à escrita. Hoje, ela nos permite ler livros sobre os mais determinados assuntos, enviar cartas, e-mails ou mensagens curtas por meio de aplicativos. Graças à sua combinação com a internet, é possível publicar uma mensagem que tem o potencial de atingir milhões de pessoas instantaneamente – o que claramente gera alguns arrependimentos. Entretanto, por mais que tenhamos esta bela visão sobre a escrita, seus primórdios foram de aplicações muito mais matemáticas e burocráticas do que utilizamos hoje. Em outras palavras, eu poderia dizer que nos primórdios da escrita você teria muito mais probabilidade de enviar uma cobrança para um devedor do que um correio elegante na quermesse do seu bairro. Conforme muito do que acontece com a história da humanidade, não podemos atribuir um fato tão importante como a evolução da escrita a apenas um local ou uma data muito específica, mas há um destaque especial para fatos ocorridos no Egito e na Mesopotâmia há cerca de 5 mil anos. Mesmo antes disso, muitos outros métodos rudimentares de escrita e representações de cálculos foram desenvolvidos, mas eles se perderam. O grande mérito destas civilizações está no fato de que, além de desenvolverem e evoluírem seus sistemas de escrita, elas também desenvolveram métodos de arquivo que foram fundamentais para que os registros escritos tivessem a sua devida utilidade.

John David Ray é professor de Egiptologia da Universidade de Cambridge e possui uma abordagem muito interessante para que possamos entender um pouco sobre a dinâmica das sociedades do Egito e da Mesopotâmia de 5 mil anos atrás, colocando-as como duas irmãs[1]. A irmã Egito tinha uma situação relativamente estável, com a maioria de fronteiras seguras, clima favorável e capacidade de abrigar grande população. Ela era o primeiro estado centralizado que se tem conhecimento, com pouco regionalismo que era facilmente controlado por uso de força ou indulgências e uma cultura que era imposta pelas classes dominantes. Uma grande característica do Egito nessa época era a de absorver imigrantes e ser uma nação aperfeiçoadora de ideias, que auxiliaram muito no seu desenvolvimento tecnológico. A irmã Mesopotâmia, por outro lado, tinha fronteiras mais abertas que a deixavam sempre à mercê de invasões e choques culturais disruptivos e por isso sua unidade política não era possível como na irmã Egito. Esse ambiente acabava sendo um estímulo para a criatividade, da qual um novo hábito surgiu: a escrita. Como era de seu costume, a irmã Egito adotava ideias de outras culturas, aperfeiçoava essas ideias para a sua realidade e depois as descartava. Entretanto, com a escrita foi diferente e ela foi a única apropriação cultural não descartada pelos egípcios. Por isso, o mérito do desenvolvimento da escrita hoje, como uma justa herança, é dividido entre as duas irmãs.

A escrita marca justamente a divisão entre a história e a pré-história. Uma boa definição desta distinção é feita por Karls Jaspers, quando ele diz que "a história é a parte do passado que, em qualquer momento, é claramente visível ao homem; é o setor dos eventos passados que ele pode tornar seu, é a consciência da origem. A pré-história é a parte do passado que, apesar de ser de fato a fundação de tudo o que vem depois, é em si desconhecida§§"[2]. Por isso, é muito fácil ler um livro, assistir a um documentário ou até mesmo ainda encontrar testemunhas e sobreviventes do Holocausto e do período da ditadura militar no Brasil, o que faz com que a percepção de como o nazismo é nefasto e de que a ditadura militar existiu muito fáceis de entender para qualquer pessoa com o mínimo de decência e capacidade cognitiva que não exige nada mais que a mediocridade. Mas como podemos saber o que acontecia, quais eram os aspectos culturais de sociedades que ainda não faziam seus registros históricos? Mais especificamente, temos como saber se havia, na pré-história, corpos que hoje seriam considerados obesos? Essa problematização foi muito bem definida por Knud Lambrecht, quando ele diz que "apenas os ossos de nossos ancestrais permanecem até hoje, tendo os tecidos moles se decomposto. Quanto poderíamos saber com certeza sobre a fisiologia dos nossos ancestrais se apenas os restos mortais de uma múmia humana congelada fossem descobertos nas camadas Siberianas de gelo, assim como foram de dúzias de mamutes e rinocerontes lanudos"***. Se nos basearmos apenas nos ossos, os únicos restos mortais que permanecem de nossos ancestrais pré-históricos, não podemos fazer extrapolações sobre características como a cor da pele e do cabelo ou até mesmo sobre a presença de obesidade e da distribuição da gordura corporal. Por isso, a nossa melhor chance para responder a esta pergunta está na arte pré-histórica[3].

Em 1864, Paul Haralt, o 8o Marques de Vibrae (1809-1878), estava realizando escavações onde hoje é o Departamento da Dordonha, na França, e se deparou com uma figura de marfim, de cerca de 8 centímetros. Essa figura não tinha cabeça, pés, braços nem seios, suas pernas eram

---

§§ Tradução do autor.
*** Tradução do autor.

separadas e seu aparelho reprodutor externo era fortemente delineado. Essa estatueta, muitas vezes interpretada como uma menina que ainda não havia atingido a puberdade, recebeu a alcunha de *La Vénus impudique* (Vênus Impúdica), como um reconhecimento pela sua graciosidade e sua evocação à antiguidade clássica. Alguns anos depois, outra estatueta do mesmo período foi encontrada nesta região, mas ela era muito diferente da Vênus Impúdica. Esta nova estatueta representava o que seria muito provavelmente uma mulher já adulta e grávida, gravada num pedaço de chifre de rena. Posteriormente, ela foi adquirida pelo renomado arqueólogo Edouard Piette (1827-1906), que a nomeou *La Femme au renne* (a mulher com a rena)[4].

Em anos seguintes, mais de uma centena destas estatuetas foram descobertas e a arqueologia passou a tentar contar um pouco mais da nossa pré-história a partir das características das imagens coletivamente chamadas de estatuetas de Vênus. A maioria destas estatuetas data de cerca de 25 a 23 mil anos atrás, apesar de que há registros de mais de 30 mil anos atrás e algumas mais "recentes", de menos de 10 mil anos atrás. Elas são pequenas figuras, com tamanhos que variam, em geral, de 6 a 16 centímetros, feitas de uma diversidade de materiais que incluem marfim, calcário, argila, ossos e algumas esculturas de baixo relevo em pedras[5]. Os aspectos mais valorizados destas estatuetas eram o torso e suas características sexuais, ao passo que elas não possuíam rosto e pés e os braços eram pequenos. Muitas delas representavam mulheres em idade reprodutiva e algumas podem ser até representações de mulheres grávidas. Os detalhes ausentes, entretanto, não eram por falta de habilidade, visto que algumas peças foram encontradas em que eles estavam presentes, por isso, acredita-se que o destaque era proposital[6].

O grande exercício da arqueologia, portanto, é olhar para estas estatuetas e, a partir dos conhecimentos que se possui desta época, tentar decifrar o que elas realmente significam – uma tarefa que não é tão perigosa, mas pode ser tão desafiadora quanto as do intrépido Indiana Jones. A análise da relação entre o tamanho da cintura e o tamanho do quadril destas estatuetas relata que a maioria delas tinha a distribuição ginoide (ou em pera) de gordura corporal[6]. De 30 a 18 mil anos atrás, a Europa, onde elas foram encontradas, passou por uma era glacial e este acúmulo de gordura teria sido altamente vantajoso para as mulheres da época, como uma maneira de acúmulo energético que as protegeria do frio e que serviria como uma reserva importante durante os períodos de gestação e amamentação (no próximo capítulo vou falar com detalhes sobre o nosso processo evolutivo e o acúmulo de gordura corporal). Assim, algumas teorias surgiram a partir das estatuetas de Vênus[7]:

- Elas podem ser representações fidedignas de mulheres reais;

- Elas podem ser representações do que seria um ideal da beleza feminina na época paleolítica;

- Elas podem representar símbolos da fertilidade;

- Elas podem ter significância religiosa e serem representações de sacerdotisas;

- Elas podem ser representações de ancestrais.

Veja que a primeira destas teorias responde justamente à nossa grande questão. Na verdade, eu creio que elas são evidência de que corpos gordos existiam, pois, mesmo que não estivessem andando por esta Terra, eles estavam no imaginário de nossos ancestrais paleolíticos como o ideal a ser atingido – naquela época ainda não haviam companhias de seguro de vida para estabelecer peso ideal baseado na relação com a altura. O fato de que a maioria destas estatuetas representa mulheres corpulentas também corrobora esta hipótese[8], mas, enquanto não encontrarmos uma dessas mulheres congelada na Sibéria, ficaremos apenas na conjectura.

II

Mesmo com a evolução da escrita há cerca de 5 mil anos, ainda é difícil encontrar registros históricos sobre pessoas gordas e como as sociedades as viam em seu tempo. No Egito antigo, apesar do seu mérito como um dos berços da escrita, não há registros escritos sobre o peso e o que esta sociedade pensava a respeito de corpos gordos. Na tumba de Ankh-ma Hor, que viveu durante a Sexta Dinastia (2340-2180 a.C), foi encontrada a pintura de um homem gordo que atuava como seu cozinheiro e na tumba de Mereruka há um homem gordo, não identificado, sendo alimentado por um servo. Outro indício da existência de corpos gordos no Egito Antigo é um pouco mais direto: análises das dobras cutâneas de algumas múmias como Inhapy, Hatsepshut e Ramsés III mostraram que estes faraós eram gordos. Pela ausência de registros escritos e detalhes médicos como veremos logo a seguir, fica difícil determinar qual era a opinião desta sociedade sobre os corpos gordos, mas é fato que ela parecia ser comum e até desejável nesta época[9].

O primeiro registro escrito que se tem a respeito – talvez para a sua surpresa – não é da Grécia Antiga, mas sim da Índia. O médico Susruta (ou Sushruta), adepto da Ayurveda e que viveu em torno dos séculos VI e VII a.C, possui grande crédito na área da fisiologia do exercício por ser um de seus primeiros defensores de que se tem registro. De acordo com Susruta, o exercício é uma "sensação de cansaço do trabalho físico e deve ser feito todos os dias". Suas indicações envolviam caminhar, correr, nadar, mergulhar, cavalgar e a participação em esportes como o tiro com arco, as lutas e o arremesso de dardo e a prática deveria ser sempre moderada. Outro aspecto muito interessante a respeito de Susruta era seu cuidado com a individualização do exercício físico, que deveria levar em conta a idade, o tipo físico, a dieta de uma pessoa e até mesmo o terreno em que se praticava o exercício. Neste aspecto, acho até que preciso levar os escritos dele para algumas academias por onde já passei!

Susruta também fez menções aos corpos gordos, os quais ele considerava resultado de uma doença atribuída a estilo de vida sedentário, dormir durante o dia, ser avesso a qualquer tipo de exercício físico e "mimar" a barriga[10]. Como veremos mais adiante neste livro, nosso estilo de vida nos deixa cada vez mais no sedentarismo e as opções alimentares que mimam nossas barrigas são cada vez mais numerosas e saborosas. Apesar de não dispor dos conhecimentos estatísticos de Adolphe Quetelet, Susruta foi o primeiro a sugerir que pessoas gordas tinham aumento da predisposição ao diabetes e colocava o tamanho corporal como sua causa. O tratamento que ele propunha era baseado em medicações disponíveis à época e o exercício físico, que deveria ser sempre moderado e utilizado para reduzir a corpulência. Assim, seria possível remover a gordura que estava obstruindo os canais internos e prevenir o crescimento de gordura anormal no organismo. A Ayurveda era uma filosofia da medicina que tinha como base a manutenção da saúde pelo equilíbrio dos humores corporais e, para Susruta, a obesidade era causada pelo aumento no humor "vata" (ar). Esta teoria dos humores era muito empregada na medicina da Grécia Antiga e, como a história registrou, Alexandre o Grande (356-323 a.C) invadiu a Índia no séc. IV a.C. Ele, que queria formar um grande império comandado pela cidade de Alexandria, tinha como hábito respeitar a cultura e a religião dos povos que invadia, o que o permitia facilitar a sua centralização de poder e também adquirir avanços tecnológicos, como os egípcios já haviam percebido. Apesar desta invasão, há suspeitas de que o próprio Hipócrates (460-370 a.C) havia estado na Índia cerca anos antes e aprendido algo sobre a teoria dos humores[11]. De acordo com a teoria de Hipócrates, acreditava-se que o corpo vivia em função do balanço de quatro humores: o sangue, originado no coração; a bile amarela, originada no fígado; a bile preta, originada no baço e o fleuma, originado no cérebro. O calor inato era o responsável por originar estes humores no coração a partir da comida ingerida e movê-los e misturá-los no corpo para que o organismo ficasse em equilíbrio. Assim como na Ayurveda, na ausência deste equilíbrio dos humores, fosse por falta ou excesso, o corpo adoeceria[12].

Hipócrates, como um bom cientista, se dava ao exercício da observação. Ele tinha um particular interesse pelo que viemos a conhecer como metabolismo, devido às suas preocupações com o corpo humano. Ele observava que algumas pessoas não aumentavam o seu tamanho corporal (o conceito de peso ainda não era existente) apesar de que a quantidade de alimentos e líquidos ingeridos era muito superior à quantidade de excreções – caso você esteja se perguntando, eu não sei como ele fazia a medida do que era excretado. Ele começou a fazer uma série de indagações sobre o metabolismo e teorizou a respeito do que chamou de calor inato. Ele defendia que os seres humanos recebiam o calor inato vindo do cosmos no seu nascimento e que a respiração funcionava para esfriar este calor e prolongar a vida[13], mas esta era uma fonte esgotável que ia se perdendo durante o processo de envelhecimento, até que as pessoas faleciam com menor temperatura do que nasceram devido justamente à perda desse calor. Hipócrates também foi o primeiro a relacionar a temperatura corporal com doenças. De acordo com sua teoria, quando uma região do corpo não funcionava corretamente, a sua temperatura aumentava ou diminuía. Ele conseguiu comprovar esta mudança na temperatura aplicando barro sobre o corpo e verificando onde ele secaria mais rápido, dando início ao estudo da termografia[14].

Nesta perspectiva da relação entre a ingestão e a excreção, Hipócrates também já possuía a noção de que a nossa energia é advinda dos alimentos e que o exercício físico é capaz de aumentar o nosso gasto energético. Em seus tratados, ele diz que " é muito prejudicial à saúde ingerir mais comida que a constituição corporal pode suportar quando, ao mesmo tempo, não se usa o exercício para eliminar este excesso...pois, assim como o alimento enche, o exercício esvazia o corpo e o resultado de um equilíbrio perfeito entre eles deve ser o de deixarem o corpo da mesma maneira que encontraram, ou seja, em saúde perfeita"[15].

A preocupação com a perda de peso também parecia estar presente na Grécia Antiga. Plutarco (46-120 d.C) relatava que as pessoas magras eram as mais saudáveis e que não se deveria indulgir o apetite com iguarias da vida, sob o risco de adquirir corpulência. Galeno (129-199 d.C) relata o caso em que "(...)reduzi um homem enorme para um tamanho moderado em um período curto, fazendo-o correr de manhã até que chegasse a um suor profuso; depois eu o massageava firmemente o colocava em um banho quente, depois do qual eu pedia para ele um pequeno café da manhã e o enviava para o banho quente pela segunda vez. Algumas horas depois, eu o permitia comer livremente, o que lhe trazia a mínima nutrição; por último, o mandava para o trabalho a que estava acostumado para o restante do dia"[15].

Lembro-me quando, alguns anos atrás, fiz a avaliação de um casal que acabou me marcando por ser muito divertida. A avaliação física que eu fazia era muito abrangente, durava cerca de duas horas e precisava ser feita individualmente. Neste dia, primeiro fiz a avaliação da esposa e depois do marido. No começo da avaliação dela, quando ainda estava na anamnese[†††], perguntei sobre os medicamentos que ela utilizava e, antes de me falar o que ela tomava, já pegou um pedaço de papel para me passar a lista de medicamentos do marido que, diga-se de passagem, não era lá tão pequena. Eu fiquei surpreso que ela estava com esta listagem e ela me disse que controlava todas as medicações do marido e brincou: "se eu quisesse envená-lo seria muito fácil!". Pois em seguida, quando eu estava avaliando o marido e chegou o momento de verificar as medicações, eu o informei de que ela já havia me passado a lista, ao que ele me disse: "se ela quisesse me envenenar seria muito fácil!". Para que o amigo leitor e a amiga leitora não se preocupem, até a escrita desse capítulo ele estava vivo e sem qualquer sinal de envenenamento. Outro aspecto que ele e ela pareciam encarar com jocosidade era a questão da qualidade do sono. Disse-me ela: "eu acho que durmo bem, mas meu marido diz que eu ronco". Já ele disse que dormia bem, "mas minha esposa diz que eu ronco", completou.

Os problemas relacionados ao sono não são algo exclusivo da sociedade

---

[†††] A anamnese é um instrumento da avaliação física que consiste em coletar informações sobre a pessoa avaliada. Eu sempre faço perguntas sobre a rotina diária, presença de dores, uso de medicamentos e diversas outras informações que são relevantes para a minha prática profissional.

contemporânea. Um deles, mais especificamente a síndrome da apneia obstrutiva do sono (SAOS), foi descrita inicialmente na Grécia Antiga, na figura de um tirano chamado Dionísio de Heraclea (360-305 a.C). Relatos indicam que ele atingiu, devido à sua intemperança e glutonaria, um tamanho tão extraordinário que tinha dificuldade para respirar, mesmo quando acordado e que dizia que "desejava para si – e essa parece ser a única morte feliz – deitar em minhas costas com seus muitos rolos de gordura, mal dizendo uma palavra, suspirando, enquanto como e digo que estou apodrecendo de prazer‡‡"[16]. Sua figura se tornou muito conhecida pelo fato de que ele se reunia com as pessoas utilizando uma caixa para cobrir o seu corpo ou até mesmo se posicionava em uma espécie de torre, de maneira que apenas a sua cabeça ficava de fora e o permitia manter as conversas, devido à vergonha que tinha de sua condição[17]. Dionísio acabou sendo cobaia de experimentos que buscavam a "cura da obesidade". Cláudio Eliano (175-235 d.C), um escritor Romano apaixonado pela língua grega, descrevia um processo prescrito e conduzido pelos médicos de sua época com agulhas finas e compridas, que seriam inseridas no corpo de Dionísio quando ele estivesse em sono profundo. Inicialmente, as agulhas passariam pelo insensível excesso de gordura – que ele chega a descrever como alienígena – mas que não geravam qualquer tipo de reação do tirano. Apenas quando as agulhas chegavam ao ponto sensível e saudável de sua carne é que ele reagia e acordava[18]. Aparentemente o propósito desta cirurgia era mantê-lo acordado para que ele não sufocasse no seu excesso de gordura[19]. Apesar deste procedimento que não parece nada confortável, Cláudio Eliano simplesmente não se conformava com o fato de que Dionísio se cobria para conversar com as pessoas. Na continuidade de sua descrição, ele dizia "Pelos Deuses, essa era uma maneira absurda de se cobrir: preferir uma espécie de jaula para bestas selvagens ao invés de uma vestimenta para seres humanos!§§§"

Não parece que a Grécia Antiga era tolerante com os corpos gordos. Essa sociedade pregava moderação e a corpulência não era tida como condizente. A arte da época reforça essa teoria, com esculturas e porcelanas que retratavam o corpo humano de maneira natural, mas ainda assim idealizada, devido à tendência do antropomorfismo, uma crença de que as divindades assumem forma humana[20].

---

‡‡ Tradução do autor
§§§ Tradução do autor

No império Bizantino, ou Greco-Romano, fundado em 330 d.C., quando Constantino ironicamente mudou o nome da cidade de Bizâncio para Constantinopla (hoje ela é conhecida como Istambul), os médicos pareciam ser pouco preocupados com as causas do acúmulo de gordura e mais preocupados em encontrar tratamentos para ele – talvez hoje eles seriam influencers vendendo produtos destinados ao emagrecimento. As causas eram sempre apontadas como a indulgência alimentar e a preguiça. Já a miríade de propostas encontradas na literatura para o tratamento de corpos gordos inclui sangria e vómito, quando fosse necessário expurgar humores doentes, exercícios, banhos, dietas, plantas medicinais e algumas mudanças radicais de vida[21]. Novamente podemos ver o quanto eles possuem em comum com *influencers* contemporâneos. Os bizantinos, apesar de não terem a idealização de um corpo divino como os gregos, seguiam o seu pensamento sobre o equilíbrio dos humores e a necessidade de eliminar o excesso de carne no organismo.

Constantino ainda teve um papel na história que acabou por definir muito do que seria a visão sobre o corpo gordo na idade média. Em sua época, o império Romano já havia sido dividido em império Romano do Ocidente e do Oriente, devido à sua vastidão. Ele ascendeu ao trono do império Romano do Oriente com pouco mais de 20 anos de idade quando, em 306, seu pai foi morto. Mas Constantino acabou se revelando um grande general e proclamado por seu exército. Além disso, era solidário ao Cristianismo e acabou se convertendo, na França, no ano de 312. Pela primeira vez, os cristãos estavam no poder no império Romano, mesmo que este imperador que se dizia cristão tenha acabado contribuindo para a morte de seu próprio filho – diferente dos que se dizem cristãos atualmente mas que estão dispostos a "rachar" tudo com seus filhos. Quando, em 337, Constantino foi enterrado na ainda pequena cidade que nomeou, o império Romano já estava em decadência[22]. A conquista de Constantinopla no ano de 473 marca definitivamente a queda do império Romano e a passagem da antiguidade para a idade média, quando veremos que os valores cristãos que vieram a dominar a Europa depois da conversão de Constantino passaram a ter grande importância sobre a na visão sobre os corpos gordos.

III

No belíssimo filme *Coração Valente*, o personagem William Wallace, interpretado por Mel Gibson, acaba se tornando um líder do exército escocês na luta pela liberdade contra um tirano inglês na idade média, depois que sua esposa é morta após se defender de soldados ingleses que tentaram violentá-la. Em uma daquelas cenas em que se faz um discurso motivacional antes de uma batalha, alguns dos guerreiros, que nunca o haviam visto, duvidam que ele fosse realmente William Wallace, pois ele deveria ser alguém muito maior para ter conquistado tantos feitos. Com uma inesquecível ironia, ele responde que se o "verdadeiro" William Wallace estivesse lá ele também soltaria raios pelos olhos e bolas de fogo de seu traseiro. Essa breve passagem representa como a imagem de grandes guerreiros era transmitida de pessoa para pessoa na idade média. Um destes personagens – mas da vida real – é Gurgunt. Seu nome é uma derivação de "Gargantua", que faz menção a ingurgitar. Ele foi rei da Grã-Bretanha no séc. XII e suas descrições incluíam um apetite voraz, força assustadora e proporções gigantescas. Com o mesmo misticismo foram descritos, por Marco Polo, no séc. XIII, os homens de Zanzibar. Ele os retratava como enormes, mais gordos que grandes e que tragavam quantidades de alimento que muitos homens juntos não conseguiriam consumir [23].

Guilherme, duque da Normandia e rei dos Ingleses, também chamado de Guilherme o Conquistador (1035-1087), foi homenageado com a crônica narrativa *Gesta Guillelmi Ducis Normannorum et Regis Anglorum* (História de Guilherme, Duque dos Normandos e Rei dos Ingleses) depois de sua vitória na batalha de Hastings[24]. As circunstâncias de sua morte parecem não ser consenso entre os historiadores: ele teria morrido após a queda de um cavalo com o choque de sua cabeça contra a sela ou devido a um mal-estar durante o verão. De qualquer maneira, a visão da época era de que a sua gordura em excesso teria derretido no coração e o Conquistador teria sido derrotado de dentro. No ano de sua morte, o rei da França teria dito que ele sofria das mesmas dores e desconfortos de alguém prestes a parir. Luís VI (1081-1137) teve muito de sua história contada por uma abade chamado Suger. Inicialmente, ele é descrito como um protótipo do guerreiro medieval: corajoso, determinado e audacioso[25]. Entretanto, aos 46 anos, ele se tornou incapaz de cavalgar devido a sua corpulência e se tornou Luís, o Gordo. Suger passa a contar sobre a sua moleza crescente e fala sobre diversas consequências do tamanho de Luís como disenteria, febre, desordens atribuídas ao excesso de massa graxa e pesada no corpo do rei que já sufocava[23].

Também não podemos incorrer no risco da história única de pensar que os ingleses eram sempre os malvadinhos da história, já que Mel Gibson os enfrenta também em outro período histórico, dessa vez como norte americano protagonizando o filme *O Patriota*, a visão sobre o corpo gordo na idade média não era apenas uma. Este período histórico foi marcado por muitas dificuldades de abastecimento e por diversos momentos de fome da população europeia. Por isso, principalmente até o séc. XIII, uma das visões sobre o corpo gordo era o prestígio, a vivacidade e a opulência que as carnes densas traziam. A outra, da debilidade, do ridículo, que já rendia alcunhas pejorativas e até mesmo cerceava pessoas gordas.

Córdoba é uma cidade na Espanha, capital do distrito de mesmo nome e que faz parte da região da Andaluzia. Um marco arquitetônico um tanto curioso chama a atenção na cidade: uma Mesquita que fica dentro da Catedral, ao lado do bairro judeu. Alguns consideram que este é o símbolo de quanto a cidade é tolerante. Esta cidade, que no censo de 2018 tinha cerca de 325 mil habitantes, chegou a ter mais de um milhão de habitantes no séc. X. Era a cidade mais civilizada da Europa na época, fazendo frente às grandes Bagdá e Bizâncio, tinha quase 500 mesquitas e cerca de 600 banhos públicos. Sua população era cosmopolita, constituída de árabes, africanos, judeus, cristãos, eslavos, bizantinos e muitos outros[26].

Durante o séc. X, a cidade serviu como uma espécie de spa de 6 meses para o rei Sancho I (935-966), que acabou ficando conhecido como *Sancho el Crasso* (Sancho o Gordo). Ele, que foi rei de Leão, na Espanha, de 956 a 958, foi deposto de seu reinado pelos nobres por não ser capaz de cavalgar e portar uma espada – tudo bem que seu exército havia perdido diversas guerras para os muçulmanos, então havia ambiente político para tal deposição. Depois de perder sua coroa, Sancho foi buscar refúgio em Pamplona, governada por sua avó, a rainha Toda Aznárez. Lá, pediram ajuda do médico judeu Hasdai ibn Shaprut, tido como um homem brilhante e criador de um conjunto de ervas medicinais coletivamente chamadas de teriaca[27]. O médico viajou a Pamplona para avaliar Sancho, mas disse que o trataria apenas se ele fosse a Córdoba, pois o seu tratamento seria prolongado e requereria supervisão constante, talvez como uma espécie de reality show de emagrecimento da antiguidade. A viagem de quase 800km foi deveras desconfortável pelo fato de que Sancho era incapaz de cavalgar e não havia carruagem que o acomodasse, mas ainda sim ele conseguiu chegar. A estratégia do médico foi costurar os lábios de Sancho e permitir que ele se alimentasse apenas por meio de um canudo, o que fez com que Sancho perdesse metade do seu peso e estivesse "curado" de sua obesidade. Em 959, ele triunfalmente retornou a Leão montado em um cavalo e recuperou o seu reinado para, em 966, morrer com uma maçã envenenada em nova ação de seus chamados nobres.

Em 1220, o Rei Filipe Augusto foi incumbido de escolher um abade dentre um grupo de monges, que não conseguiam chegar a um consenso. O rei percorreu as fileiras dos monges, observando um a um e acabou escolhendo aquele que possuía uma magreza que revelava ser superior em sua contenção, comparado àqueles de corpos roliços que acumularam gordura em demasia. A escolha não é estética. A idade média ainda não tinha essa preocupação. A representatividade do corpo gordo era do vício, da avidez e da gravidade do pecado. Talvez isso não te surpreenda, mas aparentemente esse julgamento não recaía sobre os ricos, que estavam habituados às delicadezas e à fartura, que tornavam tão difícil a abstinência de alimentos[23].

Como eu te disse há pouco, estou escrevendo este livro no meu computador pessoal, apertando teclas na sequência necessária para te passar uma mensagem. Mas, para que eu possa chegar a apertar os botõezinhos que colocam as letras na tela, eu preciso organizar os meus pensamentos. Quando faço meus estudos, gosto muito de rabiscar da maneira *old school*: papel e caneta, até que a mochila que eu uso para carregar o meu computador mais que dobra de peso de tantos papéis que ficam armazenados lá e que só fazem algum sentido para mim. Periodicamente preciso separar um tempo para ver o que ainda precisa ficar armazenado e o que já pode ser descartado e claro que não escapo daquelas situações em que procuro por uma anotação e não a encontro. Por sorte, desde a idade média já havia pessoas muito mais organizadas que eu com os seus registros, inclusive os japoneses.

Ainda no séc. XII, os japoneses produziram alguns pergaminhos, que coletivamente ficaram conhecidos como *Yamai no Sōshi*, um nome que significa pergaminho da doença. Esse pergaminho tem 21 ilustrações de pessoas sofrendo de diferentes males, dos quais apenas dois não são acompanhados de caligrafia que descreve qual o sofrimento representado[28]. Uma destas figuras retrata uma mulher gorda, com dificuldades de caminhar e auxiliada por três serventes. Ela está em local público, uma característica não muito comum nas ilustrações da obra, onde há também mais dois aspectos que complementam a cena: uma mulher amamentando uma criança e ignorando totalmente esta mulher com o sofrimento causado por sua corpulência e dois homens, dois quais um ri fartamente de sua situação. Os escritos a descrevem como uma mulher "gorda e carnuda...que não pode andar facilmente...ofegando e suando"****[28].

A representação do sofrimento desta mulher acompanhada de descaso e escárnio é central para a interpretação de sua situação. A história a coloca como agiota, o que não era bem visto pelos japoneses na época, por ser considerada como uma falha moral. Sua ambição seria refletida em seu apetite e acesso a alimentos calóricos, outra falha moral, que a tornaram corpulenta e com dificuldades para se locomover sem o auxílio de suas servas. Para o budismo, essa falha moral seria refletida na situação da mulher. Em outras palavras, ser gorda era sua punição, seu carma por ser uma pessoa moralmente falha.

No séc. XIII, Tachibana no Narisue compilou uma série de contos chamada de Kokon-chomonjū. Pouco se sabe sobre o autor, exceto por algumas informações que se pode inferir dos textos[30]. Um dos contos relata um homem que havia ficado muito gordo e foi instruído por seu médico a consumir mingau de arroz. Quando o médico fez uma visita ao seu paciente, o viu devorar em poucos minutos duas tigelas de mingau e mais 50 a 60 peças de sushi. O médico se limita apenas a dizer que entende porque o homem se tornara daquele tamanho e vai embora[29]. Esse conto também revela a condenação medieval dos japoneses sobre o hábito de comer em excesso, especialmente numa época em que os japoneses estavam tentando priorizar a cultura local, ao passo que a nobreza do país havia engordado devido às comidas de origem chinesa.

A idade média ficou marcada pelas diferentes opiniões sobre os corpos gordos. Ao passo que alguns viam a opulência de corpos ligeiramente gordos e carnudos, havia também a visão do desleixo com os corpos muito gordos. Mas, diferente de atualmente que temos mesmo que arbitrariamente

---

definido os valores de IMC de 25 e 30 para determinar os pontos de corte que ficaram chamados de sobrepeso e obesidade, esse critério ainda não estava presente na idade média. Não havia clara distinção entre o que era o gordo "bom" e o gordo "ruim" ou do que era simplesmente ser gordo, ou muito gordo. Não havia uma clara linha que dividisse a imponência do pecado das sociedades cristãs e da falha moral de sociedades budistas.

IV

Em 28 de maio de 1453, enquanto o último culto cristão era realizado na catedral de Santa Sofia na cidade de Constantinopla, os turcos otomanos já estavam sobre os muros da cidade, depois de cercá-la por terra e pelo mar. Desde 1400, eles foram ganhando territórios, aproveitando a invasão dos mongóis e este dia, marcado pela queda de Constantinopla, também é o atual marco para o fim da idade média e início da idade moderna. Neste ponto preciso fazer duas observações muito importantes. A primeira é em relação a esta "mudança" da idade média, que não foi algo reconhecido na época e tão pouco comemorado. Não houveram fogos e resoluções de ano novo como em uma festa de réveillon. Não havia pessoas tuitando sobre a guerra em Constantinopla com a *hashtag* "fimdaguerra", especialistas analisando o momento político da cidade e a estratégia dos turcos e não se viu bancas de jornais no dia seguinte dizendo "Extra! Extra! Fim da idade média e início da idade moderna!". Os processos históricos não funcionam exatamente desta maneira. Outro aspecto importante que devo compartilhar com o amigo leitor e a amiga leitora é que, apesar de vermos a Idade Média como uma idade das trevas e até usarmos o termo medieval como indicativo de práticas obsoletas, este período histórico não foi de retrocesso ou de total estagnação. Algumas importantes inovações foram feitas na Idade Média, por exemplo, a partir do séc. XII, foram criadas algumas universidades. Nessa época em que ainda não tirávamos celulares do bolso para sabermos a hora, mais precisamente em 1335, o primeiro relógio foi instalado em uma igreja de Milão, com sinos que tocavam de hora em hora, inclusive durante a madrugada[22].

Outra invenção que certamente pavimentou o caminho para a idade moderna foi a imprensa, não no sentido que vemos hoje como coletivo de profissionais de jornalismo, mas sim uma máquina que colocava a tinta de alguns moldes de letras em papel, criada por Johann Gensfleisch Gutenberg (1397-1468). Ele aperfeiçoou a prensa, que já era utilizada para diversos fins como a impressão de moedas e para espremer uvas[31]. Tudo bem que o processo não era exatamente prático. Era necessário pegar as letras e montar cada uma das páginas, o que dificilmente seria feito com a rapidez de quem pode ostentar um curso de datilografia em seu currículo. Porém, até a idade média, ainda muito se usava dos pergaminhos para os registros escritos e um simples manuscrito de 200 páginas poderia exigir a pele de cerca de 80 animais, por isso, muitas igrejas não tinham nem uma versão completa da bíblia, apenas alguns trechos importantes da liturgia para a celebração de missas[22]. Só não pense que a invenção da imprensa fez com que imediatamente todas as pessoas começassem a ter livros em suas mãos. Em alguns lugares, a maioria dos livros eram de caráter altamente culto e escritos em latim, para que apenas algumas pessoas pudessem ler. Talvez desta época veio a ideia de que livros são coisas de ricos. A imprensa de Gutemberg é um marco da divulgação científica e indiretamente impactou a visão sobre os corpos gordos na era moderna.

A medicina dessa época ainda era uma ciência muito ligada aos livros e tratados. Os médicos viam nos corpos gordos uma oportunidade de testar algumas de suas teorias mas, fundamentalmente, a grande oportunidade que eles viam para as suas carreiras, não apenas para falar de corpos muito gordos, era de escreverem tratados, pois com o avanço da impressão, eles eram mais amplamente difundidos. O problema é que eles contavam com referências literalmente antigas (leia-se da antiguidade) e em sua maior parte reproduziam conhecimentos já apresentados antes[32]. Em outras palavras, estavam apenas colocando um rótulo novo em um produto velho – uma estratégia que mais tarde acabou sendo adotada na política, pelo menos aqui no Brasil. Outro aspecto muito importante sobre os tratados que eram publicados por médicos que queriam alavancar as suas carreiras era de os utilizarem para reforçar os preconceitos sociais que pessoas gordas já sofriam, muitas vezes adotando o papel de pregador, com invocação dos erros do passado e descrições monstruosas do corpo gordo. Joseph du Chesne (1546-1609), também conhecido pelo seu nome em latim Quercetanus, era médico do rei Henrique IV da França[33] e gozava de sua plena confiança. Um dos seus hobbies era coletar e escrever sobre dados históricos. Ele descreve alguns casos como o de Pomponius, que no final de sua vida precisava carregar a própria barriga com uma carriola,

Aldeberto, bispo de Worms que tinha um corpo tão "grotesco" e sufocou até a morte e também Dênis de Heracleia, um filósofo que precisou se entregar às sanguessugas para conseguir curar as suas carnes[23].

O peso também começou a ser descrito, mesmo que ainda não fosse utilizado como um critério de diagnóstico. Nessa época, ainda era muito raro que médicos pesassem os seus pacientes e não imagino que as pessoas ficassem perguntando umas às outras quanto pesavam ou fofocando caso alguém tivesse ganhado alguns quilos como a polícia do corpo faz com tanta diligência nos dias hoje, mas os números elevados eram utilizados para auxiliar nas descrições chocantes. Os relatos, que incluíam termos como corpulência extrema, falavam de pessoas na casa dos 30 anos de idade que já não conseguiam mais montar a cavalo ou fazer atividades de vida diária sem que ficassem muito ofegantes, com pesos que chegavam a quase 250 kg. Nem mesmo as crianças escapavam: Thomas Bartholinus relatou o caso de uma menina de 10 anos que pesava mais de 90 kg e cuja barriga de estendia dos seios aos pés, que não conseguia andar, precisava passar o dia deitada e que chegou até a ser exibida num mercado local[32]. Assim, a primeira modificação foi a descrição dos sintomas e problemas de saúde ligados ao que seria o excesso de gordura. Esse é talvez o marco do início da patologização do corpo gordo.

Thomas Erastus (1524-1583) foi um estudante da Universidade de Basel, na Suíça. Ele se matriculou no ano de 1542 para estudar artes e teologia para, a partir de 1544, se mudar para Bologna e estudar filosofia e medicina. Um dos seus primeiros trabalhos foi como médico do tribunal de Henneberg, até que, em 1558, ele assumiu o posto de professor em Heidelberg, onde se tornou muito influente não apenas na medicina, mas também nos tribunais e nos assuntos da igreja. Seguindo a tradição da época, ele optou pela escrita de teses. Foram mais de 100, que depois ele reduziu para "apenas" 75, onde falava sobre assuntos que incluíam a caça às bruxas[34]. No campo da medicina, ele foi o primeiro que se tem registro a tentar estabelecer a origem da gordura, promovendo a segunda mudança na idade moderna: a busca do entendimento da gordura para além dos problemas que seriam associados a ela. De acordo com Erastus, a gordura era resultado das partes doces, aeradas e mais elaboradas do sangue, produzidas pelo fígado a partir do que se comia e bebia. Quando a gordura se misturava com o sangue, era possível que chegasse às várias partes do corpo, até que exalava da corrente sanguínea ou era espremida através das paredes dos vasos. Ele ainda considerava que a gordura era uma espécie de excremento do corpo, mas, apesar de utilizar essa palavra não tão lisonjeira para sua descrição, dizia que era um excremento útil, como o leite materno ou o sêmen. Além disso, a gordura teria o papel de preencher alguns espaços do corpo e até dar a sua forma arredondada, inclusive sendo importante para a forma e a beleza, especialmente das mulheres[32]. A sua teoria também tratava sobre a questão da solidificação da gordura. Para ele, o nosso temperamento tinha papel importante e ele também associava a gordura ao calor inato, descrito tanto tempo antes por Hipócrates.

Com os estudos a respeito da gordura, os médicos daquele período também começaram a tentar entender a origem de seu acúmulo. Nesta época, já se falava sobre o que seriam origens hereditárias da obesidade (*obesitas haereditaria*), mas ainda se associava a maioria dos casos de acúmulo de gordura ao estilo de vida. Se a gordura era um excremento, como defendia Erastus, seria possível, portanto, encontrar maneiras para que ela fosse eliminada. As estratégias que se utilizava na época incluíam laxantes e algumas drogas que promovessem menstruação e salivação, mas a maneira que se acreditava mais eficaz para a eliminação de gordura era a transpiração, pois, como a gordura está localizada sob a pele, ela seria eliminada pelo suor, de maneira oleosa. Talvez você já saiba, mas vale a pena ressaltar que a teoria não está correta e que você não vai emagrecer passando tempo na sauna. A observação dos pesquisadores da época era pelo fato de que pessoas que faziam trabalho pesado em fazendas ou aquelas que eram mais engajadas na prática de exercício físico e transpiravam muito durante o dia, tinham menor tendência ao acúmulo de gordura. Outro aspecto que os levou a teorizar sobre a relação entre o suor e a perda de peso era o fato de que pessoas que moravam em locais frios, em geral mais ao norte da Europa, tinham maior tendência ao acúmulo de gordura do que as pessoas que moravam mais ao sul, em locais não tão frios. Isso é o que chamamos de evidência anedótica, que ocorre quando observamos um fato mas acabamos tirando uma conclusão precipitada ou errada a respeito dos dados. Por mais que avanços tivessem sido feitos na compreensão das causas do acúmulo de gordura corporal e até outros como a queda na popularidade da sangria para a redução da corpulência, ainda havia uma lacuna muito importante a ser preenchida: o que significava de fato ser uma pessoa obesa?

Foi no séc. XVII que os médicos começaram a classificar as pessoas como obesas. A palavra obesidade foi utilizada pela primeira vez em 1610, na língua francesa como *obésité*, que tinha o significado da condição ou qualidade de ser corpulento(a). A palavra foi cunhada a partir do termo *obesitas*, do latim, que significa gordura ou corpulência e do termo *obesus*, também do latim, referindo-se a alguém que comeu até engordar. A palavra, no latim, é a junção dos termos *ob* (por causa de) e *edere* (comer)[††††]. Pela definição, podemos ver que o termo era muito explícito em dizer que eram consideradas obesas as pessoas que haviam comido demais e por isso engordaram. Os franceses ainda usavam um termo interessante para descrever a corpulência: *embonpoint*[35], que poderia ser traduzido como em bom ponto ou "no ponto", como algumas pessoas ainda vulgarmente dizem pensando que estão sendo lisonjeiras. Apesar de uma falta de critério específico e deixado totalmente à mercê de análise visual – portanto individual e altamente subjetiva – o *embonpoint* era o que dava a forma e beleza ao corpo, especialmente o feminino, mas, quando a corpulência se tornava excessiva, o *embonpoint* era perdido.

Algo que já era realidade no séc. XVII e que não mudou até hoje é o fato de que os critérios para as mulheres sempre foram mais severos neste aspecto. Os médicos da época já reconheciam que as mulheres tinham maior acúmulo de gordura corporal que os homens, mas diziam que isso era necessário para as suas funções biológicas. Os seios sem gordura eram vistos como feios, desiguais e incapazes de embelezar o peito, mas, a partir do séc. XVII, ocorre uma mudança na sociedade e na arte. Até então, as mulheres eram retratadas com seios pequenos, pois seios grandes eram associados a falhas morais e até mesmo bruxaria. Como neste período a Holanda passou por um momento de mais fartura e melhor nutrição, as mulheres de figuras mais voluptuosas começaram a ser retratadas com maior destaque nos quadros. Dentre os pintores mais famosos da época, Rubens (1577-1640) acabou até mesmo entrando para o dicionário. As mulheres de figuras rechonchudas que ele pintava passaram a ser descritas como Rubenescas[20].

[††††] https://www.etymonline.com/word/obesity. Acesso em 17 de maio de 2022.

V

Meu celular está simplesmente repleto de grupos de whatsapp. Alguns que há anos não recebem mensagens e que até esqueço que estão lá, outros em que sempre tem alguém mandando as figurinhas de bom dia – que são bem melhores que um áudio de uma mulher gemendo vorazmente. São grupos de família, grupos de trabalho, grupos de amigos, grupos de confraternizações e vários grupos de basquete. Um deles é o grupo do meu time de basquete da universidade, o qual orgulhosamente chamamos de fúria pois, quando saíamos quase todos os domingos de São Carlos, no interior de São Paulo, para jogarmos no ABC Paulista, fomos campeões de um torneio e numa reportagem o nosso time foi apelidado de fúria vermelha. Hoje esse grupo tem uma grande quantidade de participantes, muitos dos quais não conheço e que provavelmente me acham *cringe*, outros que conheço pois somos contemporâneos, ou seja, da mesma época – sim, eu já estou naquela fase da vida em que fulano é meu contemporâneo. Além de alguém que possui um diploma universitário com alguns anos em sua parede, o termo contemporâneo pode ser utilizado na caracterização do período em que estamos vivendo, chamado justamente de idade contemporânea. Ele começou com os ideais de liberdade, igualdade e fraternidade na revolução francesa e se estende até os dias atuais. Alguns eventos muito importantes ocorreram nestes últimos séculos que foram decisivos para a continuidade do processo de patologização do peso.

Em 1863, depois de ler um artigo na *Cornhill Magazine* sobre obesidade, William Banting pensou em escrever para o editor da revista mas, pensando que seu caso singular seria irrelevante, ele resolveu escrever e publicar um panfleto direcionado ao público, contando a sua experiência de "cura" da obesidade[36]. Seguindo a tradição dos médicos da era moderna, ele já inicia com o discurso nefasto sobre a corpulência, dizendo que "de todos os parasitas que afetam a humanidade, eu não conheço nem consigo imaginar um que seja mais angustiante que a obesidade"####. Seu objetivo era mostrar para as pessoas que estivessem tão aflitas quanto ele que a corpulência é remediável e que ficaria encantado em convencer as pessoas desse fato. Na época em que escreveu este panfleto, ele estava com 66 anos de idade e havia perdido cerca de 16 kg, se enquadrando, com 76 kg, no que acreditava ser uma faixa de peso adequada para a sua estatura de 1,65m. Claro que seu

---

tradução do autor

"caso de sucesso" não foi um passeio no bosque. Sua primeira tentativa foi remar por algumas horas pela manhã todos os dias, o que lhe deu um apetite voraz e não permitiu que ele perdesse peso. O médico que recomendou que ele fizesse mais exercícios era seu amigo pessoal e, após a sua morte, Banting resolveu interromper o exercício que teoricamente não o deixava emagrecer – antes que você faça qualquer tipo de julgamento sobre o que ele pensava naquela época, lembre-se que estamos no séc. XXI e há pessoas que ainda pensam que não podem fazer musculação porque não vão emagrecer. Banting ainda tentou outras vezes. Muitas vezes. Foram mais de 20 tentativas de se livrar de sua tão incômoda corpulência, todas com pouca perda de peso e nenhuma delas duradoura. A sua bala de prata foi uma dieta, na qual ele teve que evitar uma lista de alimentos que consumiu durante toda a sua vida sem saber que estavam afetando o seu peso: pão, manteiga, leite, açúcar, cerveja e batatas. Basicamente nos dias atuais ele teria feito algo parecido com a dieta do glúten, o que nem de longe significa que eu a esteja recomendando. A reação que ele teve a esta recomendação foi o que se poderia esperar de alguém que consumiu estes alimentos durante toda a sua vida adulta, afinal, com tantos cortes na alimentação, só faltou mesmo seu médico mandar cortar os pulsos. Banting simplesmente pensou que não havia mais motivos para viver, mas depois de tantas tentativas frustradas e em consideração ao médico que lhe havia feito a recomendação, resolveu tentar. Em poucas semanas, ele começou a perder peso e se sentir melhor, por isso, bem intencionado, publicou o seu panfleto para ajudar a população.

Ainda no final do séc. XIX, Wilbur Olin Atwater (1844-1907), amplamente embasado nos trabalhos de Karl Friedrich Mohr (1806-1879) sobre energia, realizou um compêndio do que se conhecia até o momento sobre o potencial energético dos alimentos[37]. Esta relação foi definida pois ele possuía a intenção de educar a população dos Estados Unidos sobre a importância de uma alimentação mais saudável. O fato de que Atwater escolheu a quilocaloria como unidade de medida naquela época é a razão de que atualmente ainda se usa esta medida nos rótulos dos alimentos[38]. A virada do séc. XX foi um marco histórico em que pessoas começaram a ter mais acesso à alimentação, especialmente nos Estados Unidos. Como havia comida suficiente para que as pessoas pudessem se nutrir adequadamente ou até mesmo em excesso, a visão começa a voltar para o aspecto da contenção e do pecado da gula. Diferente de outros períodos da história em que havia uma visão mista sobre o corpo gordo, o séc. XX não apresentou qualquer tipo de tolerância com a gordura, tornando os corpos gordos eram socialmente inaptos[39]. Como você viu no capítulo anterior, o séc. XX também foi amplamente marcado pelas tabelas de peso por estatura e o pensamento do peso ideal, visto que ele seria, em tese, um preditor de mortalidade.

Mas é no final do séc. XX que realmente começamos a ter os fatos que pavimentaram o caminho da patologização da obesidade. Em 1993, um artigo publicado no *Journal of the American Medical Association* (JAMA) intitulado *Actual Causes of Death in the United States* (Reais causas de morte nos Estados Unidos)[40] apontou que a categoria eufemicamente chamada de "dieta e padrões de atividade" era responsável por 300 mil mortes por ano, atrás apenas do tabagismo com 400 mil mortes. Em 2004, outro estudo publicado nesta mesma revista científica[41] já colocava a obesidade como responsável por 365 mil mortes por ano nos Estados Unidos. Outros estudos feitos na sequência mostraram que na verdade o valor era muito menor e até mesmo que a mortalidade das pessoas na faixa agora considerada como sobrepeso (IMC entre 25 e 30) era menor que na faixa de "normalidade". Mais adiante neste livro vou falar sobre este "paradoxo da obesidade".

Eu tenho cerca de 15 anos de experiência como docente, em cursos de graduação, pós-graduação, eventos e palestras. Como sempre ministrei aulas na área de fisiologia, treinamento e saúde – além de algumas outras disciplinas que poderiam ser consideradas até exóticas para alguém com a minha formação – eu adquiri o hábito de usar em aula uma ferramenta chamada Powerpoint. Essa ferramenta permite a construção de alguns slides que o projetor joga numa tela branca. É uma maravilha: posso colocar fotos, texto, animações e vários outros recursos que eu julgue que ajudariam meus alunos de cursos noturnos a prestarem atenção ao que eu dizia. Na época de pós-graduação, meus colegas de laboratório e eu costumávamos trocar experiências e compartilhávamos vários arquivos. Mas, como diriam os experientes, tudo na vida tem seu lado bom e seu lado ruim, e o Powerpoint pode acabar se tornando uma ferramenta desastrosa. Não é apenas aqui no Brasil que alguém pode acabar produzindo uma apresentação ardilosa de Powerpoint. Em 1998, William Dietz – nome que não é nenhum trocadilho – era diretor do Centro de controle de doenças dos Estados Unidos, o CDC. Ele publicou uma série de slides de powerpoint que mostrava como a obesidade estava se alastrando pelo território norte americano, estado por estado, tomando cada vez mais as cores laranja e depois vermelha, indicando o perigo da alta incidência da obesidade no país. Esses slides ficaram em domínio público e muitos professores, inclusive este que vos escreve, os utilizou em aulas para mostrar a alarmante epidemiologia da obesidade. Estes slides somados às "reais causas de morte" no país geraram um alarme nacional. Conforme acabamos de ver, a relação entre o peso e a mortalidade não era exatamente o que se pensava, mas o estrago já estava feito, até mesmo porque Dietz não tinha provas, mas tinha convicção.

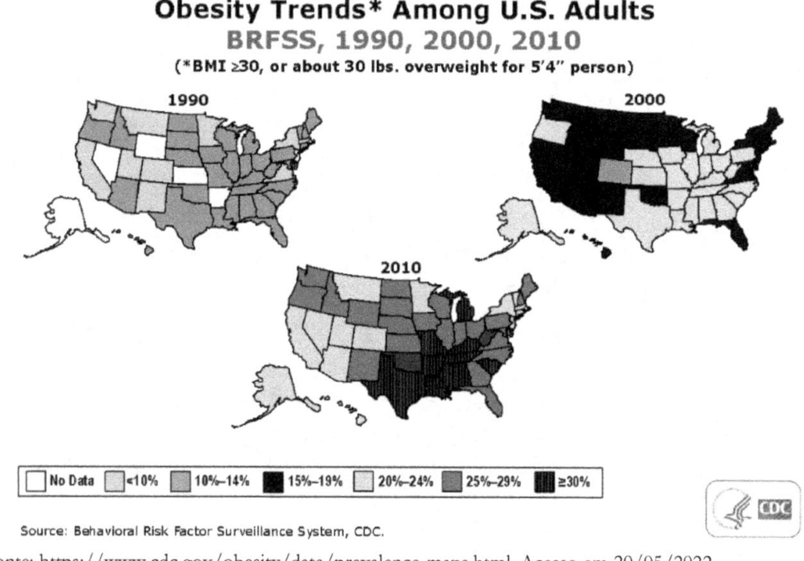

Fonte: https://www.cdc.gov/obesity/data/prevalence-maps.html. Acesso em 20/05/2022.

J. Eric Oliver aponta novamente para alguns aspectos de extrema relevância nessa história. Ele descreve o que chama de complexo indústria-saúde, que funciona de maneira cíclica. As indústrias farmacêuticas patrocinam pesquisas sobre saúde de órgãos como o Instituto Nacional de Saúde dos Estados Unidos (o NIH que citei no capítulo 1) e até oferecem algumas bolsas para pesquisadores e universidades. As divisões governamentais como o NIH e o próprio CDC utilizam os dados destas pesquisas como referência aos seus projetos e a indústria farmacêutica utiliza os dados da pesquisa para vender mais e mais remédios para o emagrecimento, utilizando os alertas criados pelas agências governamentais. Um exemplo bem claro disso é o fato de que uma das autoras do estudo do JAMA que apontava o quanto a "obesidade" estava matando nos Estados Unidos e que em breve se tornaria mais letal que o tabaco, era a chefe do CDC na época e usou o seu próprio estudo para pedir aumento de verbas. Os pesquisadores ganham prestígio, as universidades ganham notoriedade e fundos para pesquisas, as repartições ganham verbas e a indústria farmacêutica ganha mais dinheiro[42].

O *coup de grâce* para a patologização do peso veio mesmo em 2013. Patologizar significa transformar algo em patologia, ou seja, em doença. Depois de séculos e mais séculos de opiniões variadas mas quase sempre negativas sobre corpos gordos, transformar a obesidade, que já estava sendo considerada como IMC acima de 30, em doença, era o passo que faltava para que se pudesse de fato trazer a obesidade para o espectro do tratamento e criar demanda de mercado. A Associação Médica Americana reuniu um painel de especialistas neste ano, que indicaram que a obesidade não fosse considerada doença por três razões: 1) A obesidade não se encaixava na definição de doença médica; 2) As relações entre obesidade e as taxas de mortalidade não estabeleciam causa e; 3) Havia preocupação de que a medicalização da obesidade levaria a ainda mais estigmatização de corpos gordos e tratamentos desnecessários. Nem preciso dizer que o terceiro aspecto, mais que uma preocupação, foi uma profecia[43]. Apesar da opinião dos especialistas, do fato de que ainda não há diagnóstico claro e muito menos perspectiva de tratamentos eficazes, a obesidade foi votada como doença e entrou no CID, o cadastro internacional de doenças. Um autor que sem dúvida comemorou esta inclusão em 2013 foi William Philip Treharne James. Ele já defendia que a obesidade fosse classificada como doença no CID e até se queixou de que o governo do Reino Unido e a OMS estavam ignorando o "problema" em um artigo[44]. Quando olhamos as credenciais dele neste artigo, percebemos que ele é um orgulhoso membro da...IOTF.

Com isso, diversos estudos científicos também começaram a ser realizados para que se pudesse calcular qual seria o impacto econômico do "excesso de peso" em diversos países. Estes estudos utilizavam vários parâmetros para mostrar que corpos gordos sobrecarregam os sistemas de saúde, como quantidade de medicamentos, absenteísmo, quantidade e duração das internações, quantidades de atestados médicos e vários outros. Esse argumento econômico passou a ser uma das bases para a gordofobia, como se legitimasse o ataque a pessoas gordas simplesmente porque elas, teoricamente, custam mais dinheiro ao país. Há também as estimativas de como o IMC elevado pode afetar o aquecimento global, com cálculos de como pessoas gordas podem causar maior gasto de combustível quando estão num avião, mas, por algum motivo, isso não costuma ser comparado ao impacto ambiental de bilionários utilizarem jatos particulares para seu deslocamento. Se em séculos passados o corpo gordo passou de inapto para pecador, agora ele é visto como doente e causador de prejuízos. Isso legitimou a estigmatização do peso, tornou socialmente vergonhoso ter um corpo gordo e até mesmo normalizou a repreensão e perseguição de pessoas gordas. Quem diria, Thomas Erastus escrevia tanto sobre a gordura como sobre a caça às bruxas da Igreja, mas nem ele deve ter imaginado que estes dois temas se fundiriam e a caça às bruxas do séc. XXI se tornaria a perseguição de pessoas gordas. Apesar deste intrincado mecanismo entre pesquisadores que falam sobre os males relacionados ao peso corporal, as agências governamentais e a bilionária indústria farmacêutica, estamos ganhando cada vez mais peso. E continuaremos ganhando peso por algum tempo, não apenas porque esse é o verdadeiro interesse de quem está por trás do complexo indústria-saúde, mas porque nosso corpo pode ter sido feito justamente pra isso, como você verá no próximo capítulo.

3. POR QUE ESTAMOS GANHANDO PESO?

Ainda na época em que eu estava cursando meu mestrado, o tema do peso corporal começou a entrar mais diariamente no laboratório em que eu fazia a minha pesquisa. O tema foi se instilando em nossas conversas diárias e até mesmo nos momentos de café – sempre numerosos no meu caso – estávamos falando sobre peso, não apenas porque o interesse científico estava ficando cada vez maior para se provar como o peso era um problema, como eu mostrei no capítulo 2, mas também porque, na nossa maioria, éramos estudantes de pós-graduação no início de nossas carreiras docentes e ministrar aulas e cursos sobre exercício para emagrecimento era muito palatável e razoavelmente rentável naquele momento. Fazendo o *mea culpa*, eu fui muito influenciado por este movimento científico e pensava estar fazendo o bem quando eu alarmava as pessoas dos perigos do aumento de peso e defendia que as pessoas tinham que emagrecer. Naquela época, eu até acreditava que existia um jeito de prescrever o exercício para as pessoas emagrecerem, mas esta ideia hoje já está mais do que superada e tratarei a respeito disso mais adiante neste livro.. Um dos meus colegas de pós graduação – e posteriormente até de república – estava escrevendo um material a respeito de peso corporal e exercício físico ou algo nessa linha do "peso é doença" e me falou sobre um filme que exemplificava o que, para ele, muito provavelmente seria o futuro da humanidade.

Acho que um fator que nos fisga para assistirmos a filmes e séries sobre distopias está na ideia de que aquilo pode realmente acontecer, seguida da catarse de lembrarmos que as coisas ainda não são assim. Com o aquecimento global, não é difícil pensar em pessoas lutando pelo acesso à água e aqueles que a controlam no poder como em *Mad Max*. Os retrocessos humanitários e morais recentes deixaram o Brasil muito mais próximo de *Gilead*, de *O conto da Aia* (eu vi o seriado, não li o livro). Em tom de brincadeira, eu gosto de dizer que estou me preparando para o apocalipse zumbi quando faço uma compra muito grande no supermercado e não foi exatamente uma piada quando fiz a compra antes da primeira quarentena em decorrência da COVID-19. Talvez eu precise de um pouco mais de esforço mental para pensar o que poderia causar um apocalipse zumbi, mas confesso que já participei de conversas hipotéticas em que traçamos estratégias para caso ele acontecesse. Estes últimos exemplos versam com a violência e o abuso, mas não é o caso desta animação que eu considero distópica.

Nesta animação da Disney, a Terra se tornou seca e um grande depósito de lixo. Um simpático robozinho chamado *Wall-e* passa os seus dias comprimindo lixo e o transformando em grandes montanhas. Ele tem apenas a companhia de uma barata que o segue em sua rotina diária e divide o que parece ser um container onde ele mora. A humanidade não está mais no planeta e a primeira indicação do que aconteceu com a humanidade vem da propaganda de um local onde ninguém mais precisava andar. As pessoas tinham cadeiras que flutuavam e as deslocavam de um lado para outro, telas para conversarem e robôs que faziam todo e qualquer esforço físico. Basicamente, ninguém mais se movimentava e quando isso era necessário, o esforço era hercúleo. O resultado dessa expressão máxima do sedentarismo é todos os personagens humanos da animação serem gordos. Sem exceção. Seria esse o futuro de uma raça humana que vai se movimentando cada vez menos?

I

Lembro-me da minha infância, quando tínhamos o telefone fixo em casa, mas ainda não haviam celulares circulando por aí. Quando eu queria conversar com algum amiguinho ou amiguinha da escola, precisava ligar em sua casa e muito educadamente, como meus pais ensinaram, solicitar falar com aquela pessoa. Naquela época, para que se pudesse ter uma linha telefônica em casa, era necessário comprar as ações daquela linha, o que não era exatamente uma bagatela. Meu avô tinha ações de linhas telefônicas e ganhava uma renda extra alugando essas linhas. O valor também variava em função da cidade. Ainda na década de 1990, quando minha família mudou da cidade de São Paulo para o interior do estado, a diferença da linha de telefone da capital para uma do interior foi significativa. Junto com a promoção que meu pai havia recebido que motivou a mudança, essa diferença foi utilizada para trocarmos de carro. Claro que ficar pendurado no telefone, como eu gostava de fazer na adolescência, também gerava alguma preocupação. Primeiro porque pagávamos a ligação por minuto, segundo que, mesmo que você não tivesse feito a ligação, pagava pulso. A cereja do bolo foi a internet discada, com aquele barulho inesquecível de conexão e que deixava o telefone fora do ar. Quem nunca teve que desconectar a internet porque alguém em casa precisava fazer uma ligação?

Hoje em dia, a quantidade de linhas de telefones fixos está em queda vertiginosa no Brasil. Entre os anos de 2010 e 2020 a queda foi de mais de 20%. O motivo é claro: as pessoas estão usando cada vez mais os celulares e também parece que estamos perdendo o velho hábito de conversarmos por telefone. Agora é quase tudo por mensagem. Mas os telefones fixos, além de serem campo obrigatório em alguns formulários que preenchemos, ainda possuem uma utilidade pública importante: é por meio desta ferramenta que se faz levantamentos no Brasil. Um deles é o VIGITEL, ou sistema de vigilância de fatores de risco e proteção para doenças crônicas por inquérito telefônico – vamos ficar com VIGITEL apenas, ok? Essa pesquisa é feita desde o ano de 2006, com levantamento de dados nas 26 capitais dos estados brasileiros e no distrito federal. Os dados, que ficam à disposição do público[1] são coletados da população a partir de 18 anos de idade, em domicílios que possuem pelo menos uma linha fixa e incluem levantamentos da prática de atividade física, consumo de refrigerantes, bebidas alcóolicas e alimentos ultra processados, diagnóstico de hipertensão e/ou diabetes e...sobrepeso/obesidade. Estes dois últimos, como são feitos a distância e com grande número de pessoas, utilizam os pontos de corte de IMC de 25 para sobrepeso e 30 para obesidade, conforme vimos a sua determinação no capítulo 1. Os indivíduos relatam a sua estatura e peso e o cálculo é feito.

De acordo com os dados do VIGITEL[1], no ano de 2019, a capital brasileira com menor quantidade de pessoas com IMC maior ou igual a 25 era Vitória. Além dela, apenas a cidade de Palmas apresentou quantidade menor que 50%. Nas demais capitais brasileiras, a maior parte da população adulta tem IMC maior que 25, sendo o maior valor reportado em Manaus.

Região Norte

Palmas (TO)	49,9
Macapá (AP)	53,3
Belém (PA)	53,3
Boa Vista (RR)	54,3
Porto Velho (RO)	56,6
Rio Branco (AC)	56,6
Manaus (AM)	60,9

Região Nordeste

São Luís (MA)	50,3
Salvador (BA)	51,8
Teresina (PI)	52,7
Aracaju (SE)	53,6
Maceió (AL)	54,4
João Pessoa (PB)	54,7
Fortaleza (CE)	55,6
Natal (RN)	56,6
Recife (PE)	59,5

Região Centro-Oeste

Goiânia (GO)	52,7
Brasília (DF)	55,0
Cuiabá (MT)	55,8
Campo Grande (MS)	58,0

Região Sudeste

Vitória (ES)	49,1
Belo Horizonte (MG)	52,5
São Paulo (SP)	55,8
Rio de Janeiro (RJ)	57,1

Região Sul

Florianópolis (SC)	53,6
Curitiba (PR)	57,3
Porto Alegre (RS)	59,2

Fonte: autor, feita a partir dos dados do VIGITEL 2019[1]. Mapa do Brasil ao fundo retirado e modificado de: http://www.andersonmedeiros.com/quebra-cabeca-mapa-brasil/.

Quando consideramos o IMC acima de 30, que os estudos classificam como obesidade, o percentual da população adulta masculina variou entre 16% (Salvador) e 25% (Boa Vista) e entre as mulheres a quantidade estava entre 14% (Palmas) e 26% (Manaus). Os valores também variavam em função da idade, com o pico encontrado nos homens entre os 55 e 64 anos de idade e, entre as mulheres, na faixa dos 45 e 54 anos.

Faixa etária	Percentual de homens com IMC ≥ 30	Percentual de mulheres com IMC ≥ 30
18 a 24	8,7	10,3
25 a 34	19,3	19,2
35 a 44	22,8	21,9
45 a 54	24,5	25,2
55 a 64	24,3	24,0
65 ou mais	20,9	22,7

Fonte: VIGITEL[1]

Para quem realiza pesquisas ou quer fazer leituras de artigos científicos na área da saúde, a principal referência é o site que chamamos de PubMed. Nele, encontramos publicações dos periódicos de maior relevância na área da saúde. Uma ferramenta interessante é que o site mostra a quantidade de artigos científicos publicados por ano em um determinado tema, desde o ano de 1851, quando os registros foram iniciados. Quando realizamos uma busca com o termo *obesity* (obesidade), vemos que poucos artigos eram publicados a cada ano até as décadas de 1960 e 1970. Foi apenas no ano de 1974 que o termo teve a marca de mais de mil publicações[§§§§]. No primeiro ano deste milênio, foram pouco menos de 5 mil publicações, subindo para mais de 18 mil em 2011 e, em 2021, a quantidade superou 35 mil artigos científicos, quase dobrando em uma década. Foi a partir da década de 1970 que o mundo passou a ver um rápido aumento na incidência de pessoas com IMC elevado. Diversos pesquisadores e pesquisadoras de vários lugares no mundo começaram a investigar não apenas qual era a incidência de pessoas com IMC acima de 30 (ou um dos vários critérios que já foram adotados para classificar a obesidade), mas também quais seriam os problemas de saúde que estavam associados ao IMC. Isso criou uma onda de estudos que, como já vimos – tenha sido essa a intenção de quem os fez ou não – foram usados para tornar o peso um vilão. Sem dúvida um dos maiores exemplos disso é o famigerado powerpoint do CDC que mostrava, com um slide para cada ano, como a "epidemia de obesidade" estava tomando conta dos Estados Unidos e se espalhando com velocidade que

---

[§§§§] Dados do site https://pubmed.ncbi.nlm.nih.gov com a palavra obesity. Pesquisa feita em 13/06/2022.

deveria fazer a população se preparar para o apocalipse zumbi ou algum outro tipo de evento distópico.

Em relação ao mundo, o Brasil está em uma posição de destaque no que diz respeito ao IMC acima de 30. Maria Ng (esse sobrenome se pronuncia "ing"), pesquisadora do Instituto de Métricas e Avaliação em Saúde, fundado por Bill e Melinda Gates, realizou um levantamento sobre os dados de IMC da população mundial entre os anos de 1980 e 2013[2]. Seus dados revelaram que, em 2013, cerca de 2,1 bilhões de pessoas tinham IMC na faixa utilizada para se considerar sobrepeso e obesidade, ou seja, algo em torno de 30% da população mundial. Claramente, o Brasil está com incidência maior que a média mundial. Neste estudo, também foram realizadas diversas comparações entre os países chamados de desenvolvidos e os países em desenvolvimento – o Brasil está no segundo grupo. Os países desenvolvidos já estavam conseguindo frear o aumento de pessoas com IMC acima de 25 (você vai ver mais adiante nesse capítulo que isso impacta inclusive uma das teorias sobre nosso aumento de peso), ao passo que os países em desenvolvimento ainda não conseguiram frear o aumento do peso de sua população em relação à estatura. Apesar deste dado, ainda se tem a maior parte das pessoas com IMC mais alto nos países em desenvolvimento, que abrigam 62% das pessoas com IMC acima de 25[3]. Agora vem a nossa posição de "destaque": quando falamos em nível mundial, 50% das pessoas consideradas obesas pelo seu IMC estão localizadas em apenas 10 países: EUA, China, Índia, Rússia, Brasil, México, Egito, Alemanha, Paquistão e Indonésia, não necessariamente nesta ordem em prevalência..

As crianças, que são consideradas como sobrepesadas ou obesas a partir dos percentis de análise de algumas amostras infantis da década de 1990, também estão aumentando o seu IMC em relação à idade. De acordo com o levantamento de Maria Ng e seus colaboradores[2], dentre as crianças, no período de 1980 a 2013, os índices de sobrepeso e obesidade dos países desenvolvidos passou de 17 para 24% entre os meninos e de 16 para 23% entre as meninas. Nos países em desenvolvimento, o índice de sobrepeso e obesidade infantil passou de 8,1 para 12,9% entre os meninos e 8,4 para 13,1 entre as meninas.

Atualmente, cinco países já possuem incidência de sobrepeso e obesidade infantil acima de 30%, todos eles localizados na Europa: Grécia,

Itália, Grã-Bretanha, Espanha e Portugal. Interessante é lembrarmos que são consideradas sobrepesadas as crianças que estão acima do percentil 85 e obesas as que estão acima do percentil 97 (conforme descrito no capítulo 1). Como essa distribuição percentual vale para uma determinada população, tecnicamente, em qualquer país do mundo, deveria haver 12% de crianças sobrepesadas e 3% de crianças obesas, mas ainda estamos fazendo a comparação com uma amostra de crianças avaliada na década de 1990.

Mais do que analisarmos esta fotografia do IMC da população brasileira, podemos utilizar os dados mais antigos do VIGITEL para verificarmos o que está acontecendo com o IMC da nossa população. Por exemplo, quando comparamos os dados da população adulta brasileira, sem distinção entre faixas etárias ou entre homens e mulheres, vemos que a parcela da população com o IMC maior ou igual a 25 no ano de 2006 era de cerca de 45%, sendo menor o percentual entre as mulheres. Sim, isso de fato mostra que o peso da população está aumentando, mas precisamos ter cautela na hora de interpretar os dados. Tenho um grande amigo, também pesquisador na fisiologia do exercício e que foi meu colega de doutorado, que trabalhou como contador antes de migrar para a área de pesquisa no exercício. Ele gostava de contar uma piada em que perguntavam a alguns profissionais quanto é dois mais dois. O engenheiro respondia que era algum valor entre 3,99 e 4,01. O advogado dizia que não era possível provar, para além da dúvida razoável, qual era o resultado. Já o contador respondia com a seguinte pergunta: "quanto o senhor gostaria que fosse?". Essa piada – que reconheço ser mais engraçada sendo contada por ele do que escrita por mim – exemplifica o quanto temos que ter cautela para interpretar números, pois há algumas maneiras que podem mostrar os números por uma perspectiva que parece que fiquem inflamados. Por exemplo, imagine que eu diga que descobri uma chance de aumentar em 10 vezes a sua chance de ganhar na mega sena. Parece tentador? E qual você diria que é a probabilidade de você faturar uma bolada e garantir a sua aposentadoria precoce? A chance de acertar as 6 dezenas da mega sena é cerca de uma em 54 milhões. Se você aumentar a sua chance em 10 vezes, ainda terá apenas uma em 5,4 milhões. Repare que a primeira maneira de falar seria muito mais apelativa que a segunda.

Paul Campos, professor da Universidade de Colorado, nos Estados

Unidos, também cita um exemplo interessante a respeito de olharmos para os números do peso corporal. Ele pressupõe um caso em que o QI médio da população é de 100 e que são considerados gênios aqueles que possuem QI de 140 ou mais. Imagine então que uma população possui 5% das pessoas com esta faixa de QI, mas, depois de mudanças no sistema educacional do país, o QI médio sobe para 107 e 10% das pessoas passam a ter QI maior que 140. Há duas maneiras de colocar o fato: a primeira é dizer que o QI médio subiu 7 pontos. Já a segunda, considerando que o número de gênios foi de 5 para 10% da população, é dizer que as melhorias educacionais dobraram a quantidade de gênios no país. Ele apresenta um argumento parecido para a interpretação do IMC. Muitas das pessoas que agora figuram na faixa a partir de 25 poderiam estar com o IMC entre 23 e 25 na pesquisa anterior. O mesmo vale para as pessoas que tinham IMC entre 28 e 30 e agora estão acima de 30[4]. Será que este aumento é assim tão alarmante? Seria este o ponto mais importante para olharmos quando vemos os percentuais da população que ultrapassam as aleatórias marcas de 25 e 30 no IMC?

O VIGITEL, assim como a grande maioria – ou talvez a totalidade – dos estudos epidemiológicos chega à conclusão de que o IMC está cada vez mais elevado, o que se mostra tanto no Brasil quanto pelo mundo, mesmo com a desaceleração deste aumento em países desenvolvidos. Por isso, com ele é possível sim concluirmos que o nosso peso corporal está aumentando, mesmo quando colocamos a altura para fazer os cálculos. No ano de 2020, ainda não havia um país sequer no mundo em que o peso da população estivesse estabilizado. Esse fator do aumento de peso populacional com as maiores proporções da população com IMC acima de 25 e 30 fez com que a obesidade passasse a ser considerada uma epidemia e, na virada do séc. XXI, uma pandemia. Sim, aparentemente, o planeta Terra está ficando gordinho, mas novamente a parcimônia interpretativa se faz necessária. Os estudos que definem a obesidade como o excesso de gordura corporal (apesar de usarem o IMC para o seu diagnóstico) também costumam descrevê-la como uma doença multifatorial ou multifacetada ou com diversas causas. O "multi" parece ser quase uma constante. Entretanto, muitas vezes esses mesmos estudos e a boa parte dos estudos que falam sobre o que ocorre no organismo quando há aumento de peso sempre resumem a situação a dois fatores: má alimentação e sedentarismo. Ocasionalmente ainda vemos algo como "outros fatores" logo abaixo desses, mas sempre depois. Nunca com o mesmo destaque. Quando consideramos as razões para o aumento de peso das pessoas, que são muitas e vão muito além do fato das pessoas "fazerem más escolhas alimentares" e "optarem por um estilo de vida sedentário", elas podem ser divididas basicamente em duas categorias: a predisposição genética e os fatores ambientais, que incluem o nosso estilo de vida, como nos alimentamos, se realizamos exercício físico, onde moramos, opções de transporte, poluição ambiental etc.

A lógica que tem sido aplicada é que, como o aumento no peso da população foi muito expressivo especialmente nos últimos 50 anos, os fatores ambientais devem ser os grandes responsáveis por este aumento, visto que não houve tempo suficiente para que mudanças significativas em nosso DNA, a nível populacional, ocorresse. Em um primeiro momento, esse pensamento pode até parecer lógico, mas um olhar detalhado para a nossa evolução mostra que a conclusão é exatamente a oposta. De fato, não é possível que a genética humana tenha sofrido alterações tão grandes neste período, mas é justamente por isso que estamos ganhando peso.

II

Muitos cientistas estão acostumados à ideia de que os eventos têm um início, diferente daquela mãe ou daquele pai que dizem "eu não quero saber quem começou" para irmãos que estão brigando. Mas havia uma pergunta, um início que os cientistas não queriam responder ou analisar: o início de tudo. Os cientistas Russos, por exemplo, achavam que este não era um campo cabível à ciência, mas sim à metafísica ou à religião[5]. Para nossa sorte, esse não era o pensamento de Stephen Hawking, um dos mais brilhantes cientistas de nossa época. Para ele, "devemos buscar compreender o início do universo com base na ciência. Talvez seja uma tarefa além de nossa capacidade, mas devemos fazer ao menos a tentativa"[5]. Hawking dedicou boa parte de sua vida e de sua pesquisa para o entendimento do que ocorreu no surgimento do universo. Podemos subir em seus ombros e de outros gigantes para sabermos um pouco mais das origens do nosso universo.

No início, toda a matéria e toda a energia estavam concentradas em uma área muito pequena, do tamanho de uma cabeça de alfinete. Ainda não havia tempo, apenas energia. Tamanha quantidade de massa em um espaço tão pequeno gera uma densidade que é extrema demais para ser calculada, o que a física considera ser um evento chamado de singularidade. Esse momento foi o começo de tudo e aconteceu há cerca de 13,8 bilhões de anos. Essa pequena cabeça de alfinete explodiu de maneira tão brutal que ficou conhecida como Big Bang. A temperatura do universo ficou muito alta e levou algumas centenas de milhares de anos para reduzir a "apenas" alguns milhares de graus, suficiente para que elétrons que vagavam livremente começassem a ser capturados por núcleos para a formação de átomos de hidrogênio, hélio e lítio[6]. , os três elementos mais leves da tabela periódica. Por mais alguns bilhões de anos, o universo foi esfriando e se expandindo cada vez mais e as primeiras galáxias foram se formando. Essas galáxias contêm estrelas, como o nosso Sol, que queimam os átomos de hidrogênio e produzem elementos mais pesados. Um deles é o carbono, a base da vida no nosso planeta. Eventualmente, as estrelas morrem e algumas delas são tão grandes que acabam explodindo, num evento chamado supernova, em que lançam seus átomos universo afora. Todos os átomos que constituem nosso corpo foram sintetizados em estrelas e lançados até o nosso planeta. Como já dizia Carl Sagan, somos feitos de "matéria estelar"!

Depois de uns 7 a 8 bilhões de anos, pouco mais da metade da existência do universo, uma estrela começou a se formar em uma determinada região da via láctea. Essa estrela é o nosso Sol. Há cerca de 4,5 bilhões de anos, se formava um planeta que não estava perto suficiente do Sol para que as temperaturas fossem muito altas e nem longe o suficiente para que fossem muito baixas. O resultado disso é que esse planeta tem, em sua superfície que não é plana, a solução para o início da formação da vida: água. Primeiro, os oceanos se formaram e neles havia apenas a água e algumas moléculas, numa espécie de sopa primordial. Algumas dessas moléculas começaram a ficar mais complexas e, por algum motivo que o nosso conhecimento científico atual ainda não sabe decifrar, as moléculas aprenderam a se replicar. Assim, combinando e replicando a matéria estelar na sopa dos oceanos, começava a vida na Terra, há cerca de 4 bilhões de anos. Colocando os números em outra perspectiva, quase 10 bilhões de anos já haviam se passado desde o Big Bang quando a vida surgiu em nosso planeta.

A vida foi ocupando o planeta, primeiro nos oceanos e depois se espalhou pelo ambiente terrestre, criando novas espécies e novas possibilidades de habitar a Terra. Um conceito interessante que representa as ramificações que a vida no planeta foi criando é da árvore da vida[7]. Seu tronco é formado pela origem da vida, as primeiras moléculas que desenvolveram a capacidade de se proliferarem. Aos poucos, à medida em que mais formas de vida foram aparecendo, a árvore da vida foi ganhando novos galhos e ramificações. Assim como acontece com aquela árvore na frente de casa que começa a ameaçar a fiação elétrica, algumas vezes a árvore da vida passou por podas e alguns dos seus galhos deixaram de crescer e seguir adiante no tempo. Já tivemos cinco grande eventos de extinção que ameaçaram a vida no planeta e há quem diga que os seres humanos estão causando o sexto. O mais famoso deles é a queda de um meteoro que aniquilou os dinossauros, há 65 milhões de anos, mas já houve eventos em que 90% da vida terrestre desapareceu e vários galhos na árvore deixaram de crescer.

O galho das espécies humanas começou a crescer há cerca de dois milhões de anos na árvore da vida[8]. O grande marco para que começássemos a ter a nossa própria ramificação foi uma mudança em nossa locomoção, quando nos tornamos seres bípedes com o surgimento da espécie *Homo erectus*. A nossa espécie, *Homo sapiens*, surgiu a cerca de 250 mil anos e hoje é a única espécie humana existente, mas já temos conhecimento de pelos menos seis espécies humanas que habitaram o planeta e que compartilharam não apenas o nosso galho na árvore da vida, mas inclusive já estiveram em contato conosco. Parte de nosso DNA veio diretamente da espécie *Homo neanderthalensis*, que chamamos de Neandertal. Até então, éramos seres de baixo impacto no planeta, mas um detalhe é muito importante: cientistas concordam que um ser humano de 150 mil anos atrás já tinha características físicas muito similares às que temos atualmente[9]. Apesar da similaridade física, o nosso estilo de vida ainda era drasticamente diferente do atual. Nos primórdios de nossa espécie, vivíamos como caçadores-coletores, procurando plantas e frutas comestíveis e, quando possível, de carne, pois a caça ainda era pouco desenvolvida. Não havia abundância de alimentos, mas a dieta era muito variada, em função da disponibilidade e sazonalidade dos alimentos. Os agrupamentos humanos eram pequenos, de cerca de até 20 a 30 pessoas e as sociedades eram nômades, movendo-se de um local a outro para a busca de comida e sobrevivência. Muito do que conhecemos hoje sobre o meio de vida de sociedades de caçadores-coletores vem não apenas da análise de objetos e fósseis humanos encontrados, mas também pelo estudo de algumas sociedades que ainda vivem neste modelo. A junção dos dados históricos com os caçadores-coletores atuais nos permite ter uma boa perspectiva de como eram os principais aspectos da vida dos humanos no que diz respeito à nossa biologia.

A mudança do nosso padrão de marcha, quando deixamos de ser quadrúpedes para sermos bípedes, foi altamente eficaz. Andar sobre duas pernas é mais eficiente, chegando a custar cerca de 35% menos energia para percorrer a mesma distância[10]. Mas, apesar desta economia de energia na locomoção, os humanos desta época ainda tinham alguns desafios para conseguirem encontrar comida, pois as nossas preferências alimentares eram mais espalhadas. Por conta disso, também desenvolvemos o que se chama de dimorfismo sexual, um conceito que diz respeito à diferença entre características corporais dos sexos masculino e feminino. Os homens tinham troncos mais desenvolvidos para que pudessem caçar e proteger os grupos contra investidas de predadores, ao passo que as mulheres precisavam desenvolver corpos menores, que poupavam energia, pois o custo energético da reprodução e da amamentação são muito altos. Também é este fato que explica porque as mulheres tendem a possuir maior percentual de gordura que os homens – o que torna ainda mais irônico o fato do IMC não fazer distinção entre sexos. A dieta humana no período paleolítico era muito variada. Aprendemos a utilizar ferramentas que cortavam os restos de carne deixados nos ossos das presas de outros animais e há registros fósseis que indicam que já cortávamos os ossos para comer a nutritiva medula que estava presente neles. Nossos dentes começaram a ficar menores e mais especializados em amassar a comida ao invés de cortá-la, pois as nossas ferramentas já faziam esse trabalho de corte. Tínhamos uma dieta altamente variada e rica em energia, que começou a permitir que o cérebro humano fosse se desenvolvendo e ficando cada vez maior.

Há cerca de 70 mil anos, nós que não passávamos de mais um dos animais que habitavam o planeta, tivemos uma mudança expressiva em nossos cérebros, que mudou radicalmente a nossa capacidade de comunicação. Talvez por algum tipo de variação que acabou se provando vantajosa com o tempo, alguns seres humanos nasceram com algumas ligações diferentes em seus cérebros e a sua comunicação foi melhorada.

Passamos a desenvolver a fala, uma atividade motora altamente complexa e que exige controle muito refinado no córtex, a região mais desenvolvida de nosso cérebro – é aquela parte do cérebro cheia de curvaturas, o que permite que tenhamos ainda mais neurônios armazenados em nosso crânio. Claro que não somos os únicos seres capazes de comunicação. Quando uma de nossas gatas me acorda antes das seis horas da manhã e fica olhando para o potinho de comida e miando como se estivesse me dando uma bronca, é muito claro que ela está demandando a sua porção matinal de patê. Mas ela não seria capaz de me informar o sabor que ela quer, a quantidade ou então me pedir na noite anterior para programar o meu despertador porque ela vai querer comer o patê às 5:47 da manhã. Esse nível de complexidade na comunicação é uma exclusividade humana.

Neste período em que aprendemos a nos comunicar melhor, há cerca de 70 mil anos, foi quando começamos a explorar mais territórios. Até então, a nossa espécie estava restrita a alguns territórios do continente africano, mas começou a se espalhar por outros continentes. O primeiro lugar em que chegamos, há cerca de 60 mil anos, foi a Ásia Central, onde hoje está o Cazaquistão. De lá, começamos a tomar dois rumos diferentes, mas ainda seguindo para o norte. Um grupo chegou à Europa há cerca de 40 mil anos e outro grupo passou pelo nordeste da Ásia e seguiu rumo à Sibéria, onde chegou há cerca de 30 mil anos. Depois, atravessamos o estreito de Bering e conhecemos as Américas. As evidências atuais apontam que a chegada à América Central ocorreu há cerca de 20 mil anos e 10 mil anos atrás já havíamos chegado ao extremo da América do Sul. Foram quase dois milhões de anos vivendo apenas na África e um espaço curto de tempo (pensando em termos de evolução) para nos espalharmos mundo afora. Nossos primeiros ancestrais que se tornaram bípedes eram altamente adaptados ao calor impiedoso das savanas africanas, com grande pigmentação na pele, poucos pelos, abundância de glândulas sudoríparas e metabolismo mais lento como mecanismos de proteção. Não bastasse o calor, evidências indicam que era necessário caçar e coletar por volta do meio-dia, o momento mais quente do dia, para evitar se tornar presa. Este padrão migratório dos seres humanos tem um aspecto fundamental em nossa evolução como espécie: saímos de ambientes muito quentes e depois passamos a habitar ambientes muito frios – se aqui em Araraquara, no interior de São Paulo, já sofremos com temperaturas abaixo de 20o C, imagine o que é sair da África para a Sibéria. Pelo conceito de evolução das espécies criado por Darwin, precisávamos nos tornar mais aptos a ambientes frios e a pele se modificou, com menor pigmentação para receber raios de sol e produzir vitamina D, e nosso metabolismo ficou mais acelerado para que a temperatura corporal pudesse ser mantida. Para a ocupação destes territórios gelados, a seleção natural passou a privilegiar quem tinha genes que respondiam melhor aos ambientes frios. Com o planeta todo povoado por seres humanos, tanto em ambientes quanto ambientes frios, fomos nos adaptando ao clima das regiões que habitávamos e a genética humana começou a diferenciar quem está adaptado a qual tipo de ambiente.

Com o desenvolvimento da nossa comunicação e das nossas capacidades, você já viu no capítulo anterior que começamos de alguma maneira a nos comunicar até mesmo com o futuro, por exemplo, com as estatuetas de Vênus que nos permitem tentar inferir qual era a visão que se tinha sobre os corpos gordos na pré-história. Isso fez com que fossemos desenvolvendo diversas habilidades e, entre 12 mil e 7 mil anos atrás, começamos a aprender técnicas de plantio de alguns alimentos e também a criação de animais. Isso não ocorreu ao mesmo tempo em todos os lugares do mundo, mas foi uma mudança gradual, que chamamos de revolução agrícola. A partir dela, já não precisávamos mais vagar de um local a outro em busca dos alimentos, pois nos tornamos capazes de produzi-los. Isso permitiu que fundássemos as primeiras cidades, com grupos muito maiores de seres humanos vivendo na mesma região e o custo energético da produção de alimentos era menor comparado ao da busca por eles. Não podemos pensar, entretanto, que foi tudo um mar de rosas. A revolução agrícola ainda tem dois aspectos fundamentais para compreendermos como nosso peso atual está arraigado em nossa história biológica: o primeiro ponto é que não havia domínio de grande variedade de plantios, por isso a dieta humana que era muito variada na era dos caçadores-coletores passou a se tornar pouco variada. Se você quiser colocar um termo mais bonito para a condição, pode dizer que a nossa dieta se tornou monótona. Onde quer que se encontre os vestígios de sociedades agrícolas, o que se vê é que a saúde humana se deteriorou. Há sinais de diversas deficiências nutricionais, distúrbios de crescimento e problemas como anemia ligada à deficiência de proteínas e cáries, abcessos e outros problemas dentais ligados ao excesso de consumo de carboidratos. A estatura das pessoas se tornou menor e até mesmo a expectativa de vida diminuiu com o advento da agricultura[10]. O segundo ponto é que estes novos modelos de produção ainda estavam sujeitos às vicissitudes que geravam perda de produção e escassez alimentar em diversos momentos, como vimos no capítulo anterior que foi muito comum até as idades média e moderna. Apesar destes problemas, a partir da revolução agrícola, passamos a estabelecer moradia e trabalhar para a produção de alimentos.

Mais algum tempo se passou até que tivéssemos uma nova revolução. No séc. XVIII, na Inglaterra, começamos a perceber que não era necessário que as pessoas fizessem todo o esforço no trabalho. Notamos que o vapor d'água era capaz de mover navios e máquinas. A criação do fósforo fez com que os ferreiros não precisassem mais martelar um pedaço de ferro até que ele esquentasse suficientemente para a produção de fogo. Os exemplos das comodidades que conseguimos criar a partir de máquinas e utensílios são inúmeros e constituíram a revolução industrial. Assim como a revolução agrícola, a industrial nos trouxe diversos benefícios, mas veio com o seu preço. Nos últimos 250 a 300 anos, passamos a realizar cada vez menos atividades físicas em nossas ocupações e no nosso dia a dia. Agora nos locomovemos em carros e nem precisamos mais girar uma manivela para abrir seus vidros. Temos até mesmo a opção de não trocar as marchas com o câmbio automático. Sentamos na frente da televisão e um controle remoto permite que troquemos os canais ou a programação pela internet sem termos que nos levantar. Já temos até mesmo robôs que aspiram a casa. A expressão "bater roupa" já não implica mais em descer às margens de um rio e literalmente bater as roupas depois de esfregá-las com sabão. Basta colocar o sabão e o amaciante na máquina e ela literalmente faz o trabalho sujo. Mas, além de todos esses aspectos que parecem passar por escolhas pessoais, estamos criando cidades que favorecem o nosso comportamento de baixa atividade física. Vou falar sobre isso um pouco mais adiante neste capítulo, por enquanto posso me limitar a dizer que a fatura finalmente chegou.

Eu brevemente relatei a você uma história de quase 14 bilhões de anos. Começamos na unidade de bilhões, passamos aos milhões, depois milhares de anos e terminamos falando sobre meras centenas de anos. Eu reconheço que essa organização temporal pode ser um pouco complicada, mas o brilhante Carl Sagan tem uma solução para que compreendamos melhor a escala do tempo e a brevidade da vida humana, em especial o quanto os últimos anos de nossa história são tão efêmeros para o universo. Ele apresentou o conceito do calendário cósmico, que comprime toda a história do universo em apenas um ano. Nele, o Big Bang está na meia noite do dia um de janeiro e o nosso momento atual acontece às 23 horas e 59 minutos do dia 31 de dezembro – além do brilhantismo de Carl Sagan, confesso que este calendário cósmico é apelativo por vivermos eternamente em meu aniversário. Cada mês do calendário cósmico representa um pouco mais de 1 bilhão de anos, cada dia quase 40 milhões de anos e cada hora um pouco menos de 2 milhões de anos. Se você ainda tem o hábito de manter calendários em papel na sua mesa, pode perceber que algumas datas ficam destacadas. Vamos ver quais delas se destacam no calendário cósmico da humanidade?

01 de janeiro: Big Bang – o início do nosso universo

15 de março: formação da via láctea

31 de agosto: nascimento do nosso Sol

9 de setembro: surgimento do planeta Terra

21 de setembro: surgimento da vida na Terra

26 de dezembro: surgimento dos primeiros mamíferos

Já estamos chegando ao final do ano cósmico e os primeiros seres humanos ainda nem apareceram. Nossa história se passa apenas na véspera de ano novo, naqueles momentos em que as pessoas mais ansiosas já estão começando a estourar os fogos e eu estou numa batalha contra o meu sono para me manter acordado até a virada de ano. Os nossos primeiros ancestrais humanos, da espécie *Homo erectus*, surgiram no planeta entre as 22h e 23h do dia 31 de dezembro. A revolução agrícola aconteceu em algum momento de 23 horas e 58 minutos e a revolução industrial aconteceu no último segundo do calendário cósmico. Os últimos 40 a 50 anos, em que vimos um aumento das pessoas com IMC acima das faixas arbitrárias de 25 e 30, representam apenas o último décimo de segundo da história do universo. Se fossemos comparar este período com o tempo que as espécies humanas estão vivendo no planeta, estamos falando de 0,0025% de nossa existência. Não, isso não é suficiente para mudar a nossa genética e está na hora de entendermos porque isso faz com que estejamos aumentando nosso peso.

III

Charles Robert Darwin nasceu em 12 de fevereiro de 1809, no condado de Shropshire, na Inglaterra. Ele foi o quarto filho de uma família de classe média alta. Tanto seu pai Robert Darwin como seu avô Erasmus Darwin eram prestigiosos médicos. Seu avô materno Josiah Wedgwood foi responsável por industrializar a produção de cerâmica. Ainda adolescente, Darwin foi estudar em Shrewsbury, uma das mais renomadas escolas da Inglaterra. Depois, aos 17 anos, adentrou na universidade de Edimburgo para estudar medicina, seguindo os passos de seu pai e de seu avô. O problema é que ele simplesmente odiava o curso e não queria seguir a carreira da medicina. Dois anos depois, ele se transferiu para a Universidade de Cambridge, para se tornar membro do clero. Essa, aliás, era uma expectativa comum para homens de classe média alta como ele na época, pois era respeitável, não requeria muito trabalho – especialmente para alguém que pudesse contratar um curador - e que não exigia muito raciocínio[11]. O plano de se tornar clérigo acabou sendo adiado quando, em 1831, ele recebeu o convite de um amigo para viajar a bordo do navio *HMS Beagle*, onde permaneceu por 5 anos, retornando à Inglaterra no ano de 1836. Essa viagem foi definitivamente o grande marco da vida de Darwin e o chute inicial em uma drástica mudança na biologia natural e na ciência.

O laço entre as famílias Darwin e Wedgwood se estreitou em 1939, quando Darwin casou com Emma Wedgwood, sua prima de primeiro grau. Pelo dinheiro que Charles Darwin tinha dos dois lados de sua família, mais o fato de ser um bom investidor, ele nunca precisou ter um emprego com salário em sua vida, o que se considera algo importante para a sua obra[11]. Apesar disso, ainda obteve alguns lucros com a venda de seus livros. O casal teve 10 filhos, 7 dos quais chegaram à maturidade. Nessa época, Darwin já estava acometido por alguma doença que o acompanhou pelo restante de sua vida. Ele tinha dores de cabeça, insônia, desconfortos gastrointestinais e outros sintomas. Essa doença o fez se tornar um homem inválido e de certa forma recluso, vivendo com sua esposa em uma típica família Vitoriana. Apesar de seus problemas de saúde, Darwin trocou correspondências com cientistas importantes da época e se tornou conhecido não apenas no meio científico como também entre o público leigo. Ele foi o criador da teoria da evolução e do conceito da árvore da vida e sua obra o fez ser enterrado na Abadia de Westminster, logo ao lado de Sir Isaac Newton. Apesar de que Darwin não era afeito a ir a funerais e provavelmente só esteve presente no seu por não ter escolha, a homenagem parece muito justa na minha opinião.

A primeira grande empreitada científica de Darwin foi na área da geologia[12]. Essa era uma das duas áreas de grande importância na época, pois a Inglaterra, como berço da revolução industrial, precisava ser assertiva no momento de procurar carvão e minerais para não desperdiçar esforços, bem como era necessário construir túneis para o transporte de bens e não se podia correr o risco de tentar perfurar montanhas que fossem excessivamente rochosas no momento da construção. A outra ciência da época era a química, que impulsionava a indústria e com a qual Darwin já flertava em sua garagem desde a adolescência devido à prosperidade que a indústria conferia à sua família. Mas a sua carreira seria definitivamente marcada pelo que começou a bordo de sua viagem de 5 anos em um navio expedicionário.

Esta viagem, iniciada em 1831, serviria para Darwin, privilegiado por seu status social, servir como uma espécie de companheiro do capitão. Darwin, ainda jovem, tinha uma crença cristã ainda muito arraigada em seu pensamento e era alvo de gozações dos outros tripulantes do navio devido às suas interpretações muitas vezes literais dos escritos. Mas tudo começaria a mudar a partir de alguns fatos que foram ocorrendo na viagem. Darwin começou a ficar com a pulga atrás da orelha quando estava passando nos Galápagos, um arquipélago que hoje faz parte do território do Equador e na época já era conhecido por suas grandes tartarugas. Em um jantar, o governador disse a ele que os habitantes do arquipélago eram capazes de reconhecer de qual ilha uma tartaruga era originária, pois haviam notórias diferenças entre elas. Ele ainda percebeu que o mesmo poderia ser reparado nos pássaros que ele colecionava. Será que Deus amava tanto os Galápagos que fez uma tartaruga diferente para cada uma de suas ilhas?[11]. Darwin também gostava muito de estudar pássaros e durante sua vida se tornou um criador de pombos. Nesta viagem a bordo do *HMS Beagle*, ele também coletou pássaros que percebia apresentarem pequenas variações associadas ao local onde residiam, um fato que era então conhecido como biogeografia.

Depois do seu retorno à terra mãe, Darwin, gozando do prestígio social de sua família, mostrou os seus pássaros ao mais renomado ornitologista da

Inglaterra na época, que concluiu que aquilo poderia ser apenas causado por variações da mesma espécie. Atualmente, Eddie Vedder, vocalista da banda Pearl Jam, daria uma resposta enfática dizendo *"it's evolution baby!"* Naquele momento, Darwin chamou este processo de transmutação[13]. Ele já começava a ter algumas dúvidas sobre o princípio da criação, que diziam não apenas que Deus havia criado todas as espécies de vida no planeta, mas que elas seriam imutáveis. Se fosse assim, pensava Darwin, por que haviam órgãos e partes do corpo pequenas demais para serem utilizadas ou apenas inúteis, como os mamilos nos homens (sexo masculino) ou até mesmo o nosso apêndice que serve apenas para inflamar e nos forçar a uma cirurgia? Em uma carta que ele escreveu sem data, mas que o correio datou com selo de 1844, ele escreve a um grande amigo que estava quase crendo que as espécies não eram imutáveis, o que seria um verdadeiro sacrilégio para aquela época e para alguém com os seus precedentes. Ele também precisava ser cauteloso pois sabia que outros já tentavam descrever algumas teorias mas sem sucesso, especialmente a lei do uso e desuso de Lamarck, que fora prontamente rechaçada em sua época.

De qualquer maneira, esses fatos foram suficientes para que Darwin tivesse a sua fé abalada, especialmente na teoria da criação. Esse, aliás, era um grande fardo em seu casamento, pois sua esposa Emma, por quem ele tinha um carinho enorme, aceitava sua crença, mas não concordava com ela. Isso era até mesmo motivo de grande preocupação para Emma. Sua fé ficou ainda mais reduzida com dois fatos que ocorreram em intervalo de tempo de poucos anos. Primeiro foi a perda de seu pai, alguém para quem ele sempre tentou ser motivo de orgulho. O segundo, ainda mais decisivo em sua vida, foi a perda de sua filha Anne, de apenas 10 anos de idade. Ela era a alegria da casa e a grande paixão de Darwin, que passou a questionar que tipo de Deus supostamente benevolente permite que uma inocente criança de apenas 10 anos possa ser levada com tanto sofrimento para ela e para a família que ficou desolada.

Dois fatos precisavam ocorrer até que Darwin compartilhasse a sua teoria com o mundo: a perda de sua fé na criação – algo que o tempo tratou de cuidar de forma nefasta – e também o aperfeiçoamento de suas ideias. Ele já possuía aquele espírito de querer ser pioneiro na ciência, mas também era assombrado por seu perfeccionismo. Doente e pouco disposto a interações sociais, ele ficou recluso em sua residência que ficava a alguns quilômetros de Londres, onde conduziu diversos experimentos. Um deles, altamente trabalhoso, foi o estudo com uma espécie animal chamada de craca, um crustáceo marinho que costuma passar a sua vida fixado a alguma outra estrutura, como uma rocha ou um coral. O estudo das cracas, apesar de custar oito anos da vida de Darwin, foi fundamental pelo aspecto da quantidade de espécimes que ele avaliou, o que o permitiu perceber a variação dentro da mesma espécie – talvez a leitura do livro de Adolphe Quetelet, que já havia sido traduzido para o inglês em 1842, lhe seria útil neste aspecto.

Depois das cracas, Darwin conduziu diversos experimentos com sementes. Ele queria saber quanto tempo algumas sementes poderiam ficar imersas em água salgada e ainda germinar. Por mais que esse conjunto de experimentos com sementes não tenha sido inodoro – o cheiro que elas produziam era insuportável – os experimentos foram muito importantes para responder a uma pergunta muito importante de Darwin. Por exemplo, ele determinou que sementes de repolho eram capazes de germinar mesmo depois de imersas por cerca de 20 dias em água salgada. Isso permitiu concluir que algumas espécies vegetais poderiam ser carregadas pelo oceano, por "meios acidentais" de dispersão das espécies de plantas. Um aspargo, se verde, era capaz de flutuar por 23 dias e, caso estivesse seco, poderia ser transportado por correntes marítimas por mais de 80 dias com sementes ainda viáveis. Darwin calculou que um período de 42 dias seria capaz de transportar estas plantas por mais de 2 mil quilômetros[13]. Assim, a mesma espécie poderia se espalhar por grande parte do território terrestre, mas encontrar um local com diferentes condições ambientais, que privilegiaria outros aspectos.

Por fim, o que auxiliou Darwin a refinar ainda mais a sua teoria, foi a sua inspiração na seleção artificial. Darwin passou a comparar o que ele preconizava sobre a seleção natural, que ocorria aleatoriamente e favorecia algumas características, deixando as não favoráveis para trás, com o que os criadores faziam. Se quisessem um gado com a carne mais macia, cruzavam aqueles que possuíam esta característica. O mesmo era feito com vários outros tipos de animais e plantas, favorecendo as linhagens que mais atendessem aos interesses humanos. Não necessariamente essas novas linhagens seriam as que apresentavam maiores vantagens na natureza, o que pode ser exemplificado pela fofura imensurável que tinha nossa shih-tzu Liz combinada com a sua provável incapacidade de sobreviver como um animal silvestre, mas a seleção artificial seria prova do processo de seleção natural[14].

Apenas em 1859, mais de 20 anos após o seu retorno do *HMS Beagle*, Darwin publicou o seu livro com a teoria da seleção natural, chamado de *Sobre a origem das espécies*. Você se enganaria se pensasse que nesta época ele estava finalmente satisfeito com a sua teoria e livre de seu perfeccionismo. Na verdade, um biólogo entusiasta, com disposição para viajar e que coletava diversos espécimes mundo afora, chamado Alfred Wallace mandou uma carta despretensiosa para Darwin, mostrando que tinha chegado às mesmas conclusões. Darwin teve que se apressar para escrever a sua obra em menos de um ano, muito aquém do que gostaria de colocar de relatos e descrições de seus experimentos e a chamava apenas de resumo. A obra que ele julgava ser a completa nunca foi escrita, mas seus ensinamentos foram suficientes para que passássemos a olhar para a biologia de maneira diferente. A sua teoria se baseava em 3 pontos: 1) a hereditariedade por várias gerações; 2) a variação que era encontrada de prole para prole – exceto por gêmeos idênticos, não somos cópias exatas de nossos irmãos e irmãs e; 3) um fator Malthusiano[*****] de crescimento insustentável da população. Isso significava basicamente que proles diferentes nascem a cada ciclo de procriação. Essas variações são aleatórias e o ambiente vai determinar quais dessas variações são mais favoráveis e seguir adiante. A partir da quinta edição do livro, Darwin passou a usar a expressão da sobrevivência dos mais aptos.

Há alguns bons exemplos na natureza que mostram como os seres mais aptos são aqueles que acabam se sobressaindo. Um urso polar não tem pelagem branca por algum tipo de escolha, tampouco sua mamãe fez alguma simpatia porque queria um filhote de pelo branquinho para ser garoto propaganda da Coca Cola na época de Natal. Por algum tipo de variação, alguns ursos nasceram com pelagem branca. A vida na neve fez com que esses ursos tivessem mais facilidade para caçar e se alimentar, pois a sua cor os camuflava e não espantava suas presas. Como esses ursos tinham vantagem na sua sobrevivência, se reproduziram com maior frequência que ursos que tinham a pelagem colorida que chama a atenção de longe na neve. Assim, os ursos de regiões geladas foram se tornando pálidos. Se colocarmos um urso desse na floresta, de nada adiantará a sua pelagem branca para a caça e a vantagem vai embora. Outro exemplo

---

[*****] A teoria Malthusiana, com a qual Darwin teve contato, dizia que uma determinada população, seja humana ou de outras espécies vivas, cresce de maneira exponencial, ao passo que a disponibilidade de recursos não acompanha este crescimento, o que gera competição.

interessante é o bicho pau. Ele tem uma aparência que parece com as árvores, assim fica mais difícil de ser encontrado por predadores. Esse bicho não ficou assim de uma hora pra outra e também não foi nenhuma razão estética. Por alguma mutação, alguns começaram a nascer com uma aparência que os deixa menos suscetíveis à ação de predadores, eles vivem mais, se reproduzem mais e a sua genética passa adiante, fazendo com que os mais aptos sobrevivam. Basicamente, dado tempo suficiente – e a vida na Terra tem cerca de 4 bilhões de anos – algumas características se destacam e são mantidas com o tempo por serem mais vantajosas em um determinado ambiente, tornando-se a mais comum e dominante dentre uma espécie. Esse é o processo de evolução das espécies. E como a teoria da evolução se aplica à nossa espécie? Como nós, seres humanos, somos hoje? Nossa genética atual é resultado de pequenas variações do que foi mais vantajoso para que nossa espécie sobrevivesse desde seus primórdios até os dias atuais.

IV

Uma coisa que certamente une diversas gerações é o seriado *Chaves*. A maioria das pessoas já assistiu a boa parte dos episódios, mas sempre que revemos acabamos rindo como se fosse a primeira vez. Não dá pra tentar usar uma piada do seriado em uma roda de conversa sem que alguém perceba que você não está sendo original. Quando assistimos, ignoramos o fato do Kiko ser uma criança de 9 anos que só não é mais alta que o professor Girafales ou então o Seu Madruga eternamente devendo 14 meses de aluguel. Imagino que em alguns momentos os corretores de imóveis tenham sentido muita dificuldade para comercializar apartamentos com o número 71. A repetição dos gestos, falas e hábitos dos personagens foi utilizada a favor da série, que possui jargões inesquecíveis. Um deles é o do carteiro Jaiminho, que se sentava na escada perto da entrada e pedia que alguém entregasse as suas cartas, pois ele preferia "evitar a fadiga". A cara de vítima que ele fazia dava ainda mais sustentação à sua vontade de poder descansar por alguns minutos.

Justiça seja feita, quem nunca preferiu evitar a fadiga? Quando vamos ao shopping, paramos em uma vaga longe da entrada ou insistentemente procuramos a vaga que esteja o mais perto possível da porta para não precisarmos caminhar alguns metros a mais? Você sobe pela escada rolante ou se arrisca a atrair os olhares das pessoas utilizando a escada "normal" e se esforçando para subir alguns degraus? Quantas pessoas utilizam o carro para ir a algum lugar que fica muito próximo de casa? Talvez o exemplo mais icônico seja de uma foto que circula pela internet – e aparentemente não é montagem – de uma escada rolante na porta de uma academia. O carteiro Jaiminho pode ser o responsável pelo jargão, mas evitar a fadiga é um hábito que está arraigado no comportamento humano. Parece que sempre estamos buscando maneiras de poupar energia no nosso dia a dia e a causa pode estar em nossos genes.

Para que possamos entender exatamente qual o papel de nossos genes na determinação do nosso peso corporal, vamos antes ter que entender no que eles resultam. Todos nós temos em nossas células um código genético, composto por cerca de 30 mil genes que regulam as mais diversas funções no nosso organismo, passando pela tonalidade de nossa pele, olhos e cabelos, pela quantidade de massa muscular que podemos desenvolver, onde vamos acumular mais gordura etc. Esses 30 mil genes estão localizados e espalhados por nossos 23 pares de cromossomos, sendo que um deles é dos nossos cromossomos sexuais, que podem ser X ou Y. As mulheres possuem um par XX e os homens possuem um par XY. O conjunto dos nossos genes é o que chamamos de genótipo. Apesar de termos esse genótipo com 30 mil genes que recebemos de nossos pais e mães e ficarmos com ele durante a vida, nosso corpo pode sofrer alterações. Por exemplo, você pode começar a ir para a academia e aumentar os seus músculos, ou pode fazer uma dieta e (talvez) perder peso, mas os seus genes ainda estarão lá e não terão sofrido alterações. Isso ocorre porque a maneira que cada pessoa é atualmente é influenciada por fatores ambientais, que incluem não apenas os fatores do ambiente como a temperatura do local onde se vive, mas também o que fazemos (como, por exemplo, ir para a academia ou fazer uma dieta). O resultado dessa interação do genótipo com o ambiente é o que somos naquele momento e chamamos de fenótipo.

Genótipo + ambiente = fenótipo

Portanto, aumento de músculos, aumento ou perda de peso são alterações do nosso fenótipo e o papel do nosso genótipo nestas mudanças é principalmente determinar o quanto isso pode ocorrer. Pessoas que conseguem aumentar sua musculatura mais facilmente na academia – sem o uso de drogas – são aquelas que possuem um genótipo favorável ao aumento da massa muscular. Em geral, dizemos que atletas de elite são aquelas pessoas que possuem genética adequada ao esporte e que passaram por um sistema de treinamento (fatores ambientais) que lhe propuseram um corpo (fenótipo) vantajoso ao esporte.

James Neel, professor do departamento de genética humana da Universidade de Michigan, nos Estados Unidos, propôs, em 1962, uma teoria[15] para explicar o que seria o comportamento do carteiro Jaiminho e também o aumento que se estava percebendo na incidência de pessoas com IMC mais elevado. A sua teoria, na verdade, tinha como componente central não o peso corporal, mas sim o diabetes. Ele publicou um estudo em que descrevia o que chamou de genótipo frugal (o nome original da teoria em inglês é *thrifty genotype*), que podemos encontrar atualmente com os nomes de genes poupadores, genes econômicos e até mesmo a teoria dos genes preguiçosos - talvez a última seja a que mais combine com seu Jaiminho. Assim como havia feito Susruta há mais de 2500 anos, Neel começou a verificar algumas relações entre o diabetes e o peso corporal. Ele cita em seu trabalho que pessoas com diabetes já possuem metabolismo mais lento desde o seu nascimento e que, em geral, pesam ao nascer cerca de 100g a mais que seus irmãos ou irmãs que não desenvolvem diabetes. O aspecto que ele percebeu estar relacionado a fatores genéticos foi o fato de que mais pessoas desenvolvem o diabetes caso o pai ou a mãe tivessem a doença, especialmente se fosse o caso de ambos. Mas, ao contrário de Susruta que colocava o peso como causa do diabetes, James Neel fez o caminho oposto e propôs que as pessoas tendem geneticamente ao aumento de peso justamente pela sua predisposição a serem diabéticas.

Aqui vou fazer mais uma inserção de informação importante. O diabetes é uma doença que afeta a nossa capacidade de retirar a glicose da corrente sanguínea, o que é feito por uma hormônio chamado insulina, produzido pelo pâncreas. Depois de fazermos uma refeição, absorvemos glicose e ela cai na corrente sanguínea. Este aumento da quantidade de glicose na corrente sanguínea, que chamamos de glicemia, faz com que o pâncreas libere insulina na corrente sanguínea e rapidamente as células do nosso corpo começam a absorver a glicose, fazendo com que seu valor no sangue caia e volte ao que seria a sua normalidade. Quando este teoria foi elaborada e publicada no início da década de 1960, ainda não havia distinção entre diferentes tipos de diabetes. Hoje, podemos distinguir especialmente entre dois tipos de diabetes. O diabetes tipo 1, também chamado de insulino-dependente, ocorre quando o pâncreas por algum motivo perde a capacidade de produzir insulina. Assim, as pessoas precisam utilizar injeções de insulina para que possam diminuir a sua glicemia. Já o diabetes tipo 2 ocorre com pessoas cujo pâncreas ainda consegue produzir insulina, mas ela não surte mais tanto efeito nas células devido a um mecanismo que chamamos de resistência à ação da insulina. Ela é liberada na corrente sanguínea, inclusive em maior quantidade, mas não consegue diminuir a glicemia para valores desejados. Este também é chamado de diabetes não insulino-dependente – apesar de que algumas pessoas eventualmente acabam tendo que fazer terapia com insulina – e era este tipo de diabetes que já vinha sendo associado ao aumento de peso corporal e sobre o qual a teoria do genótipo frugal se referia.

Por ser uma teoria que fala do genótipo, Neel postulava que algumas pessoas possuem um conjunto de genes, ainda não conhecidos, que favoreciam o melhor uso de energia, aproveitando mais a energia dos alimentos e rapidamente estocando o que comíamos em forma de gordura. Para ele, esse genótipo teria sido vantajoso durante os períodos anteriores da humanidade, tanto na época em que éramos caçadores-coletores como após a revolução agrícola, pois os períodos de escassez alimentar sempre estiveram presentes. O nosso progresso fez com que tenhamos maior disponibilidade de alimentos, mas como a nossa genética não poderia mudar num período tão curto em que se teve o aumento da incidência de pessoas com IMC mais elevado, estamos sempre nos preparando para um período de fome que nunca chega. Assim, um genótipo frugal em ambiente com grande disponibilidade de alimentos faz com que algumas pessoas tenham esta tendência de aumento de peso.

A teoria de Neel foi prontamente aceita e ganhou muita popularidade tanto no meio científico quanto entre pessoas leigas. Pouco depois de sua publicação, ela era a principal explicação para o fato de haverem cada vez mais pessoas com peso elevado, especialmente por ser uma solução elegante e ao mesmo tempo simples para a equação do aumento de peso. De acordo com a teoria, temos genética de caçadores-coletores, com alimentação de baixa variedade e rica em carboidratos depois da revolução agrícola e temos comportamento altamente sedentário devido à revolução industrial. A conta fechava.

Claro que mesmo que a hipótese fosse tão bem elaborada e que explicasse o problema, ela não estaria livre de algumas críticas. Mais de 40 anos após a sua publicação, John Speakman, professor do Instituto de Ciências Biológicas e Ambientais da Universidade de Aberdeen, na Escócia, publicou um trabalho dizendo que a teoria é atraente, mas falha[16]. Ele alega dois pontos principais a respeito da teoria do genótipo frugal: o primeiro é que depois de tantos anos de evolução, caso houvesse mesmo esse genótipo frugal, mais de 99,9% da população deveria apresentá-lo, por ser vantajoso e promover a seleção natural. Mais do que a expressão "8 ou 80", ele diz que ou 100% da população deveria ter IMC elevado ou ninguém deveria. Nesse aspecto, há quem defenda que as fomes foram muito mais presentes em nossa história apenas depois da revolução agrícola e que estes últimos 10 mil anos ainda não seriam suficientes para que os genes frugais fossem selecionados no total da população, hipótese ainda corroborada pelo fato de que as populações que mais tiveram períodos de fome eram aquelas com maior IMC[17]. O segundo aspecto levantado por Speakman é o fato de que esses tais genes nunca foram encontrados, ou seja, como poderia haver um genótipo frugal se os genes supostamente não existem? Esta crítica foi publicada em 2008 e 15 anos depois estes genes ainda não foram encontrados. Apesar destas críticas, outras hipóteses derivadas do genótipo frugal foram desenvolvidas na sequência.

Ainda em 1992, Charles Hales e David Barker, insatisfeitos com a teoria do genótipo frugal, propuseram a hipótese do fenótipo frugal[18]. De acordo com os autores dessa teoria – que também ficou chamada de hipótese de Barker - a hipótese postula que o nosso peso durante a vida é determinado pelo que acontece durante a gestação. Essa é a chamada teoria do fenótipo frugal, porque não fala especificamente sobre a seleção natural passando genes que seriam mais vantajosos para períodos sem comida e sim como os genes que recebemos vão interagir com o ambiente para promover o nosso resultado final: o fenótipo. Eles ainda separam a sua hipótese em duas possibilidades. Na primeira, o corpo do bebê consegue perceber, por meio da quantidade de energia que recebe, como está o ambiente. Se ele recebe pouca energia durante a gestação, se adapta a viver em ambiente de baixa disponibilidade de energia, pois este é o ambiente em que ele prevê que vai viver. Quando, durante a vida, esta criança e futuramente este adulto começa a ter maior disponibilidade de comida, vai acabar engordando. Esta primeira possibilidade se referia então a quem teve baixo peso ao nascer mas durante a vida conseguiu se alimentar adequadamente. O segundo modelo está ligado às condições da mãe em suprir a quantidade de energia para o bebê. A lógica é a mesma da previsão que o feto faz no útero, mas agora determinada pela primeira infância em que a mãe é a grande responsável pela alimentação do bebê. Caso uma criança receba pouca energia da mãe, se adapta a viver com baixa disponibilidade de energia. Se, no futuro, ela passa a ter mais condições de se alimentar, seu fenótipo já está moldado para viver com pouca energia e o excesso será acumulado em forma de gordura. Se levarmos em conta esta teoria, a prevenção do aumento de peso se dá pela melhora das condições maternas e não por "tratar" pessoas adultas com IMC acima de 30.

Richard Stoger unificou as duas hipóteses e criou a chamada hipótese do epigenoma frugal[19]. De acordo com esta hipótese, todas as pessoas possuem o genótipo frugal, mas o quanto ele estará "ativo" depende muito do que aconteceu nas últimas gerações e não apenas durante a gestação ou na primeira infância. Ele cita como exemplo episódios em que países passaram por fomes significativas e as pessoas das gerações subsequentes acabaram tendo mais peso que as anteriores, mesmo que elas não tenham sido diretamente afetadas por um período de escassez alimentar. Assim, temos o genótipo para pouparmos energia, mas é o ambiente em que vivemos e em que as gerações imediatamente antes da nossa viveram que determinam se estes genes frugais terão maior ou menor efeito em nosso fenótipo. Essa teoria foi testada comparando pessoas que nasceram durante períodos de fome com seus irmãos ou irmãs que nasceram fora deste período. Os resultados demonstraram que quem nasceu durante a fome tinha maior atividade em genes associados ao crescimento e ao metabolismo[20].

Além destas três teorias que falam sobre os genes, o ambiente e o fenótipo, há mais duas teorias importantes que lidam sobre os nossos períodos históricos e o ambiente em que nos inserimos. A primeira delas é a teoria da troca comportamental (*behavioral switch*), que implica, em primeiro lugar, na escolha entre a quantidade da prole e a qualidade de sua criação. Há espécies que preferem gerar prole numerosa e investir pouco em cada uma de suas crias, ao passo que outras optam por gerar proles menos numerosas e investir mais em cada uma delas, o que é o caso para seres humanos, pelo menos de maneira geral. Esta teoria se centra no nosso uso da insulina – aquele hormônio que usamos para estocar energia tirando a glicose do sangue – em função do alocamento da energia. Assim, podemos alternar entre dois tipos de comportamentos: o soldado e o diplomata. O comportamento do soldado ocorre quando o nosso corpo desloca mais energia para os músculos, aumentando a produção de testosterona, a agressividade e também separa maior quantidade de energia para a recuperação dos tecidos, pois confrontos serão inevitáveis. Quando temos excesso de energia, disponibilizamos mais glicose para o cérebro e adotamos o comportamento diplomata. O problema deste comportamento é que ele desloca muita energia para as vísceras, com acúmulo de gordura abdominal e resulta em doenças ligadas ao excesso de insulina[17]. De acordo com esta teoria, estamos nos tornando cada vez mais "diplomatas" e essa é a causa do adoecimento da população. Claramente quem postulou essa teoria não acompanhou as redes sociais brasileiras nas eleições de 2018 e 2022 para dizer que havia qualquer tipo de diplomacia em nosso comportamento.

Por fim, John Speakman, além de fazer suas veementes críticas à hipótese do genótipo frugal, postulou a sua própria teoria, chamada de hipótese da libertação da predação[16]. Em um passado distante e que antecedeu especialmente a nossa revolução cognitiva há 70 mil anos, seres humanos eram presa para diversos animais – este fato é comprovado por fósseis humanos com marcas de garras ou dentes. Para que eu possa fazer a explicação desta teoria, temos que entender os motivos pelos quais os animais (incluindo humanos) regulam o seu percentual de gordura. Todos os mamíferos possuem alguma quantidade de gordura corporal, mas, quando observamos animais silvestres, vemos que a variação não é tão grande quanto vemos nos seres humanos modernos. A vida selvagem exige que se tenha um mínimo de gordura corporal, que permite a sobrevivência em períodos de escassez alimentar. Entretanto, este acúmulo não pode ser muito grande, pois animais com maior estoque de gordura ficam mais lentos e possuem dificuldade de entrar em esconderijos, tornando-se presas fáceis. Por isso, nossos ancestrais hominídeos que viveram de 6 a 2 milhões de anos atrás precisavam manter os limites inferior e superior de gordura corporal. Quando deixamos de ser presas, não precisamos mais de um limite superior de acúmulo de gordura. Podíamos estocar quanta energia nossos corpos quisessem e nenhum predador nos imputaria pena de morte por isso. Assim, de acordo com esta teoria, os genes que nos fazem acumular gordura não são necessariamente vantajosos e nem desvantajosos, eles apenas estão lá sem fazer diferença na seleção natural. Por isso, Speakman também chama a sua teoria de hipótese não adaptativa ou hipótese dos genes à deriva. Quando cientistas dizem que um gene está à deriva, significa que ele passa de geração em geração sem fazer qualquer tipo de diferença, para melhor ou pior.

Ainda não conseguimos encontrar os genes frugais ou então gerar provas contundentes de qualquer uma das hipóteses que foram elaboradas até o momento. O que sabemos é que elas não são necessariamente excludentes, visto que a teoria do epigenoma frugal une as teorias do genótipo e do fenótipo frugais e que uma alternância entre o comportamento de soldado e diplomata também não é mutuamente excludente e dialoga com as 3 hipóteses frugais. Independente da teoria que vamos seguir hoje ou no futuro, há diversas armadilhas genéticas que promovem o aumento do peso, seja por pouparmos energia ou por sermos altamente eficientes na sua estocagem. Não é nenhuma surpresa ver cada vez mais pessoas engordando no ambiente em que vivemos atualmente e há uma miríade de fatores que explicam como estamos potencializando a nossa genética para o ganho de peso. Seremos cada vez mais Jaiminhos espalhados por um mundo que traz oportunidades de pouparmos esforço. Isso é o que veremos no próximo capítulo.

4. COMO O AMBIENTE PROMOVE O AUMENTO DE PESO?

A minha esposa e eu gostamos bastante de viajar. Desde que viemos morar em nosso apartamento, no final de 2020, temos planejado algumas viagens esporádicas para conhecermos lugares nos nossos arredores, na medida em que a pandemia nos permitiu. O esquema típico destas viagens é alugarmos uma casa ou apartamento pelo Airbnb e passarmos um final de semana. Começou quando encontramos uma casa de árvore em Serra Negra e resolvemos alugar para conhecer. Por sorte, a experiência foi maravilhosa, a anfitriã deu dicas muito legais sobre a cidade e o local tinha até uma churrasqueira feita para assarmos *marshmallows* curtindo o friozinho da cidade. Para esses finais de semana de retiro, fazemos as compras no mercado, levamos alguns lanchinhos e petiscos que gostamos, abastecemos o carro, deixamos as nossas gatas com os meus pais que ficam de babás no final de semana e partimos rumo ao desconhecido. Sempre compramos um ímã de geladeira para registrar a lembrança de nossos passeios.

Um desses passeios foi a Campos do Jordão, no estado de São Paulo. Ficamos numa casa de hóspedes de uma propriedade um pouco afastada da cidade – eu confesso que não gostei muito de colocar o nosso sedã na estrada de terra, mas isso nem chegou perto de estragar a viagem. Até chegamos a visitar o badalado bairro Capivari para comprarmos alguns chocolates, mas apenas num domingo de manhã e fora do horário de maior movimento. O que realmente gostamos de fazer em nossos passeios é visitar os ambientes mais campestres. Fomos então ao parque chamado

Amantikir, um nome indígena que significa Serra que Chora. Depois da chegada dos portugueses, que tinham dificuldade em fazer esta pronúncia da linguagem indígena, ela passou a ser conhecida como Serra da Mantiqueira. O Parque é composto por diversos jardins temáticos, que fazem alusão a diferentes países, contando até mesmo com um daqueles labirintos feitos por plantas. Também é interessante por estimular muito a caminhada. Nesse dia percorremos alguns bons quilômetros a pé. Logo antes de iniciarmos esse passeio pela natureza – leia-se deixar o carro no estacionamento e pegar a fila para comprar um ingresso – um guia do parque junta algumas pessoas nessa fila e explica um pouco sobre a história da montanha.

Na cosmovisão indígena, a humanidade não é dissociada do planeta, mas sim uma parte dela. Os rios não são um mero recurso, mas alguém da família, uma árvore é uma prima. O homem branco se dissocia da Terra e a vê como recurso, por isso a explora e destrói. Isso é muito bem explicado pelo brilhante Ailton Krenak em seu livro *Ideias para adiar o fim do mundo*. O nome, inclusive, veio de uma espécie de brincadeira que ele fez quando alguém pediu para que falasse o nome da palestra que daria alguns meses depois em uma universidade em Brasília. No dia, o auditório estava completamente lotado, com público muito maior que o esperado, justamente porque haviam tantas pessoas interessadas em como adiar o fim do mundo. A sugestão de Ailton Krenak para esse adiamento é simples: contar uma história. A cultura indígena é passada de geração em geração por meio da contação de histórias e sempre que contamos uma nova história, adiamos o fim do mundo. Ele defende que a contação de histórias é potente suficiente para que os indígenas sobrevivam ao desastre monumental que os assola desde 2018, pois já estão sobrevivendo a todas essas intempéries há mais de 500 anos, e eu espero que ele esteja correto nessa leitura da situação. Pois bem, a preservação da cultura por meio da contação de histórias é um meio potente para que os indígenas mantenham a sua cultura. Talvez também seja um bom caminho para que mantenham o seu peso.

I

Em 1940, o médico Elliott Joslin publicou um importante estudo a respeito da incidência de diabetes nos Estados Unidos[1]. Até então, já se havia consenso entre os pesquisadores da área que alguns fatores tornavam a incidência de diabetes mais elevada em uma determinada população, como ter mais pessoas idosas, mais mulheres, mais pessoas com IMC elevado e maior quantidade de judeus. Outros dois fatores de grande importância são a proximidade médica com a população e registro mais preciso da quantidade de mortes e suas causas. Pouco antes dele receber o seu convite para realizar uma pesquisa sobre a incidência de diabetes, outros dois estudos haviam sido realizados nos Estados Unidos, mas estavam focados em áreas nas quais a mortalidade associada ao diabetes era muito elevada. Ele então racionalizou que seria altamente vantajoso pesquisar áreas de baixa incidência de mortalidade associada ao diabetes, fosse porque caso a baixa mortalidade se comprovasse verdadeira, seria possível estudar as causas da imunidade de uma determinada população e até mesmo induzir pessoas a se mudarem para estas regiões em busca de uma cura; fosse porque estas regiões de baixa incidência poderiam não estar detectando corretamente os casos e mortes associadas ao diabetes e mais vidas seriam salvas com o devido tratamento; ou pela sua maior consequência que seria o escrutínio colocado sobre cidades, estados, regiões e países nos quais se relatava menos mortes por diabetes.

Joslin estava muito incomodado com o fato de que o número de mortes da população norte-americana por diabetes era o dobro da população canadense, considerando a correção pela diferença populacional. Também se perguntava porque havia tanta diferença na mortalidade associada ao diabetes entre estados norte-americanos e como a incidência de diabetes dobrou entre 1880 e 1890, mas demorou mais 30 anos para dobrar novamente. Tudo isso parecia muito confuso e ele não se animava com a ideia de realizar um estudo estatístico numa cadeira, mas sim com a possibilidade de ir a campo. Os quatro estados norte-americanos com a menor incidência de diabetes na época eram Arkansas, Alabama, Arizona e Novo México. Ele descartou os dois primeiros imediatamente por serem muito populosos e terem muitos médicos com os quais ele precisaria estar em contato próximo. Entre os dois "finalistas", acabou optando pelo estado do Arizona, que tinha mais variedade climática, de altitude e também na sua população. Em 1937, o Estado do Arizona reportou cerca de 10 mortes por diabetes para cada 100 mil habitantes. O "campeão" daquele ano havia sido o estado de Rhode Island, com incidência cerca de quatro vezes maior: 42 mortes por 100 mil habitantes. Ele já começava o seu trabalho explicando a diferença entre os dois estados. O Arizona era um estado de grande área e com baixa densidade populacional, onde dois terços da população viviam em cidades com até 2500 habitantes. O estado também é característico por ser muito montanhoso e ter algumas áreas de mais difícil acesso, especialmente se considerarmos o início do séc. XX. Rhode Island é um estado muito menor, com densidade populacional (na época) quase 200 vezes maior e a maior parte de sua população habitante de centros urbanos.

O seu trabalho de campo envolveu o que ele gostava de chamar de "fecundidade da agregação". Era um termo que ele havia aprendido com o professor Josiah Royce, da Universidade de Harvard, que se referia ao fato de que pessoas juntas discutindo um determinado assunto conseguem obter melhores resultados do que se estivessem sozinhas. De fato, Joslin teve muito apoio de sociedades médicas e também de instituições estaduais e municipais e até mesmo da mídia para conseguir realizar o seu trabalho de campo. Ele começou enviando cartas para todos médicos do estado pedindo para que indicassem o nome ou as iniciais de pacientes com diabetes e também pediu um relato pessoal dos médicos, solicitando que o informassem se eram diabéticos ou não. Os seus resultados começaram a apontar para diferenças populacionais na incidência de diabetes.

O primeiro grupo que ele apresentou em seu resultado foi dos judeus. Nesse grupo, composto por menos de 2 mil pessoas no estado do Arizona em 1937 e que correspondia a menos de 0,5% da população estadual de pouco mais de 400 mil habitantes, foram encontrados 18 diagnósticos de diabetes, o que correspondia a cerca de 2,5% do total de casos no estado. No estado como um todo, um a cada 200 habitantes era judeu, mas eles representavam um a cada 40 casos de diabetes. A questão da migração, tanto de onde se vem para onde se vai, é fundamental na incidência do aumento de peso e também na possibilidade de desenvolver diabetes – lembrando que o diabetes não é consequência do peso em si – e será explorada mais adiante. Por mais que algumas pessoas pudessem criticar o trabalho de Joslin a respeito da incidência estar relacionada a uma determinada população e não ao estado em si, ele relata um jantar em que estava na companhia de outros 23 médicos e perguntou quem havia nascido no estado do Arizona. Ninguém levantou a mão. Mas o estado ainda tinha de 40 a 50 mil habitantes – pouco mais de 10% de sua população – que era nativa do Arizona. Na verdade, essa população verdadeiramente originária já estava lá antes do Arizona ser Arizona: a população indígena. De acordo com Joslin, havia um excelente trabalho de cuidado médico com os indígenas do estado do Arizona que não era conhecido em sua totalidade nem mesmo pelos médicos do estado. Ele não conseguiria realizar em tempo hábil um trabalho com todas as tribos e visitar todas as reservas indígenas, mas contou com as estatísticas dos médicos que cuidavam dos indígenas. A incidência de diabetes entre os indígenas era parecida com as demais parcelas da população do Arizona e o fato não chamou muita atenção nas duas décadas seguintes.

Em 1963, o *National Institute of Health* (NIH) dos Estados Unidos resolveu realizar outra pesquisa a respeito de doenças crônicas[2], desta vez sobre a artrite reumatoide, uma doença inflamatória que acomete as articulações e provoca dor. A premissa do estudo se baseou num conhecimento empírico de que locais mais frios seriam mais propícios à doença, talvez pela mesma percepção que algumas pessoas com problemas articulares atualmente conseguem perceber que vai acontecer uma mudança no tempo. O problema era que até o momento do estudo não haviam dados que comprovassem essa teoria, mas também não havia conhecimento suficiente para refutá-la. Assim, uma das medidas utilizada para esse estudo foi a latitude, que marca a distância de um determinado local à linha do Equador, onde o clima é mais quente. Quanto maior a latitude, mais distante se está da linha do Equador e, teoricamente, num lugar mais frio. Assim, a hipótese do estudo seria confirmada se, na medida em que a latitude aumentasse, também aumentasse a incidência de pessoas com artrite reumatoide. Apesar de estarmos falando sobre peso, reconheço que posso ter atiçado a sua curiosidade a respeito do estudo, por isso, brevemente relato que depois de um avaliador verificar milhares de imagens de raio x, não houve relação entre a latitude e a incidência de artrite reumatoide – em outras palavras, não se apresse em morar em Macapá caso tenha esta doença. Mas, se estamos falando sobre peso, por que então citei um estudo sobre artrite reumatoide? Bom, uma das amostras de pessoas estudadas nesse grupo foi justamente a da comunidade indígena Pima, habitantes do Arizona. Sua incidência de artrite reumatoide era normal, mas chamou a atenção da equipe de pesquisa quantos deles apresentavam diabetes. Dois anos depois, o NIH lançou um estudo sobre o diabetes[3] e a reserva da comunidade Pima se tornou uma espécie de placa de Petri, com uma pletora de estudos a respeito de diabetes nessa população que apresenta os índices mais elevados de diabetes comparados a qualquer outro lugar do nosso esférico planeta. Algo deve ter mudado drasticamente no seu estilo de vida para que o diabetes passasse a se tornar tão presente nessa população nos últimos 100 anos.

Os indígenas da comunidade Pima são descendentes do primeiro grupo de humanos que cruzou o estreito de Bering há cerca de 30 mil anos para desbravar as Américas. Hoje, há basicamente dois locais de residência da comunidade Pima: o estado do Arizona e Mayakoba, no México. Registros históricos e arqueológicos demonstram que eles residem nos desertos do Arizona há mais de 2 mil anos, onde aprenderam a canalizar rios para a sua prática agrícola. Essa separação dos Pima em dois territórios, que ocorreu há cerca de 700 anos, acabou sendo altamente vantajosa para as pesquisas. Como vimos no capítulo anterior, Darwin, por exemplo, teve que ser muito criativo nos seus experimentos para demonstrar que algumas sementes poderiam sobreviver por várias semanas em água salgada e depois ainda germinarem. Ele suportou odores altamente incômodos, mas conseguiu propor um experimento para testar a sua teoria. Imagine agora que você quer pesquisar o efeito dos fatores ambientais sobre uma população. Você faz com que ela evolua junta por milhares de anos para obter as mesmas características genéticas, depois separa as duas por um intervalo de tempo de cerca de 700 anos, o que é bastante para uma pesquisa e pouquíssimo para a seleção natural e avalia o que o ambiente faz com estas duas populações. Pois bem, o universo conspirou a favor e por isso os indígenas da comunidade Pima são sujeitos de tantas pesquisas.

Para que o estudo fosse concluído, faltava apenas a mudança no ambiente. A partir do final do séc. XIX, os colonos que estavam ocupando o estado do Arizona começaram a desviar as águas dos mesmos rios que os Pima, prejudicando significativamente a sua capacidade de produção de alimentos. Algumas represas foram feitas, mas elas davam conta apenas da necessidade de água da tribo, deixando a sua produção agrícola prejudicada[3]. No séc. XX, o estilo de vida da comunidade Pima do Arizona teve que se ajustar a esta nova realidade e seu ambiente ficou muito diferente de seus irmãos que vivem no México. A bancada estava pronta para analisar os efeitos do ambiente.

No final de 1991, Eric Ravussin liderou uma equipe de 5 pessoas para a realização de um estudo comparando os Pima do Arizona com os seus irmãos que residiam no México[4]. Os dados no Arizona já haviam sido coletados em outro estudo que fazia o acompanhamento da tribo e foram utilizados para a comparação com os dados coletados no México. Para isso, o grupo teve que fazer uma viagem que durava cerca de 8 a 10 horas e dependia de veículos 4 x 4 para chegar à reserva. Ironicamente, no ano seguinte, uma estrada pavimentada de 1600 km de extensão foi inaugurada e a chegada à tribo dos Pima passou a levar cerca de metade do tempo e sem a dependência de veículos com tração nas quatro rodas. A equipe de Ravussin montou um laboratório móvel onde os Pima passavam por avaliações de estatura, peso, pressão arterial, exames sanguíneos e investigação dos seus hábitos alimentares. Os Pima mexicanos obtinham cerca de 23% da sua ingestão energética de gordura, ao passo que os do Arizona chegavam a 40%. Os dois grupos apresentavam algumas diferenças tanto no seu IMC, como no colesterol e até mesmo na pressão arterial. Outro fator que o grupo de autores apontava como diferença importante entre os povos do México e do Arizona estava na quantidade de atividade física que eles realizavam. Os Pima residentes no México realizam pouco mais de 40 horas semanais de trabalho físico pesado, que envolvia trabalhos agrícolas, em moinhos e construção de cercas. Os seus pares residentes no Arizona tinham muito menos trabalho pesado para realizar na sua rotina.

O resultado de ingestão de maior quantidade de gordura e realização de menor quantidade de trabalho físico se reflete tanto no peso como na saúde – sim, separadamente! O IMC dos homens e mulheres da comunidade Pima residentes no México era de 24,8 e 25,1, respectivamente. Já no Arizona, o IMC dos homens tinha valor médio de 30,8 e das mulheres tinha valor médio de 35,5. A incidência de diabetes também era muito maior nos residentes do Arizona, passando de 50% nos homens, ao passo que no México ficava em 10% para mulheres e abaixo disso nos homens. Claramente, a mudança de estilo de vida dos Índios Pima que foi iniciada com a sua perda de capacidade agrícola causou o seu aumento de peso. Alguns autores usam um termo para descrever a sua mudança de estilo de dieta como uma ocidentalização . Um efeito similar já havia sido relatado com um grupo de treze indígenas da comunidade Tarahumara, que vivem no México. Eles viviam à sua maneira tradicional, mas foram alimentados por uma dieta ocidental (típica de países desenvolvidos), com grande quantidade de gordura, por período de apenas cinco semanas. Isso foi suficiente para que tivessem aumento de quase 4 kg[5]. O contrário também já havia sido feito com um grupo de aborígenes com hábitos urbanos que foram colocados para viver como caçadores-coletores e perderam cerca de 8 kg[6].

II

Eu sou nascido na cidade de São Paulo, onde vivi os primeiros anos de minha vida. Com o devido cuidado de não cair numa história única, havia alguns fatores aos quais estávamos acostumados e talvez o trânsito e o tempo de deslocamento eram os mais comuns. Minha mãe havia se tornado uma especialista em nos distrair no carro, já que naquela época ainda não andávamos com celulares nas mãos. Logo depois do meu aniversário de 10 anos, minha família se mudou para Ribeirão Preto, no interior do estado, devido a uma promoção recebida pelo meu pai. Por mais que os amigos e amigas de meus pais se preocupassem com o tipo de educação que receberíamos no interior – que, diga-se de passagem, foi excelente - seguimos estado adentro pela via Anhanguera e começamos uma nova etapa em nossas vidas. Algumas mudanças foram muito marcantes, especialmente o fato de podermos morar num apartamento no centro da cidade que me permitiu voltar da escola, ir para os treinos de basquete e aulas de inglês a pé. Minha mãe sempre comentava o quanto tudo era perto naquela cidade e começou a trabalhar como personal trainer na casa de suas clientes, algo que seria inimaginável alguns anos antes enquanto morávamos em São Paulo. Pouco depois de completar 18 anos, eu fiz uma nova mudança, mas dessa vez sem o acompanhamento de meus pais. Eu me mudei para São Carlos para estudar Educação Física na UFSCar. São Carlos é uma cidade menor que Ribeirão Preto, que também permitia deslocamentos com a bicicleta que eu levei comigo, bastava eu estar disposto a encarar as suas íngremes subidas. A grande mudança de rotina foi mesmo o fato de sair de um colégio em período matinal para a faculdade no período da noite, mas eu rapidamente me ajustei e aproveitava a nova rotina para dormir mais tarde assistindo ao programa do Jô. Fiquei em São Carlos por quase 15 anos, terminei a faculdade, fiz especialização e mestrado e passei alguns anos viajando semanalmente para dar aulas numa faculdade a 200 km de lá. Há alguns anos me mudei para Araraquara, onde eu já tinha uma empresa aberta e atuava como avaliador na academia onde hoje sou coordenador técnico. Considerando que eu vinha diariamente pra cá, essa foi a minha mudança com menor impacto no meu modo de vida. Ainda assim, todas as mudanças trouxeram...mudanças. E eu nem deixei o estado de São Paulo.

Seria possível determinar quais as reais diferenças entre as cidades que eu vivi? Seriam as diferenças na minha rotina meramente circunstanciais ou estariam elas intimamente ligadas às cidades onde eu vivi? Mais especificamente, poderia alguma dessas cidades afetar diretamente o meu peso? Imagine agora mudar de país, com outra língua, outra cultura, outra estrutura social, outra dinâmica de vida e todos os outros aspectos da vida aos quais hoje somos tão habituados.

Estudos com populações migratórias também consistem em outra interessante "placa de Petri" para a compreensão dos efeitos do ambiente sobre o peso. Ao passo que os indígenas da comunidade Pima permaneceram no mesmo local e foi este local que sofreu mudanças bruscas e forçou mudanças no seu estilo de vida, as populações migratórias também passam por mudanças radicais, mas que são causadas pela mudança do seu local de habitação. Alguns fatores começaram a chamar a atenção de pesquisadores, pois as pessoas que migraram de países de baixa renda para países de alta renda são aquelas que apresentam a maior tendência ao aumento de peso, especialmente em período de 10 a 15 anos após a sua migração. Existem diversos fatores que influenciam o fato de haver ou não aumento de peso e qual será a quantidade de peso ganho após a migração, como a idade no momento da mudança de país, o sexo, a etnia e o status socioeconômico. Mas há outro que chama muito a atenção e que nos ajuda a entender a relação do ambiente com o peso: o quanto a nova cultura é assimilada pela população migrante.

Quando uma pessoa gradativamente troca os seus costumes de origem e vai assimilando os da nova cultura, ela está passando pelo processo de aculturação. Essa é uma tendência natural de se adequar ao novo ambiente. Há, entretanto, outra possibilidade de adotar apenas parte da nova cultura, um processo que se chama enculturação. Podemos até dizer que a enculturação é uma aculturação mais sutil e há estratégias científicas para o estudo do quanto uma pessoa se aculturou. Basicamente, quanto mais ela assimila a cultura local, mais aculturada ela está. Pessoas com menor nível de aculturação – leia-se no processo de enculturação – possuem mais processos protetivos, redes de apoio social e familiar, senso compartilhado de etnia e prática compartilhada de valores tradicionais. Essas pessoas têm menor tendência a desenvolverem problemas mentais e estresse e também lidam melhor com a mudança de país. Claro que usar um turbante nos Estados Unidos pode aumentar a sua chance de passar por "checagens aleatórias" nos aeroportos, mas esse é apenas um pequeno viés da situação. Um conjunto de estudos realizados com populações que migraram para os Estados Unidos revelou uma tendência muito presente na maioria delas: quanto maior o nível de aculturação, maior o ganho de peso[7]. Em outras palavras, quanto mais as pessoas se "americanizam", mais elas engordam. Tudo bem que isso pode não parecer nenhuma surpresa quando temos a terra do fast food como epítome de um país obesogênico, mas a cautela com a história única ainda é cabível nesse ponto.

Uma das hipóteses atuais para explicar este fenômeno reside na mudança que ocorreu nos aspectos nutricionais de alguns países, um fenômeno chamado de transição nutricional, especialmente após a revolução industrial. Os avanços tecnológicos que deixaram a nossa vida mais confortável também facilitaram a produção e a distribuição de alimentos. Por um lado, tivemos grandes avanços na distribuição dos alimentos e a redução nos seus custos os tornaram muito mais acessíveis. Por outro lado, os alimentos pós-revolução industrial entraram em choque com a nossa biologia[8]. Essa briga entre a nossa biologia e nossa tecnologia precisou de apenas 4 rounds para que nosso ambiente se tornasse fértil para o aumento de peso.

Round 1: gosto por doces X açúcares simples

Por milhões de anos, nossas fontes para o consumo de alimentos doces eram especialmente frutas. O nosso cérebro aprendeu a nos recompensar pela ingestão de alimentos doces devido à presença de carboidratos que traziam a energia necessária para a nossa sobrevivência em épocas em que tínhamos grande chance de passar períodos sem disponibilidade de comida. O mesmo vale para alimentos gordurosos e a combinação entre gordura e carboidratos faz com que os centros de prazer do cérebro pareçam a queima de fogos do réveillon de Copacabana. Como passamos alguns milhões de anos com dificuldade de encontrarmos alimentos muito calóricos, aprendemos a gostar mais deles para repetirmos o comportamento de busca por esses alimentos. Essa também é a resposta para a famosa pergunta "por que tudo o que é gostoso engorda?". A tecnologia nos disponibilizou substâncias adoçantes (como o açúcar de mesa) a preço acessível, mas o nosso cérebro ainda entra no deleite de consumo de uma rara iguaria. Para deixar a situação ainda pior, o nosso cérebro mede apenas a quantidade de alimento, mas não especificamente a quantidade de calorias que estamos ingerindo no momento da refeição. Assim, os alimentos com alta densidade energética (com mais calorias por grama de alimento) acabam deixando passar grande quantidade de calorias nas nossas refeições.

Round 2: saciedade com líquidos X revolução das bebidas calóricas

Os mecanismos de controle do quanto comemos, que causam a saciedade quando nosso cérebro julga que já comemos o suficiente, servem apenas para os alimentos sólidos e não para os líquidos – por isso parece tão estranho querer consumir apenas líquidos no almoço, ok? Os líquidos que nós ingerimos não possuem papel na nossa saciedade e isso fez sentido por milhões de anos, quando tomávamos apenas água. Por exemplo, se você fizer uma refeição com a ingestão de alguma bebida que contenha calorias, a saciedade vai ser a mesma, mas essa bebida leva junto as suas calorias. A produção de bebidas calóricas permitiu que diversas calorias extras pegassem carona entre um gole e outro e elas nem precisam ficar horas na beira da estrada sob sol escaldante mostrando o polegar. Elas vieram com o convite de nosso cérebro desejoso pelo seu gostinho agradável.

Round 3: preferência por gorduras X revolução dos óleos comestíveis

Pelo mesmo motivo que nosso cérebro fica feliz com a ingestão de carboidratos, ele se anima quando ingerimos alimentos gordurosos. Estamos colocando mais energia disponível para o nosso corpo que geneticamente ainda se prepara para períodos de escassez alimentar. A revolução nos processos industriais e nos processos de produção de alimentos permitiu que a humanidade conseguisse produzir óleos a partir de diversas fontes vegetais como soja e milho por valores mais baixos. As famílias começaram a consumir mais óleo em sua alimentação e nossos processos de produção de alimentos ainda nos trouxeram batatas fritas e toda a sorte de frituras que acariciam os centros de prazer no cérebro. A gordura só não deixou de ser uma iguaria em nossa cabeça. Literalmente.

Round 4: desejo de poupar energia X tecnologia para o movimento

Como eu descrevi no capítulo anterior, quem de nós pode realmente julgar o carteiro Jaiminho por querer evitar a fadiga? Seja por genes frugais ou pelas demais hipóteses que explicam a nossa tendência a poupar energia, a verdade é que a poupamos. Biologicamente evoluímos para gastar pouca energia, afinal de contas ela poderia faltar a qualquer momento. A revolução industrial ocorreu justamente porque percebemos que com a força do vapor, do carvão, da eletricidade, derivados de petróleo ou outras fontes de energia, podemos colocar as máquinas para o trabalho pesado. Por mais que eu coloque este como o último e derradeiro round da luta entre a biologia e a tecnologia, esse parece mais um casamento perfeito entre o corpo que não quer gastar energia e as máquinas que se propõem a fazer isso por ele. Nesse aspecto, parece que o nosso futuro é ficarmos em cadeiras automatizadas e nem virarmos para o lado para nos comunicarmos, esquecendo até como andar, como na animação *Wall-e,* da Disney.

Quando nossos corpos que evoluíram para lidar com baixa disponibilidade de alimentos e sem conhecer o que era gordura trans e açúcar refinado se deparam com os alimentos disponíveis atualmente no mercado, não há outro desfecho que não seja o aumento de peso, especialmente em países ou cidades que, mesmo que inadvertidamente, acabam por causar estes efeitos.

III

Oklahoma City, a capital do estado de Oklahoma, nos Estados Unidos, foi fundada de maneira que pode ser descrita, no mínimo, como peculiar. Num dia de primavera de 1889, os colonos ficaram atrás de uma linha imaginária para uma corrida. Depois do disparo de uma arma, eles saíram na maior velocidade possível, como se fossem corredores em uma pista de atletismo, mas com a diferença de não buscarem a mesma linha de chegada.

Eles corriam e fincavam uma bandeira em um pedaço de terra que, a partir daquele momento, se tornava a sua casa. Logo no dia de sua fundação, a população da cidade foi de zero para 10 mil habitantes. Durante o século XX, a cidade prosperou no mercado de commodities como algodão, trigo, óleo e gás natural e seu potencial econômico a tornou um polo de inovação, mas na década de 1980 o preço dos ativos de produção de energia despencou e a cidade começou a ter graves problemas financeiros. Muitas pessoas estavam saindo de Oklahoma City para encontrar empregos, porque eles simplesmente não existiam na cidade, especialmente para quem tivesse maior grau educacional. Ron Norrick, um empresário que se tornou prefeito nessa época percebeu que a cidade se desenvolveria apenas se as empresas decidissem se locar na cidade, então ele facilitou a chegada de diversos empreendimentos e incentivou a construção de estruturas como arenas esportivas, canais, centros artísticos e estádios de baseball. O prefeito que o sucedeu resolveu investir nas crianças e construiu ou reformou as 75 escolas da cidade, que começava a dar sinais de recuperação da sua economia. Aparentemente, o caminho havia sido encontrado para Oklahoma City[9].

Em 2004, Mick Cornett foi eleito para o seu primeiro mandato como prefeito. Pela primeira vez, Oklahoma City estava começando a aparecer nas famosas listas de cidades de eram feitas nos Estados Unidos. Havia lista das melhores cidades para se viver, melhores cidades para se arrumar um trabalho, a cidade com o melhor centro e, apesar de não estar no topo das listas, Oklahoma City estava presente em algumas delas. Mick Cornett dizia que "finalmente éramos alguém" por aparecer em algumas destas listas[††††]. Entretanto, não é apenas em listas positivas que as cidades conseguem o seu destaque. Uma nova lista publicada na revista *Men's Fitness* surgiu listando o que se chamava as 20 cidades mais obesas dos EUA e lá estava Oklahoma City. Esta lista foi publicada na revista Forbes em 14 de novembro de 2007, iniciada com a frase "nós estamos mais pesados que nunca" e, claro, com os custos associados ao aumento de peso da população em estimativas que usam em conta aqueles estudos inflacionários sobre as mortes causadas por "excesso de peso". O levantamento foi realizado a partir dos dados de IMC que o CDC coletava sobre a população norte-americana nas 50 cidades mais populosas do país. Por fazer uso do

---

[††††] Depoimento de Mick Cornett em sua palestra denominada *How an obese town lost a million pounds*, disponível no Ted Talks.

IMC, também se seguiu a diretriz para sobrepeso e obesidade dos valores mágicos de IMC de 25 e 30. A listagem considerou o valor de IMC acima de 30 e Oklahoma City estava em 8º lugar, com 27,5% da sua população adulta sendo considerada obesa pelos critérios adotados.

O prefeito ficou curioso a respeito do seu peso e resolveu abrir um site daqueles em que você digita o seu peso e altura e ele dá o resultado do seu IMC. O resultado: ele foi classificado como obeso. Ele percebeu que sempre ganhava 1 a 2 quilos por ano e a cada 10 anos entrava em dieta para perder 10 kg, depois o processo ia se repetindo. Ele jocosamente diz que consegue usar apenas um terço do seu guarda-roupa em determinado período por causa da sua variação de peso. Dessa vez, ele resolveu analisar um pouco melhor a sua cidade, para entender porque não apenas ele, mas a sua cidade estava presente na lista das cidades mais obesas dos EUA. A sua conclusão foi de que Oklahoma City é uma cidade feita para carros. Alguns habitantes da cidade orgulhosamente diziam que você conseguia levar uma multa de velocidade na hora do rush, tamanho o planejamento que a cidade tem para que se possa usar carros. O problema era justamente para quem se arriscasse a ser pedestre em uma cidade voltada ao uso dos automóveis. A cidade é muito espalhada e por muito anos não se exigia que as construtoras fizessem calçadas em seus empreendimentos, o que torna a cidade extremamente difícil para quem quer se deslocar caminhando.

Cornett então resolveu, na véspera de ano novo, lançar um desafio para que a cidade fizesse uma dieta e perdesse 1 milhão de libras[####]. Com intenções no mínimo questionáveis, ele se posicionou em frente aos elefantes do zoológico municipal para fazer o comunicado deste desafio. A mídia acabou apoiando a iniciativa, mostrando que a cidade estava fazendo algo a respeito do seu indigesto lugar na lista das cidades mais obesas dos EUA. Cornett foi convidado a participar do *Ellen DeGeneres Show* e o website que ele havia criado para a iniciativa recebeu mais de 150 mil visitas logo após a sua aparição na TV. A empreitada se tornou assunto nas conversas em casa, nas igrejas e nas escolas. A cidade estava engajada na ideia do prefeito e estava no momento dele lançar um novo projeto de desenvolvimento econômico da cidade, desta vez com aspectos relacionados à saúde da população e não na priorização do uso de automóveis. A cidade, que começava a se tornar mais caminhável e

---

[####] Libra é a unidade de peso utilizada no sistema adotado nos EUA. 1 milhão de libras correspondem a aproximadamente 450 mil quilos.

amigável a pedestres, desenvolveu um canal para o treinamento de canoagem, caiaque e remo que recebeu eventos classificatórios para as Olimpíadas e começou a incentivar as crianças para a prática de esportes não convencionais para a cultura norte-americana. A cidade dos carros começava a se tornar uma cidade para pedestres. Em 2012, a cidade conseguiu registrar a perda de 1 milhão de libras e quando a nova lista de cidades mais obesas dos EUA foi lançada novamente na revista *Men's Fitness Magazine*, Oklahoma City não estava mais lá. A cidade havia trocado de lista e estava em 22º lugar na lista das cidades consideradas mais saudáveis do país. Depois de aumentar a quantidade de calçadas, construir parques e priorizar pessoas ao invés de carros em um projeto de mais de 700 milhões de dólares, a cidade diminuiu a incidência de pessoas com IMC acima de 30 em mais de 2% entre os anos de 2012 e 2015, período no qual a taxa nacional aumentou em cerca de 2%[11].

"Construa uma cidade para os carros e você terá carros". Esta frase é de Jeff Speck, autor de *The walkable city* (a cidade caminhável – sem versão em língua portuguesa). Ele é urbanista e já foi responsável pela modificação da estrutura de diversas cidades dos EUA para conseguir aumentar o deslocamento por meio de caminhadas das pessoas. De acordo com Speck, uma cidade caminhável é aquela onde o carro é um instrumento opcional de liberdade ao invés de um dispositivo prostético[12]. Para que as pessoas troquem o seu carro por caminhadas, elas devem ser no mínimo tão boas quanto um passeio ou deslocamento de carro, mas, idealmente, ainda melhores. Depois de muito andar pelo país e desenvolver estratégias para as cidades caminháveis, ele descreve os quatro fatores fundamentais de uma caminhada que possa substituir o carro: motivo, segurança, conforto e interesse. Os quatro fatores devem ocorrer simultaneamente para se atingir os objetivos.

Para se chegar ao motivo de uma caminhada, o primeiro problema a se resolver em uma cidade caminhável está no planejamento urbano. Ainda no século XIX, o planejamento urbano surgiu quando se levou as moradias para longe dos moinhos, permitindo que as pessoas não respirassem tanta fuligem e fez com que a expectativa de vida aumentasse significativamente em um período muito curto de tempo - esse é até um exemplo interessante que poderíamos seguir em cidades assoladas pela queimada de cana onde as autoridades fazem vista grossa. Com este propósito de se deixar as moradias longe de fábricas e locais mais poluentes, veio o conceito urbano de se ter áreas altamente específicas para residência, comércio ou outros fatores. Assim, tudo o que precisamos acaba ficando mais longe e o carro passa a ser cada vez mais prostético. Quando moramos em cidades em que tudo fica mais longe, é mais difícil trocarmos o carro por um par de tênis.

A segurança da caminhada está ligada não apenas ao fato de você poder se deslocar na rua sem medo de sofrer um assalto ou até mesmo algo pior, mas também ao fato de se evitar atropelamentos. Por exemplo, uma cidade com quarteirões de 60 metros tende a ter ruas e avenidas com 2 a 4 faixas. Já uma cidade com quarteirões de 180 metros possui ruas e avenidas com 6 faixas ou mais e a taxa de atropelamentos é quatro vezes maior. Outro fator interessante é que quanto mais se alarga as vias, mais as pessoas usam carros e cada vez mais elas precisam ser alargadas. Levantamentos mostram que construir novas vias piora o trânsito. A redução das vias deixa mais espaço para pedestres, ciclovias e canteiros com árvores e plantas. Aqui no Brasil, ainda temos calçadas altamente irregulares que tornam a caminhada perigosa no sentido de quedas ou de um entorse de tornozelo. Ande um pouco pela sua cidade e veja como parece que a cidade quer que você use apenas os transportes dependentes de combustível.

O conforto da caminhada vem do fato de que humanos, bem como todos os outros animais, buscam perspectiva e refúgio. Jeff Speck conduz estudos que mostram que as calçadas não podem ser muito fechadas, pois não teríamos perspectivas para ver predadores se aproximando nem muito abertas, pois não fornecem qualquer senso de proteção. A perspectiva mais aberta de calçadas que não induzem a caminhada é a de estacionamentos. Aliás, quão comum é vermos estacionamentos como de shoppings que sequer oferecem uma calçada para que você possa se deslocar do estacionamento para o local? Parece que o vício em construir estruturas para carros é tão grande que se tira a calçada para que mais carros caibam e que, no momento que você sai do seu carro e se torna pedestre, seus direitos civis são revogados. Ande logo e não atrapalhe os carros que estão passando!

O último ponto é o interesse. Nosso cérebro possui um centro de recompensa que serve para nos fazer repetir alguns comportamentos que ele julgue benéficos, como o consumo de frutas adocicadas na nossa pré-história. Se uma caminhada for interessante, ela vai ativar o centro de recompensa do nosso cérebro e vamos querer repeti-la. Simples assim! A nossa caminhada pode se tornar mais interessante seja pela paisagem ou, como seres sociais, somos atraídos por outras pessoas. Qualquer um dos dois pode nos interessar em andar mais. Recentemente eu tenho variado minhas rotas quando ando pela cidade observando casas e tendo ideias para quando minha esposa e eu resolvermos mudar do nosso apartamento. Este se tornou um fator que me incentiva a andar.

O quanto uma cidade é caminhável é um dos fatores que determinam o papel que o ambiente tem sobre o nosso ganho de peso. Dentre as tantas listas em que Oklahoma City apareceu, ela também foi citada como a pior cidade para pedestres. Mas a cidade conquistou o seu título de uma das mais pesadas dos EUA não apenas devido à sua baixa "caminhabilidade".

Uma vez, na república onde morava com meus colegas de pós-graduação, eu disse a um deles e a sua então noiva que eu faria um estrogonofe para o almoço e, para a minha surpresa, a reação que eles tiveram parecia ser de preocupação. Eles se entreolharam e, como bons casais fazem, conseguiram ter uma conversa inteira em fração de segundos com os seus olhares. Eu, que não sou muito bom em fazer leitura das expressões das pessoas e muito menos conseguia pensar em algum motivo para não comer um estrogonofe, tive que perguntar a eles o que se passava. Com algum constrangimento inicial e depois com a habilidade de contar história de um bom mineiro, ele me disse que certa vez estavam na praia e uma amiga que estava na viagem disse que faria um estrogonofe para o almoço. O único problema é que ela só conseguiu terminar de preparar o estrogonofe por volta das sete horas da noite e ele obviamente virou um jantar. Fico pensando em como essas horas devem ter parecido dias ou semanas para quem estava ansiosamente esperando pelo almoço, ouvindo e sentindo o ronco do estômago. Eu consegui servir o estrogonofe em tempo hábil, até porque eu costumo ser uma das pessoas mais ansiosas pelas refeições, então é difícil eu fazer alguém esperar quando estou pilotando o fogão. O receio deste casal foi diminuindo com o tempo e eu cheguei a fazer o estrogonofe algumas vezes mais em nossa república. Esse meu amigo, aliás, é daquelas pessoas que deixa o cozinheiro bem feliz com a quantidade que come. Desfeita com ele, jamais.

Episódios como esse nos ajudam a entender um pouco do apelo dos restaurantes de *fast food*, que literalmente significa comida rápida. A tendência começou com os irmãos McDonald, que tinham um pequeno restaurante. Eles perceberam que cerca de 85% dos pedidos eram de lanche, batata frita e refrigerante, então resolveram se especializar apenas nesse "combo". Aos poucos foram vislumbrando um local em que tudo funcionava como uma linha de produção e até desenvolveram equipamentos para que os pedidos fossem servidos rapidamente. Era uma revolução no serviço de alimentos, você pedia o seu lanche e o recebia em poucos minutos. Como você deve ter imaginado, os irmãos McDonald foram os criadores da rede de fast food McDonald's, que virou um símbolo, quase uma metonímia deste segmento alimentar. A história deles, que acabaram perdendo a sua rede de lanchonetes – sim, McDonald's significa do McDonald ou pertencente ao McDonald, mas não é dos McDonald – pode ser vista no filme *Fome de Poder*, lançado em 2016.

Na época em que foi eleita uma das cidades mais pesadas dos EUA e a pior cidade do país para pedestres, a revista *Fortune* também listou Oklahoma City como a capital do fast food. Às vezes me pergunto se Mick Cornett realmente conhecia a situação da cidade quando resolveu se candidatar à prefeitura ou se ele é uma daquelas pessoas que gosta de adotar causas impossíveis. A proximidade de restaurantes de fast food ou lojas de conveniência, onde, quando muito, precisamos esquentar algo num microondas que fica à disposição dos clientes, pode ser altamente determinante do nosso peso.

Um estudo na cidade de Ontário, no Canadá, verificou quão saudável era a alimentação de adolescentes em relação à sua proximidade com lojas de conveniência e restaurantes de *fast food*[13]. Aqueles que viviam em áreas com alguma destas lojas e restaurantes a até 1km de distância tinham alimentação pior do que os adolescentes que viviam a mais de 1km destas lojas. O efeito é simples: se está perto, é mais acessível. Os adolescentes que passam perto destas lojas e principalmente os que as veem diariamente em seu caminho invariavelmente sentirão mais vontade e serão frequentadores mais assíduos. Cuidado quando você eventualmente comemorar a chegada de um restaurante fast food nos arredores de sua humilde residência. Eu cometi esse erro quando uma sorveteria que gosto muito abriu uma nova loja perto de onde eu moro e me arrependo docemente.

Hoje, com o advento das mídias, o ambiente alimentar não é considerado apenas pela disponibilidade de restaurantes na nossa vizinhança, mas também pelo marketing feito na alimentação[14]. Recebemos bombardeios diários de propaganda de comida, cada vez com visual mais apelativo e o público mais suscetível a esta enxurrada de campanhas publicitárias é justamente das crianças. Você tem alguma dúvida que comer alguma comida pronta, pedida por aplicativo e entregue na porta da sua casa vai te proporcionar mais chance de acumular gordura corporal do que sair para colher alimentos saudáveis, não processados e pobres em gordura como se fazia na pré-história?

IV

Depois dos indígenas da comunidade Pima serem colocados em uma placa de Petri para o estudo do seu peso corporal, eles ainda foram agraciados com a interferência do homem branco sobre o seu peso. Sim, o homem branco teve a bondade de tentar eliminar para os Pima um problemas que eles não teriam se não fosse justamente...o homem branco! Um grupo de pesquisadores se juntou para realizar intervenções no estilo de vida dos Pima no intuito de reduzir o seu peso corporal e a incidência de diabetes nessa população[15]. Os estudos de intervenção em estilo de vida são diferentes, por exemplo, dos estudos de dietas e exercício físico. No segundo tipo, pesquisadores elaboram uma dieta, uma rotina de exercício físico e ocasionalmente até a sua combinação e todos os participantes do estudo realizam a mesma dieta e o mesmo exercício para se verificar depois o que aconteceu com as variáveis de interesse. Particularmente, eu gosto de utilizar alguns destes estudos quando eu estou coletando dados sobre aderência, que representa a quantidade de pessoas que se mantém no programa de treinamento ou na dieta proposta – sim, como você deve estar imaginando, estudos com dietas restritivas ou exercícios repetitivos em esteira rolante ou de 3 séries de alguns exercícios de musculação são uma maneira muito eficaz de afastar as pessoas. No caso de intervenções, os participantes recebem algumas orientações para que possam eles mesmos tomarem decisões sobre como melhorar a sua alimentação e incrementarem a sua prática de atividades físicas. Particularmente, gosto mais da intervenção para melhorar a saúde das pessoas, pois as dietas e exercícios programados têm prazo de validade muito curto, já o que se aprende com intervenções e algumas mudanças de hábitos pode ser muito mais duradouro, além do fato de que deixar as pessoas terem o poder de escolha para sua vida mostra muito mais consideração.

Nesta intervenção, os Pima foram divididos em dois grupos que receberiam orientações diferentes para tentar modificar o seu atual estilo de vida. Um grupo era chamado de ação e tinha como objetivo aumentar o gasto calórico semanal em 700 a 1000 calorias por meio de atividades físicas que não fossem consideradas vigorosas, como caminhada, alguns jogos como softball e vôlei e até mesmo atividades remuneradas como jardinagem e limpeza do cemitério. No âmbito nutricional, o objetivo era reduzir a ingestão de gorduras e álcool e aumentar a ingestão de fibras alimentares, com as instruções de um nutricionista. O grupo se reunia periodicamente para receber dicas e trocar experiências. O outro grupo foi chamado de grupo orgulho Pima e a sua intervenção se baseou em auto aprendizado embasado pela cultura da comunidade Pima. Os participantes se reuniam mensalmente para discutir o estilo de vida da tribo e ouvir histórias dos mais velhos. Eles também contavam com um boletim informativo, com o qual todos podiam contribuir. A intervenção do homem branco não foi suficiente para controlar o diabetes dos Pima, mas um resultado do estudo chama a atenção: o grupo orgulho, que não recebeu orientações nutricionais teve melhora da alimentação, ao passo que o grupo ação não melhorou a sua alimentação apesar de todas as valiosas dicas...do homem branco.

Muitas vezes os artigos científicos, sejam de um estudo como esse ou artigos de revisão que verificam um conjunto de estudos para apresentar os seus resultados conjuntos, são finalizados com uma perspectiva do que deve ser feito para estudos futuros. Então, tomarei liberdade como cientista e pesquisador e vou sugerir uma maneira de se encontrar uma boa intervenção para populações indígenas: pararmos de interferir na vida delas. A noção dos aspectos de um ambiente é fundamental para que se possa entender como ele causa aumento de peso. Do contrário, seremos homens brancos com a pretensão de emagrecer indígenas. Já imaginou a vergonha alheia que seria – ou o quanto seria cringe, se você for mais jovem – alguém dizer que é necessário reduzir a quantidade de restaurantes fast food de uma cidade que não possui restaurantes fast food? Ou então dizer para pessoas que caminham vários quilômetros diariamente para a escola ou trabalho que elas precisam caminhar para controlar o seu peso?

Boyd Swinburn, professor da Universidade de Auckland, na Nova Zelândia, e alguns colaboradores propuseram a definição de dois tipos de ambientes que podem explicar como ocorre a interferência ambiental sobre o peso corporal[16]. O primeiro ambiente é o que eles chamam de ambiente obesogênico, definido como a soma das influências que os arredores, oportunidades ou condições de vida têm na promoção da obesidade em indivíduos ou populações. No outro extremo estaria o ambiente que eles chamaram de leptogênico – *leptos*, do grego, significa magro, mas acho que ficaria estranho chamar o ambiente de "magrogênico". Este ambiente promove escolhas alimentares saudáveis e encoraja a prática de atividade física.

A minha única ressalva com este modelo está no fato de que ela acaba utilizando o peso em si como marcador de saúde. Imagine viver num ambiente que facilite a sua escolha por alimentos saudáveis, te proporciona mais oportunidades para realizar atividades físicas e até as incentiva. Isso é um ambiente saudável independente do peso. Locais que dificultem a realização de atividade física e te empurrem para alimentação com mais gorduras saturadas vão prejudicar a sua saúde independente do que façam com o seu peso. Dentre os ambientes, os autores descrevem que podem haver fatores obesogênicos, que atuam como barreiras e fatores leptogênicos, que atuam como facilitadores de um "peso saudável".

Para que os ambientes pudessem ser classificados em relação a estarem mais para o espectro de obesogênicos ou leptogênicos, Swinburn e seus colaboradores desenvolveram uma matriz, aquele tipo de tabela que você dizia para o seu professor de matemática no colegial que nunca usaria. A matriz desenvolvida por eles foi chamada de *Analysis Grid for Environments Linked to Obesity*, ou ANGELO. Se fôssemos traduzi-la para o português, ela seria chamada de algo como Matriz de análise para ambientes ligados à obesidade. Por questões de facilidade, vamos apenas manter o nome e chamá-la de matriz ANGELO mesmo. Essa matriz é construída com dois tamanhos de ambiente, o macro ambiente e o micro ambiente e eles se cruzam com quatro tipos de ambiente: físico, econômico, político e sócio cultural, construindo uma tabela. Com isso, temos que no microambiente há fatores físicos, econômicos, políticos e socioculturais que influenciam o nosso peso e o mesmo vale para estes quatro fatores no macroambiente. Agora vamos conhecer cada um deles.

	Físico	Econômico	Político	Sócio cultural
Micro ambiente				
Macro ambiente				

Microambiente é aquele onde grupos de pessoas se reúnem para propósitos específicos, que tipicamente envolvem comida, atividade física ou ambos. Em outras palavras, podemos dizer que o microambiente é aquele das pessoas mais próximas a você e dos lugares que você costuma frequentar. Exemplos de micro ambientes incluem a sua casa, seu trabalho, local de estudo, os restaurantes e mercados que estão próximos de sua casa, se há instalações como praças ou outros lugares que favoreçam a prática de atividades físicas e se o seu bairro é mais ou menos caminhável.

Já o macroambiente é o conjunto de indústrias, serviços e a infra estrutura que dá suporte tanto à alimentação quanto à prática de atividade física. No aspecto alimentar, ela envolve todas as políticas e legislações sobre a produção e os rótulos dos alimentos, o marketing da indústria alimentícia, a mídia com as revistas e programas de TV, sistemas de distribuição dos alimentos, o transporte público e o sistema de saúde do país. Em relação à prática de atividade física, o ambiente macro influencia o planejamento das cidades e o sistema de transportes, o que torna a cidade mais ou menos caminhável. O ambiente macro opera então em nível regional, estadual e nacional e acaba interferindo nos aspectos do microambiente de maneira hierárquica. Por exemplo, tudo o que envolve a produção e transporte de alimentos (macro) vai interferir no que você encontra nas prateleiras do supermercado (micro). As facilidades ou dificuldades apresentadas à indústria do fast food também vão determinar quantos destes serão encontrados em seu bairro ou no caminho do trabalho para casa. O custo dos combustíveis em política nacional (determinada pelo governo federal, por mais que se tente culpar o ICMS) vai influenciar o transporte e quanto vamos usar de carro ou outros meios de locomoção.

Agora, quando passamos para os tipos de ambiente, começamos a fazer a intersecção entre o tamanho e o tipo destes ambientes e a matriz começa a ser preenchida. Assim, cada um dos fatores do nosso ambiente pode ser encaixado na matriz para que tenhamos uma compreensão de como o nosso ambiente atua para favorecer ou dificultar o nosso aumento de peso.

O ambiente físico diz respeito, em sentido mais amplo, a tudo aquilo que está disponível ou ao nosso alcance. Em relação à nossa alimentação, ele se refere à quantidade e tipo de restaurantes que estão ao nosso redor, se temos mercados e o que se vende neles, as máquinas de venda que estão presentes nos locais que frequentamos, o que há no cardápio da cantina da escola etc. No que concerne a prática de atividade física, o ambiente físico inclui todas as oportunidades para que se possa praticar atividade física seja no lazer, na ocupação ou atividade física espontânea. Em micro ambiente, a disponibilidade de ciclovias e a melhora do layout da cidade para que seja mais caminhável nos dá a oportunidade de utilizar transporte ativo ao invés do motorizado e a presença de praças e locais para a prática de atividades também é um incentivo. Um estudo realizado por investigação telefônica revelou que as pessoas tinham maior IMC em bairros que não possuem calçadas, com comunidades não prazerosas e maior presença de lixo[17]. O ambiente ser percebido como mais seguro também incentiva a prática de atividades físicas nos arredores de casa, especialmente para meninas[18].

O segundo tipo de ambiente é o econômico, que diz respeito aos custos da alimentação e da prática de atividade física. No microambiente, os principais fatores que afetam tanto a quantidade de atividade física que se pratica bem como a qualidade da alimentação são o status socioeconômico do bairro, a renda dos pais (no caso de crianças e adolescentes) e a insegurança alimentar[19]. Atualmente, devido à melhora nos processos de produção alimentar, temos a triste realidade do preço mais baixo de alimentos processados e ultraprocessados, que promovem malefícios à saúde, quando comparados a alimentos orgânicos e mais saudáveis.

Ambiente político diz respeito ao conjunto de regras que devem ser seguidas e que influenciam diretamente a nossa alimentação e prática de atividades físicas, passando até mesmo, por exemplo, pela quantidade de horas que as crianças podem ver TV em casa e uso de celulares e tablets. As políticas dos ambientes de trabalho e as regras seguidas pela cantina da escola também são aspectos políticos. No âmbito macro, são as políticas a respeito da alimentação e da facilitação da prática de atividade física. Por exemplo, na Austrália, uma campanha nacional chamada *pick the tick* marca os alimentos que são considerados mais saudáveis e a população respondeu muito bem a esta campanha[20]. O macro ambiente também pode influenciar com as políticas de saúde, incentivo à prática de atividade física por meio das Unidades Básicas de Saúde ou com alocação de recursos, como foi feito no projeto de Oklahoma City para que houvessem mais ciclovias, parques e calçadas que permitissem e incentivassem o transporte ativo.

O último dos quatro ambientes é o sócio cultural, que se refere às atitudes, crenças e valores a respeito de uma comunidade ou sociedade sobre a comida e a prática de atividade física. No microambiente, a escola pode ser um fator altamente facilitador ou uma barreira para a prática de atividade física, a depender de sua cultura. Em casa, cônjuges podem nos afastar ou aproximar da prática de atividade física a depender do seu comportamento – aquele marido ciumento que não quer que a esposa vá para a academia é uma grande barreira à prática de atividade física. Na alimentação, somos altamente influenciados pelos hábitos das pessoas que estão próximas a nós. No nível do macroambiente, os aspectos sócio culturais são determinados principalmente pela mídia, que reforçam a ideia do "corpo ideal", especialmente por algumas bonecas infláveis disfarçadas de seres humanos que vemos nas redes sociais.

Agora, podemos preencher novamente a matriz encaixando alguns dos fatores que acabamos de ver, na tabela aprsentada na próxima página.

Esta matriz se tornou muito importante no meio científico para o entendimento de como o ambiente pode afetar o nosso peso bem como para desenvolver estratégias para a melhora da saúde da população – infelizmente algumas delas voltadas exclusivamente à perda de peso. Estes programas podem ser chamados de ambientes de apoio. Um dos primeiros exemplos que se tem é uma publicação feita em 1986 pela OMS, chamada *Ottawa Charter for Health Promotion* (A carta Ottawa para promoção da saúde), que retrata a possibilidade de manutenção da saúde apenas por meio de condições de paz, abrigo, educação, alimentação, renda, ecossistema estável, recursos sustentáveis e justiça e equidade sociais[21].

Temos então de um lado a proposta de estratégias que podem melhorar a saúde da população de maneira geral e de outro lado o IMC da população mundial cada vez maior. Parece-me mais interessante buscar estratégias para que as pessoas possam ter mais saúde, independentemente se isso vai gerar perda de peso ou não, do que ficar culpabilizando e estigmatizando os corpos gordos. O aumento de peso da população só pode ser visto como um tremendo fracasso do segmento da área da saúde que tenta freá-lo.

	Físico	Econômico	Político	Sócio cultural
Micro ambiente	Restaurantes Mercados Máquinas de venda Praças Instalações esportivas Calçadas Limpeza do bairro Segurança	Preço de academias e escolas esportivas Valor de personal trainer Preço dos alimentos	Regras no trabalho Tempo de TV Regulamentação das cantinas	Familia Amigos próximos Trabalho Hábitos alimentares
Macro ambiente	Planejamento urbano Sistemas de transporte	Programas de distribuição de renda e combate à insegurança alimentar	Políticas sobre a produção, distribuição e rotulação de alimentos Orçamentos para esportes	Mídia Redes sociais

Ademais, quando olhamos para todos estes fatores no ambiente, dá pra ver como a ideia de "comer menos e exercitar mais" é simplória e fútil. Seria um exagero chamá-la de ponta do iceberg. Não bastassem todas as influências que o ambiente promove sobre o aumento de peso, ainda temos outros dois problemas muito graves que estão caminhando juntos.

V

Em 31 de dezembro de 2019, o primeiro caso de uma doença causada pelo coronavírus foi detectado na província de Wuhan, na China, bem a tempo da doença ser chamada de COVID-19 (*coronavirus disease* – *19* ou doença do coronavírus 19). Desde então, aprendemos a importância do uso de máscaras, vacinas e do álcool em gel, que se tornou objeto presente no nosso dia a dia. Outra coisa que aprendemos foi o conceito de pandemia, uma doença que se espalha pelo mundo. Agora, se você pensou que não havia nada pior do que uma pandemia, ou que "pior que está não fica", vem o que seria uma combinação de pandemias, em conceito chamado de sindemia. O termo se refere a doenças ou problemas que possuem causas comuns e interagem entre si.

Coincidentemente, em 2019, uma comissão especial publicou no periódico Lancet a descrição de uma sindemia composta por três problemas: obesidade, má nutrição e aquecimento global, causadas principalmente pela produção de alimentos e agricultura, transporte, design urbano e o uso de terras[22].

Como você pode ver na figura 4.1, a sindemia é a junção entre 3 problemas considerados pandêmicos: a obesidade, a subnutrição e o aquecimento global. Pelo conceito da sindemia, todas elas interagem entre si, de maneira que o aumento de peso da população afeta o aquecimento global e é afetado por ele, assim como ocorre na sua relação com a subnutrição. Por fim, a mesma interação bilateral é vista entre a subnutrição e o aquecimento global. Dado o escopo deste livro, não vou discutir aqui os pormenores de todas as interações que podem ocorrer dentro da sindemia, mas apenas focar em como o aquecimento global e a subnutrição podem causar o nosso aumento de peso, mas vou acrescentar uma informação importante. Para efeitos de nomeação, os autores se referiram ao termo obesidade, mas ele está sendo utilizado como uma forma mais ampla de determinar as doenças crônicas causadas pelo sedentarismo e má alimentação. Assim, apesar do uso do nome, o conceito da sindemia reconhece que o problema não é o peso em si.

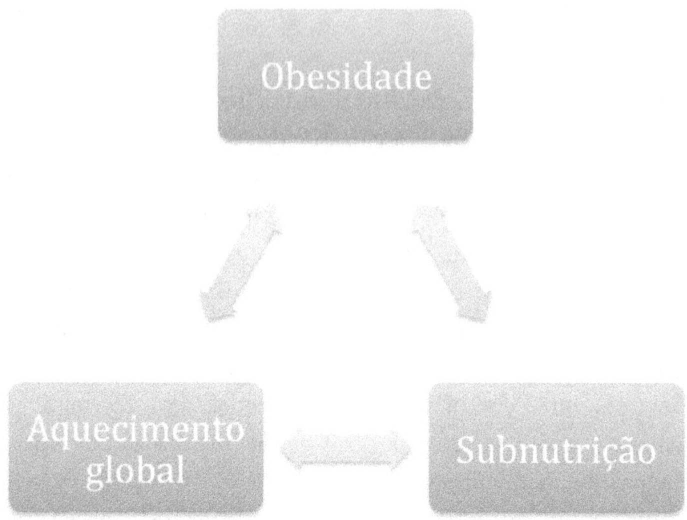

Figura 4.1. A obesidade, a subnutrição e o aquecimento global são 3 pandemias que constituem, em sua junção, uma sindemia. Os três fatores possuem causas comuns e também se afetam entre si.

Uma boa ideia da relação entre os sistemas de produção de alimentos, efeito global e a saúde da população foi brilhantemente representada no filme Interestelar. Quando o filme foi lançado, um amigo com quem eu estava almoçando perguntou se eu havia assistido ao filme e, quando eu disse que não, ele se limitou a dizer "assista". Pouco tempo depois, eu estava com meu irmão gêmeo que trabalha na área do audiovisual (você vai saber um pouco mais sobre nossa história no próximo capítulo) e o mesmo aconteceu. Ele simplesmente disse que eu precisava assistir e no caso dele posso até dizer que foi uma recomendação profissional. Muito bem, eu assisti ao filme e hoje sou uma daquelas pessoas que indica o filme a todo mundo que não o viu, basicamente dizendo "você tem que assistir". Quando vemos o cartaz do filme e nos deparamos com uma ficção futurista de viagem pelo espaço, não esperamos o que o filme nos traz – vou falar sem dar *spoilers* caso você ainda não tenha visto. O início se passa em fazendas e a temática central é justamente a dificuldade de produzir alimentos. De uma maneira que pode até ser mais profética do que distópica, a Terra aqueceu e há poucos alimentos que somos capazes de produzir. Em pouco tempo, a atmosfera do planeta ficaria muito rica em nitrogênio e os seres humanos não seriam mais capazes de respirar. É depois que tudo isso é colocado que um grupo de pessoas sai em busca de um novo lar para a humanidade. Não sabe o que acontece depois?

Bem...assista!

Nossos sistemas de produção de alimentos são cada vez mais industrializados, globalizados e dominados pelos produtores que possuem capacidade de manter uma cadeia de distribuição mais robusta. Mas, como tem acontecido desde a revolução agrícola, a cada avanço tecnológico que fazemos na produção de alimentos, temos as suas consequências. Hoje, apesar de que produzimos alimentos suficientes para alimentar a população mundial, 1 a cada 3 pessoas no mundo ainda sofre de desnutrição ou deficiência de algum nutriente[23], pois damos prioridade à produção de alimentos com alto valor energético e nem sempre com alto valor nutricional e mantemos a dieta monótona pós revolução agrícola. A produção de alimentos e principalmente de carne contribuem grandemente para a liberação de gases causadores do efeito estufa, além de serem causa de desmatamento. Outro problema nos nossos sistemas de produção alimentar está nos alimentos processados e ultraprocessados. Levantamento recente demonstrou que os países nos quais o seu consumo aumentou, o IMC também ficou mais elevado, acompanhando esta tendência. Quando temos população com baixa renda e insegurança alimentar, temos o aumento do consumo destes tipos de alimentos e aumento do peso[24].

Os sistemas de transporte, como já vimos anteriormente neste capítulo, também possuem íntima relação com o nosso peso, por afetarem o aquecimento global e a nossa prática de atividade física. O uso de carro é responsável por cerca de 14% dos gases de efeito estufa e está associado ao aumento de peso, ao passo que reduzir o seu uso e trocá-lo por transporte público ou transporte ativo (caminhada ou bicicleta) reduz a produção de gases de efeito estufa e o IMC[25]. Locais mais arborizados, além de ajudarem a combater o aquecimento global, também propiciam mais sombra e conforto, um dos critérios para que as caminhadas sejam atraentes ao ponto de substituírem os carros.

No filme francês *Um pequeno grande plano*, lançado em 2021, o personagem principal é um menino chamado Joseph, de apenas 13 anos, que começa a vender diversos bens materiais seus e de sua família. A descoberta de que ele vinha fazendo isso aconteceu por mero acaso, quando seu pai chega em casa e acha que o menino não estava, por não ter visto seu patinete. Ao ser indagado, ele calmamente diz que o vendeu e que estava juntando dinheiro para uma viagem, mas que não poderia revelar mais detalhes. Aos poucos, ele vai revelando que havia vendido joias de sua mãe, boa parte dos relógios do seu pai e alguns vinhos que estavam na adega da família. Os pais se irritam e dizem que os itens farão falta, mas ele revela que já havia feito as vendas há alguns meses, o que não apenas desmonta o argumento como revela o materialismo em que a família vivia. Ao longo do filme, descobrimos que Joseph faz parte de um grupo criado por adolescentes do mundo todo, que estão preocupados e até mesmo zangados com o que as gerações anteriores estão fazendo com o meio ambiente. O dinheiro que eles estavam juntando era para a primeira etapa do plano: desviar parte da água do oceano para os desertos africanos e permitir a criação de novas florestas. O filme traz críticas muito bem feitas ao nosso consumismo e falta de preocupação com o meio ambiente e mostra que já passamos do ponto das pequenas resoluções locais.

Os caminhos para que se possa combater a sindemia, reduzindo a desnutrição, freando o aquecimento global e proporcionando melhor saúde por meio de boa alimentação e prática de atividade física, dependem de quatro fatores: prosperidade econômica de todas as pessoas, afinal, não basta um país ser rico se há diversas pessoas pobres nele; a preocupação com a saúde da população, o que é muito diferente do peso da população; equidade social, para que todas as pessoas tenham acesso à educação, saúde e oportunidades de vida e; sustentabilidade ambiental, para que tenhamos recursos naturais sem o aquecimento global. Se o peso das pessoas te incomoda, você fará muito mais diferença lutando por estes 4 fatores do que simplesmente vociferando preconceitos descabidos contra pessoas gordas. Transforme-se no pequeno Joseph e comece a fazer algo para mudar o mundo.

Para finalizar este pensamento, podemos até mesmo voltar um pouco mais ao Brasil. No capítulo anterior, eu citei o estudo VIGITEL[26], que é feito no Brasil para acompanhamento de diversos fatores sobre a população, inclusive o IMC. Outro aspecto que me faz apreciar os dados do VIGITEL é o fato de que ele não traz apenas os números relacionados ao peso corporal, mas também explora fatores que estão relacionados a eles. Quando vemos a tendência do aumento de peso no Brasil, podemos chegar à conclusão de que as pessoas com maior tendência ao aumento de peso são as de menor escolaridade e as de baixa renda. Interessante é que as pessoas que ficam dizendo que a obesidade é um fardo para o sistema público de saúde não estão militando por acesso à educação e melhora de distribuição de renda. As tabelas abaixo mostram os índices de IMC acima de 25 e de IMC acima de 30 da população brasileira em 2019:

Anos de escolaridad	IMC ≥ 25 (% da população)	IMC ≥ 30 (% da população)
0 a 8	61,0	24,2
9 a 11	53,8	19,9
12 ou mais	52,2	17,2

Fonte: VIGITEL[26].

Seja porque colonos acabam com o fornecimento de água para a produção agrícola, seja porque as pessoas mudam de país, sejam as políticas públicas de uma cidade ou a interação com a desnutrição e o aquecimento global, todos estes fatores mostram como o ambiente influencia o nosso peso e como a grande maioria destes fatores está fora do nosso controle. Mas, como a cultura ocidental na qual nos inserimos é demasiadamente afeita à responsabilização individual, a primeira pergunta gerada por uma visão cética é: se o ambiente influencia o nosso peso, então por que há pessoas gordas e pessoas magras no mesmo ambiente? A resposta a esta pergunta será abordada no próximo capítulo.

5. POR QUE HÁ PESSOAS GORDAS E PESSOAS MAGRAS?

Tudo começa em um casamento. Muitas pessoas bem vestidas e felizes, garçons por todos os lados e música ao vivo. A cena pareceria normal, mas há também o que acontece num escritório a portas e janelas fechadas. Vários homens fazem fila para conversar com o importante chefão da máfia Vito Corleone, interpretado por Marlon Brando. A cena é o início do icônico filme *O Poderoso Chefão*, dirigido por Francis Ford Copolla e lançado em 1972. O filme, que já completou 50 anos de seu lançamento, é considerado um dos melhores de todos os tempos e o melhor filme sobre máfia, um tema amplamente explorado em Hollywood. O casamento é da filha de Dom Corleone e o irmão da noiva, Michael Corleone, interpretado por ninguém menos que Al Pacino, está presente com sua namorada. Sem nenhum pudor, ele fala um pouco sobre os negócios da família e especialmente sobre a habilidade de negociação de seu pai e seus capangas. Em uma negociação em particular, Michael descreve que seu pai fez uma oferta irrecusável a um interlocutor. Quando sua namorada pergunta exatamente o que seria a proposta irrecusável, ele explica que uma arma foi apontada para a cabeça do homem para que ele assinasse um contrato – algo que eu confesso que também não recusaria. Um ponto importante nesse momento é que Michael mostra que não tem a menor pretensão de se envolver nos negócios da família. Ele afirma repetidamente que aquela é apenas a família dele, não quem ele é.

Mais adiante no filme também vamos a famosa cena da cabeça de cavalo cortada na cama de outro homem que não entendeu uma enfática proposta de negócios feita pela família Corleone. E como nem tudo entre as famílias da máfia é um mar de rosas, Dom Corleone sofre um atentado na rua em plena luz do dia e recebe vários tiros. O irmão de Michael, Sonny, não demonstra a frieza necessária para conseguir negociar com as outras famílias e administrar a família Corleone e também acaba sendo assassinado em uma emboscada. Aos poucos, Michael começa a se envolver nos planos da família até que friamente assassina os mandantes do atentado contra seu pai e foge para a Sicília, até que as coisas se acalmem. Lá ele conhece outra moça, se casa e ela morre ao dar a partida no carro e ele explodir. Finalmente, Michael, que não queria se envolver nos negócios da família volta para se tornar o Poderoso Chefão. Aparentemente, a influência da família é muito mais forte do que se parece e, como veremos nesse capítulo, ela está presente em muito mais que em nosso ambiente, arraigada em cada célula de nosso corpo, sendo a principal determinante...do nosso peso.

I

Por falar em famílias, sem dúvida uma das maiores tradições familiares que possuímos é o ritual no Natal. Começa com a preparação da árvore de Natal com seus enfeites, as iluminações e todo um ambiente é criado para que as famílias se reúnam, troquem presentes e, em alguns casos, lembrem o que a data significa. Mas um aspecto que se tornou culturalmente fundamental em nossas comemorações de Natal é a ceia do dia 24 e o almoço do dia 25 – almoço que aquele primo ou cunhado chato que gosta de beber acaba emendando com o jantar. Fartura é a palavra de ordem em muitas casas, com peru, rabanada, tender, salpicão e diversas outras comidas típicas. Um estudo da associação *Healthier Weight* revelou que a ingestão calórica no Natal, somando o jantar e o almoço, podem beirar a astronômica marca de 6000 calorias[§§§§§], o que é mais que o dobro de energia que a maioria das pessoas adultas precisa para o mesmo período. Claro, temos aquele velho jargão que diz que não importa o que comemos

---

[§§§§§] O termo caloria refere-se a apenas uma pequena quantidade de energia e o correto seria usar as quilocalorias (KCal). Para os propósitos deste capítulo, tomei a liberdade de usar calorias e KCal como sinônimos, apesar de reconhecer a sua diferença. A pesquisa pode ser encontrada em https://www.healthierweight.co.uk/blog/how-many-calories-are-in-my-christmas-dinner/#:~:text=According%20to%20a%20study%20by,walking%20to%20burn%20that%20off

entre o Natal e o ano novo e sim entre o ano novo e o Natal, mas isso não deixa de suscitar a dúvida sobre a nossa alimentação. Se passássemos o ano todo nos alimentando como no Natal, o que aconteceria com o nosso peso?

Felizmente, a ciência já possui a resposta para esta pergunta a partir de um modelo que estudo chamado superalimentação. Estes estudos consistem, basicamente, em submeter algumas pessoas a um determinado período em que ingerem mais calorias que o necessário para verificar quais são os seus efeitos sobre o metabolismo e o aumento de peso.

Addison Gulick, professor do laboratório de química fisiológica da Universidade de Missouri, foi um dos primeiros a tentar elucidar o que acontecia com o organismo quando passava por períodos de maior ingestão de calorias. Sua inquietação com o assunto partiu de seu caso pessoal. Ele relata que tinha uma dieta abundante e com predominância de alimentos ricos em carboidratos, mas que seu peso era relativamente constante e mantido no que ele considerava ser abaixo da média para a sua estatura – ele tinha 1,81m de altura e seu peso ficava sempre entre 64 e 66 kg, ou "possivelmente" 66,5 kg. Ele queria saber qual era o mecanismo existente em nosso organismo para prevenir o acúmulo ilimitado de energia na forma de gordura, se é que ele existia. Seria apenas um mecanismo do sistema nervoso regulando o apetite ou haveria algum outro tipo de mecanismo que levasse o organismo a variar a quebra de gorduras e carboidratos em função da sua ingestão?

Em seu estudo[1], publicado em 1922, ele relata como realizou consigo algumas dietas diferentes para verificar se o seu peso corporal seria mantido estável com estas variações na ingestão calórica. Ele começou em março de 1916 e, até o mês de maio, encontrou o que seria uma dieta para manter o seu peso que estava em torno de 61-63 kg. Em seguida, partiu para a segunda fase do experimento, que durou pouco mais de um ano e foi até julho de 1917, quando se manteve com peso constante em torno de 74 kg. Por fim, passou por dois meses em que fez restrição na sua ingestão de calorias e perdeu o peso extra que havia adquirido, voltando para cerca de 62 kg. O que é muito interessante no estudo de Gulick é o cuidado que ele teve em mapear o quanto fazia de atividades físicas durante o seu dia a dia, que ele fez questão de manter constante. Ele também foi estoico em suas pesagens e também analisava não apenas a quantidade mas o conteúdo de suas fezes a cada troca na sua alimentação. O seu estudo demonstrou que, mesmo que ele aumentasse muito a sua ingestão de calorias, eventualmente parava de ganhar peso, mesmo que não aumentasse seu gasto de energia com atividades de vida diária.

Naquela época, já havia sido criado um termo em alemão para explicar a ausência de aumento de peso mesmo em condições em que a ingestão de calorias era elevada: *luxuskonsumption*. O termo foi primeiramente utilizado por Rudolf Otto Neumann, que também conduziu experimentos em si próprio para verificar se era possível manter o peso corporal consumindo mais calorias. Ele passou por períodos em que variava a sua ingestão de proteínas e de calorias, com a menor ingestão calórica de 1760 KCal/dia e a maior em 2403KCal/dia[2]. Como ele não teve variação no seu peso ao ingerir cerca de 2400 KCal por dia, ele hipotetizou que haveria algum mecanismo no organismo que pudesse modificar o gasto de energia em função da alimentação.

Caso o conceito proposto por Neumann fosse correto, teoricamente qualquer pessoa poderia comer o quanto quisesse e não teria aumento de peso, o que até mesmo empiricamente não e difícil de refutar. Assim, algum tempo depois, em 1931, Wiley e Newburgh, professores do departamento de medicina da Universidade de Michigan publicaram um trabalho[3] questionando o *luxuskonsumption* proposto por Neumann, dizendo que havia uma natureza duvidosa no conceito – o título do artigo é *"The doubtful nature of luxuskonsumption"* (a natureza duvidosa do *luxuskonsumption*). Como a maior ingestão no estudo de Neumann não chega nem próxima do verdadeiro pé na jaca de uma ceia de Natal, os autores decidiram usar uma dieta que fosse caloricamente mais generosa para um rapaz de 28 anos com 1,80m de altura, que pesava 57,5 kg. De acordo com os autores, algum tempo antes do experimento, esse rapaz chegou a apresentar algum aumento de peso quando estava exposto a uma dieta mais palatável, que o fazia comer um pouco além do que precisava. Mas quando ele retomava a sua alimentação normal, por mais que a sua mãe tentasse fazer com que comesse, ele não ganhava peso. Ela até tentava usar estimulantes de apetite, os famosos "tônicos", para ver se ele deixava de ficar "abaixo do peso", mas sem sucesso. Os autores fizeram com ele duas intervenções dietéticas. Na primeira, ele comia cerca de 3000 KCal por dia e não teve aumento de peso. Na segunda etapa do experimento, a sua ingestão calórica subiu para 5 mil calorias diárias e foi suficiente para que ele tivesse aumento de 4,5 kg no período, refutando a teoria de *luxuskonsumption*.

De acordo com Gulick, a melhor maneira de responder a pergunta sobre o efeito da superalimentação seria estudar pessoas com tendência ao aumento de peso e compará-las a pessoas como ele, que se descrevia de uma linhagem resistente ao aumento de peso, assim como era o voluntário do estudo de Wiley e Newburgh.

Nas décadas de 1980 e 1990, assim como os indígenas da etnia Pima haviam chamado a atenção para o estudo do aumento do peso corporal e pela sua alta incidência de diabetes, uma tribo africana chamada Massa, localizada no norte de Camarões e sul de Chade também passou a intrigar Igor de Carine e Georgious Koppert. O primeiro era um antropólogo do Centro Nacional de Pequisa Científica, na França e o segundo um nutricionista do Instituto Francês de Pesquisa Científica para o Desenvolvimento em Cooperação, situado exatamente em Camarões. Acredita-se que os Massa tenham se estabelecido por volta do ano 800 e levam um estilo de vida que envolve principalmente o pastoreio e a pesca para a sua subsistência. A agricultura também faz parte da sua produção de alimentos, mas em menor produção. Essa combinação permite que eles tenham uma ingestão diária de cerca de 2400 calorias, mas não estão imunes a períodos de escassez alimentar, principalmente por causa da época chuvosa na região que afeta a sua produção de alimentos. Essa tribo, que praticamente não usa dinheiro para trocas, acaba passando anualmente por períodos de restrição alimentar que duram cerca de um mês, no qual a perda de peso média fica em torno de 2kg. Em alguns anos em que a produção alimentar não é boa, a perda de peso na estação chuvosa pode chegar a até 7kg e tais episódios não são tão raros quanto se gostaria, fazendo até com que algumas crianças sejam enviadas para tribos vizinhas. Por conta deste constante temor da falta de comida, a transmissão oral de histórias da tribo reflete ansiedade em relação à alimentação e a abundância é uma preocupação constante. Por tudo o que já vimos até aqui, períodos de escassez alimentar infelizmente não são nenhuma novidade, muito menos exclusividade da tribo Massa. Mas ao passo que atualmente apenas algumas culturas ainda valorizam a corpulência feminina associada principalmente à fertilidade, o que despertou o interesse da comunidade científica para esta etnia é o fato de que eles são, junto dos lutadores de sumô no Japão, a única cultura em que se valoriza a gordura nos homens. Para se protegerem dos períodos de restrição alimentar, os Massa desenvolveram o seu ritual de engorda chamado *guru*. Há também uma versão individual pela qual alguns homens passam chamada de *guru walla*. Os participantes do *guru* coletivo são chamados de *gurna* e os participantes do *guru* individual são chamados de *gor walla*[4].

O ritual do *guru walla* tem dois meses de duração e acontece entre os meses de agosto e outubro, na segunda parte da estação chuvosa dos Massa. Ele é organizado por um chefe de família, em geral um pai que deseja engordar o seu filho em busca de prestígio e ostentação em períodos de escassez. Para isso, a família precisa ter uma boa reserva de sorgo e vacas leiteiras, visto que a farinha de sorgo e o leite são os principais alimentos para a superalimentação do *gor walla* e enviar o filho à casa de algum parente, para que ele respeite a disciplina do ritual e o desconfortável volume de ingestão alimentar do período. Nesta casa, ele vai permanecer a maior parte do tempo pelado e evitar o consumo de álcool, folhas de cola, comidas amargas e não pode fazer sexo – o que torna a nudez permanente um pouco irônica. Para preparar o corpo do *gor walla*, ele inicialmente recebe algumas misturas de folhas que induzem vômitos e intensa diarreia, em seguida, inicia o seu período com ingestão média de cerca de 10 a 13 mil calorias por dia, que são somadas a pouca atividade física, pois o *gor walla* pode sair apenas para ordenhar a suas vacas para evitar que qualquer coisa aconteça a ele. Esta quantidade de calorias só pode ser consumida com ingestão de enormes quantidades de comida – os valores médios diários chegam a passar de 3kg diários de farinha de sorgo, 3 litros de leite e mais alguma quantidade de peixe e manteiga – e os participantes são encorajados a fazerem todas as refeições até estarem ao ponto de vomitar. Ao final do período de dois meses, o *gor walla* está livre para voltar à sua residência e retomar as suas atividades. É comum que ele passe a visitar outras pessoas adornado com farinha e leite para demonstrar a sua bela forma adquirida durante o *guru walla*, ostentando a sua própria prosperidade, bem como daqueles que o ajudaram. Ele é considerado belo por ter se empanturrado enquanto outros no vilarejo passavam fome[4].

Além de prover uma bela descrição sobre o ritual do *guru walla*, Carine e Koppert ainda acompanharam as mudanças no peso corporal e realizaram uma série de medidas antropométricas de alguns participantes. Em especial, eles acompanharam dois homens, que foram identificados apenas como B. e S. para resguardar suas identidades. B. pesava 75 kg e ficou confinado por dois meses e meio como *gor walla*, atingindo o peso de 109 kg e ao final do período os autores descrevem que ele precisou até mesmo de uma bengala para se locomover. S. era um pouco mais magro e entrou para o ritual com 64 kg, mas terminou com 93 kg. Coincidentemente, o aumento de peso de 34 kg de B. e de 29 kg de S. correspondeu a 45% do peso corporal de ambos. Ainda vou falar um pouco mais sobre o caso deles mais adiante neste capítulo.

Os dois autores ainda participariam pouco tempo depois de outro estudo liderado por Patrick Pasquet[5], no qual 9 homens foram avaliados após passarem pela superalimentação massiva do *guru walla*. A pesquisa envolveu não apenas a verificação de quantas calorias os participantes ingeriam, mas também quanto eles gastavam e também quais eram as suas mudanças de peso, quantidade de gordura e de massa magra (o nosso peso depois que subtraímos a gordura corporal) e podemos tirar duas conclusões muito importantes a partir disso. Os participantes avaliados ingeriram entre 7 e 11 mil calorias por dia e a média de aumento de peso foi de 17k g, um pouco abaixo do outro estudo que vimos acima, onde ingeriam cerca de 13 mil calorias por dia e o aumento de peso foi mais expressivo. Mas é interessante ressaltar que 17 kg foi a média de aumento de peso, o que não significa que cada participante teve exatamente este aumento. Nos últimos 10 dias do *guru walla*, houve um participante que teve aumento médio de 240 gramas por dia, ou seja, 2,4 kg no final do período. Já outro participante teve aumento de apenas 100 g durante esses 10 dias, com média de apenas 10 g/dia, menos de 5% do que o participante que mais engordou. Isso mostra que a resposta individual é muito variável, mesmo que o ritual seja de certa forma similar aos participantes, inclusive com o tipo de alimentos que eles consomem. O segundo aspecto que deve ser ressaltado é que os autores fizeram até mesmo a análise do metabolismo de repouso e de quantas calorias os participantes gastavam com suas atividades físicas diárias e o superávit de calorias do *guru walla* não foi totalmente convertido em aumento de peso. Em outras palavras, não são todas as calorias a mais que comemos que viram reservas de energia no nosso corpo, parte delas se dissipa de alguma maneira. O efeito de "enfiar o pé na jaca" é muito individual e isso nos deixa duas perguntas: para onde vão estas calorias e o que explica a diferença de um indivíduo a outro?

II

Como vimos no capítulo anterior, o ambiente em que vivemos atualmente é altamente favorável ao nosso aumento de peso. Apenas em relação à nossa alimentação, ele tem como os seus principais componentes a alta densidade energética dos alimentos, o alto percentual de gordura presente nos alimentos, o tamanho das porções servidas ou vendidas, a combinação entre sabores doces e salgados e as bebidas adocicadas com suas calorias que pegam carona junto do que comemos. Essa ampla gama de fatores diz respeito apenas à comida em si. Ainda temos a disponibilidade de restaurantes de fast-food ou lojas de conveniência na nossa vizinhança, a quantidade de vezes que comemos fora de casa, a relação que temos entre comida e TV e ainda o marketing sobre produtos alimentares[6]. Mas, você ainda pode se perguntar como pode haver pessoas gordas e pessoas magras no mesmo ambiente.

Para começar a esclarecer esta questão, como já falei sobre o evolutivo olhar de dó da nossa cachorra Liz quando pede comida, vou contar um pouco pra você sobre as nossas gatas. Elas não foram adotadas ao mesmo tempo e nem mesmo são da mesma cidade. A mais velha se chama Pulgolina, mas a chamamos simplesmente de Pu. Eu a encontrei quando estava em um velório, em 2016. Várias pessoas já haviam reparado que haviam diversos gatinhos pelo local e, quando eu fui ao banheiro, reparei numa gatinha que estava isolada e quietinha. Fui me aproximando bem devagar e ela permitiu que eu ficasse razoavelmente próximo, mas sem deixar tocá-la. Passei um tempo com ela e depois retornei à companhia das pessoas. Mais tarde, ela foi se aproximando e permitiu que eu a pegasse no colo. Ela pesava cerca de 400 gramas, era possível ver as suas vértebras da coluna e todos os ossinhos das costelas. Seus olhinhos praticamente não se abriam devido à secreção e ela estava com rinotraqueíte. Quando eu a virei para cima para descobrir se era menino ou menina, era possível ver as pulgas andando pelo seu pelo ainda bem curtinho – e sim, o fato dela estar cheia de pulgas foi a origem de seu nome. Eu a levei para uma clínica veterinária, onde descobri todas essas informações de peso e as doenças que a afetavam. A desnutrição e desidratação dela eram tamanhas que ela demorou quase dois dias para usar a caixinha de areia depois de receber água e comida à vontade, além de algumas colheres diárias de uma pasta hipercalórica. Ela se recuperou da desnutrição e hoje é uma gata que alguns diriam até "sobrepesada". Ela praticamente cochila durante o dia para dormir a noite.

A nossa outra gata é a Gertrudes Isabella, que chamamos simplesmente de Gegê. Eu a adotei no centro de zoonoses da cidade, depois que a mãe biológica foi resgatada já grávida. Ela era a única menina em uma ninhada de cinco filhotes. Logo que eu a levei para o apartamento onde morava, ela não levou nem cinco minutos para aprender a escalar o fogão. Mesmo ainda pequena, ela conseguia subir na cama e adorava me acordar de madrugada ronronando pra não ficar sozinha. Se eu fingisse estar dormindo, algumas vezes ela até mordia o meu nariz pra me acordar. Foram cerca de duas semanas ate que ela me deixou ter uma noite descente de sono e eu acho que fui eu que me acostumei, porque ela ainda acorda a minha esposa diversas vezes durante a noite (quando eu a adotei, ainda morava sozinho). A Gegê tem um comportamento totalmente diferente da Pu. Ela brinca mais com os seus ratinhos, logo de manhã corre pelo apartamento e dá umas derrapadas no piso que seriam dignas de fazer uns vídeos com a música de velozes e furiosos ao fundo. Uma das manias dela é ficar pedindo carinho enquanto eu estou na cozinha e até mesmo nos chama da sala para a cozinha porque lá parece ser o local que ela gosta de receber uns afagos. Quando a sua vontade não é atendida, sou punido com mordidas nas minhas pernas.

Agora vem a questão: as duas moram no mesmo apartamento, comem a mesma ração que fica disponível para elas durante o dia, as duas sabem subir na pia do banheiro e pedir para abrimos a torneira quando querem tomar água e as duas comem o mesmo patê. Não há como fazer um ambiente mais similar que este, ainda sim, elas diferenciam na sua composição corporal.

Já há alguns anos, pesquisadores descobriram que haviam ratos de laboratório que tinham maior facilidade de ganhar peso, ao passo que haviam ratos que tinham resistência ao ganho de peso. Talvez a que tenha ficado mais famosa é uma variação de ratos que não possuem receptor para um hormônio chamado leptina, que sinaliza a saciedade e controla o quanto comemos. Esses ratos chegam a ter três vezes o peso dos ratinhos normais de laboratório e foram responsáveis por uma verdadeira revolução na maneira que se olha para a gordura. Até então, achava-se que a gordura era simplesmente responsável por estocar energia no nosso corpo, mas com estes ratos foi possível descobrir que a gordura também secreta uma enormidade de substâncias que regulam diversas funções no nosso corpo.

Assim, como eles ficavam em ambientes rigorosamente iguais e controlados, percebeu-se que o único fator que poderia afetar esta resposta do peso corporal dos ratinhos era justamente o seu conjunto de características individuais e passou-se a classificar os ratos como propensos à obesidade e resistentes à obesidade. No caso dos humanos, a comparação entre os dois extremos que se tem partiu de um conceito que vimos no capítulo 3. Temos de um lado o fenótipo frugal, aquele que nos faz economizar e armazenar energia para um eventual período de escassez alimentar. No outro extremo, temos o fenótipo perdulário, que se caracteriza por ser diametralmente oposto, sem poupar energia no jejum e sem ficar armazenando muita energia quando come em excesso[7]. Popularmente, é a pessoa que chamamos de magra de ruim.

Um série de estudos científicos foi realizada para comparar as diferenças entre as pessoas com o fenótipo frugal e o perdulário. Em um deles, algumas pessoas tiveram o seu metabolismo medido durante período de 24 horas em uma espécie de câmara, mais ou menos do tamanho de um quarto, onde podiam andar livremente. Neste estudo, as pessoas que tinham a maior redução no metabolismo quando ficavam em jejum eram também aquelas que tinham menor aumento no metabolismo quando comiam o dobro de calorias que precisavam num dia. Essas foram classificadas como de fenótipo frugal. Depois de seis meses, a equipe de pesquisa avaliou novamente essas pessoas que seguiram normalmente com suas vidas. Aquelas que tinham sinais do fenótipo frugal foram as que mais aumentaram seu peso corporal. Já as pessoas que tinham sinais do fenótipo perdulário, com pouca redução do metabolismo em jejum e maior aumento do metabolismo quando comiam demais, tiveram menor aumento de peso e houve quem perdeu até seis quilos no período[8]. Em outro experimento em que se mediu as respostas de pessoas tanto ao jejum quanto à superalimentação com ingestão de duas vezes o necessário, os voluntários passaram por seis semanas de uma dieta onde comiam 50% menos calorias que o necessário para o seu gasto diário de energia. Novamente, o fenótipo frugal foi preditor de menor chance de perda de peso, com algumas pessoas desse fenótipo até mesmo aumentando seu peso apesar da dieta. Já as pessoas de fenótipo perdulário perderam muito mais peso. Cabe ressaltar que a dieta destas pessoas foi exatamente a mesma e que fatores metabólicos – e não falta de disciplina, foco ou seja lá qual palavra motiva os jovens hoje em dia – foram a causa da diferença na perda de peso[9]. Até mesmo o que acontece quando estamos dormindo pode afetar o nosso ganho de peso. Pessoas que não conseguem aumentar o uso de gordura como combustível energético durante o sono após uma noite de superalimentação são aquelas mais propensas a ganhar peso num período de 5 anos[10].

Outra pesquisa feita com indígenas – sim, de novo eles – demonstrou que alguns indivíduos, quando fornecidos uma dieta onde podem comer à vontade e com alta disponibilidade de alimentos ricos em gordura, acabam comendo mais que o necessário, pois o seu organismo não consegue controlar a quantidade exata de calorias necessárias e acaba ingerindo mais alimentos e calorias do que o corpo necessita naquele momento[11]. As primeiras dicas a respeito da diferença que podem haver na nossa relação com a comida foram apresentadas por Stanley Schachter, em um seminário publicado na revista *Science*, em 1968[12]. Ele fez uma comparação entre adultos com diferenças no peso corporal e revelou que as pessoas que eram mais pesadas consumiam maiores porções de sorvete que as pessoas magras. Até aí, alguém poderia dizer que essas pessoas optam por tomar mais sorvete e que não haveria muito mais a ser investigado, mas ele conseguiu transformar o seu problema de pesquisa em um belo experimento. Ele forneceu a estes dois grupos de pessoas um sorvete que não era lá dos melhores em termos de paladar e percebeu que o consumo dessa vez não era diferente. O sabor do sorvete era algo que estava definitivamente interferindo na ingestão. Alimentos palatáveis – e temos muito deles à nossa disposição hoje – são responsáveis por aumentar a nossa ingestão de calorias, mesmo que não haja necessidade fisiológica do nosso organismo para isso.

O que todos estes fatores apresentam em comum é o fato de que nenhum deles é uma escolha pessoal. Ninguém escolhe nascer com fenótipo frugal ou perdulário, quanto vai reduzir o seu metabolismo caso esteja em jejum, quanto vai aumentá-lo se comer demais, quanto gasta de gorduras enquanto dorme ou então se o seu cérebro vai ser ou não capaz de regular a sua alimentação para que coma todo o necessário e apenas no necessário. A variação do fenótipo frugal para o perdulário não é de apenas um gene, mas sim de um conjunto deles. Isso faz com que pessoas possam ser altamente suscetíveis ao aumento de peso, altamente resistentes a ele ou que estejam em uma de diversas gradações possíveis entre os dois extremos.

Há um conjunto de fatores que determinam se uma pessoa é mais ou menos suscetível ao aumento de peso quando o ambiente é favorável a isso, que podem ser classificados como metabólicos, comportamentais e de controle alimentar. Os fatores metabólicos incluem o nosso metabolismo de repouso, o quanto gastamos de energia para nos locomovermos, a sensibilidade que temos a alguns hormônios e a ação de hormônios que nos fazem gastar mais energia. Os fatores comportamentais incluem a preferencia por alimentos com maior teor de gorduras, sinal reduzido da saciedade, algumas preferencias sensoriais olfativas que nos levam a consumir mais alimentos, potencial para compulsão alimentar. Por fim, os fatores ligados aos complexos mecanismos que controle da nossa ingestão alimentar, com sinais não apenas fisiológicos, que ditam as necessidades do organismo, mas com sinais hedônicos, ligados ao prazer de comer. Em algumas pessoas, esta sinalização hedônica é muito mais forte e as leva a continuar comendo mesmo depois que o organismo reconhece que já comeu o suficiente[6].

Com todo este conjunto de fatores regulando tanto a nossa ingestão de comida, nosso gasto de calorias e de gordura e afetando o peso, você ainda conseguiria imaginar que as pessoas podem ser iguais? Como ainda podemos aceitar que há pessoas magras de ruins se não aceitarmos que outras são gordas de tão boas? Se há quem tem predisposição genética para não ganhar peso, há de haver a predisposição genética para o aumento de peso e a manutenção de um peso corporal que fique fora da faixa considerada ideal ou desejável pelos valores arbitrários de IMC. Como diria Frank Sinatra na sua música *Love and marriage*, "você não pode ter um sem o outro".

III

A data é 9 de janeiro de 1884. Centenas de pessoas comparecem ao velório de um homem que faleceu 3 dias antes, aos 61 anos de idade. Havia oficiais, membros da prefeitura, professores, clérigos, um pastor, um rabino, delegados de sociedades com as quais ele contribuía, membros da brigada e muitas outras pessoas pobres que haviam sido auxiliadas por este homem. Diversas pessoas diferentes cujas vidas foram grandemente impactada pelas ações deste homem. O que essas pessoas, que foram se despedir de um bom homem e dignitário, não sabiam é que estavam velando uma das maiores mentes científicas da era moderna[13]. O velado era Gregor Johann Mendel, hoje considerado o pai da genética, mas cujo trabalho demorou a ter o seu devido reconhecimento.

Johann Mendel nasceu em 1822, na cidade austríaca de Heinzendorf. Ele era filho de agricultores pobres e por isso tinha que conciliar os seus estudos com o trabalho no campo. Ele ingressou na universidade aos 18 anos e estudou uma série de disciplinas que incluíam filosofia, historia natural e matemática. Em 1843, ele ingressou no Mosteiro de São Tomás, onde tornou-se padre em 1847 e adotou o "Gregor" em seu nome. Alguns anos depois, para conseguir o seu título de professor, ele foi aprovado em física e reprovado justamente em geologia e zoologia, por "não atender à terminologia técnica e por expressar ideias pessoais não condizentes com a ciência tradicional"[14], algo que poderia ser comparado a rejeitar Magic Paula num time de basquete porque o seu arremesso é diferente das outras jogadoras. Nos anos de 1851 a 1853, ele foi enviado por seu monastério à Universidade de Viena para conseguir a sua habilitação de ensino, mas novamente foi rejeitado por se desentender com a banca examinadora[15]. Ele retorna ao seu monastério e consegue atuar como professor substituto, além de atuar como jardineiro e hortelão. Isso o permitiu iniciar os seus estudos com as ervilhas, em 1857.

Mendel já havia começado estudos com ratos, passou pelas abelhas e terminou nas ervilhas para um experimento que durou cerca de 10 anos. As ervilhas possuem algumas vantagens de ter o ciclo reprodutivo muito rápido, produzirem muitas sementes e possibilitarem a autofecundação[16], porque cada planta é capaz de gerar tanto o gameta masculino como o feminino. O primeiro passo dos seus estudos com ervilhas foi determinar sete características que diferenciavam umas das outras, como a altura das plantas e a cor da flor. Quando ele cruzava as plantas, percebia que uma das características sempre se sobressaía e essa foi chamada por ele de dominante. A característica sobrepujada foi denominada de recessiva. Na primeira geração entre uma planta alta e uma baixa, todas as plantas resultantes eram altas. Quando ele fez então a autofertilização destas plantas, a segunda geração apresentou uma proporção de aproximadamente três plantas altas para uma baixa (total de 787 altas e 287 baixas, que resulta em relação de 2,84 altas para cada baixa). Outra conclusão importante sobre a hereditariedade que Mendel estudou foi o fato de que as características não se misturavam. O fato de uma planta ter flor branca ou lilás não interferia no fato dela ser alta ou baixa e vice-versa. Assim, ele percebeu que os fatores da hereditariedade eram independentes. Além da altura das plantas, ele ainda estudou mais seis características: textura de semente, cor de semente, forma de vagem, cor de vagem, cor de flor e posição da flor [17]. Sempre que ele fazia o cruzamento das plantas híbridas, a característica dominante estava em torno de 75% dos resultados, ao passo que a característica recessiva estava em torno de 25%, ou seja, a proporção de três para um.

Na sua apresentação feita em 1865 na Sociedade de História Natural de Brno, que ele intitulou *Versuche über Pflanzen-Hybriden* (Experiências sobre híbridos vegetais), Mendel acabou por utilizar diversas fórmulas matemáticas para corroborar sua teoria, de maneira que a plateia, mesmo que sem sinais explícitos de tédio, parece não tê-lo compreendido muito bem. A junção entre biologia e matemática não foi muito bem digerida naquele momento. Foi apenas em 1900 que três biólogos chamados Hugo de Vries, Erich von Tschermak e Karl Correns foram buscar os trabalhos que Mendel que estavam esquecidos nas bibliotecas por mais de 30 anos. Este trabalho de Mendel contém as famosas letras A para genes dominantes, Aa para híbridos e a para recessivo, como vimos nas aulas de biologia no colégio. Mendel previu a partir dos seus estudos que que havia alguma substância importante em nosso organismo que levava essas informações, o que hoje chamamos de genes. Ele também percebeu que os genes funcionavam em pares[16], assim temos o dominante como AA, o híbrido como Aa e o recessivo como aa. Quando falamos das plantas altas, por exemplo, elas podem ser tanto dominantes como híbridas. Mendel foi o primeiro a compreender que havia alguma diferença entre o que tínhamos de genes e o que se via, o que hoje conhecemos como os conceitos de genótipo e fenótipo[18], que você viu no capítulo 3.

Há quem diga que Mendel não ficou inicialmente conhecido por suas descobertas porque o séc. XIX foi o de Charles Darwin, mas o próprio Mendel teria dito a um amigo próximo, o distinto acadêmico Gustav von Nissl, que "seu tempo viria"[13]. Ele estava correto.

O filme *007 – Um novo dia para morrer*, estrelado por Pierce Brosnan, começa como um bom filme do agente secreto James Bond. Uma cena com alta dose de ação que parece estar desligada do enredo do filme, mas que depois se liga perfeitamente à trama. Na cena inicial, James Bond se disfarça como um traficante de diamantes para realizar a venda a um general Coreano com sede de poder. Quando o seu disfarce é descoberto, ele precisa improvisar da melhor maneira que sabe e sai explodindo tudo. A maleta que ele entregava continha não apenas diamantes, mas também uma bomba para ser utilizada em caso de emergência. A sua tentativa de escape acaba sendo frustrada e ele é preso depois de aparentemente conseguir matar o general. Passa-se a abertura, que na humilde opinião deste autor ficou um pouco fora dos padrões dos filmes do agente britânico e ele é interrogado e torturado durante 14 meses, até que uma troca de prisioneiros é feita e o braço direito daquele general ambicioso retorna ao seu país, assim como James Bond. Alguns meses depois, em um clube de esgrima, ele permite que uma leve disputa se torne uma briga séria contra um homem loiro, alto, de olhos azuis e porte físico grandioso. Era Gustav Graves, um milionário do ramo de diamantes, mas apenas durante o filme se revela que ele, na verdade, era o general coreano da cena inicial. A trama do filme passa a ser então construída a partir de cirurgias de alteração do DNA e, claro, de uma arma mortal que pode destruir todo o planeta.

A transformação radical – e absolutamente fictícia – do norte coreano em Gustav Graves talvez tenha sido pensada há muitos anos como um potencial desdobramento dos nosso conhecimentos científicos sobre o DNA. A sua descoberta pode ser datada incialmente em 1868, por um bioquímico suíço chamado Johanes Miescher. Ele conseguiu isolar os conteúdos do núcleo e do citoplasma de células e depois verificou o conteúdo do núcleo. Por meio das estruturas encontradas, mesmo sem saber exatamente a sua função e muito menos suspeitar de seu papel na hereditariedade, ele denominou o conteúdo presente no núcleo das células de ácido desoxirribonucleico[16], que poderíamos abreviar por ADN, como em Portugal, mas temos o hábito de utilizar no Brasil a abreviação da língua inglesa: DNA.

Durante a década de 1940 e início da década de 1950, havia uma corrida para se desvendar qual seria a estrutura do DNA, visto que já se tinha convicções de seu papel num ramo da ciência que, em 1909, havia sido batizado de "genética". Um passo muito importante foi a migração de físicos para o estudo da biologia, fosse pela decepção dos conhecimentos físicos serem utilizados para a construção de bombas atômicas, fosse pela ausência de novas teorias a serem testadas. Dois pesquisadores chamados James Watson e Francis Crick haviam se conhecido alguns anos antes e se tornaram grandes amigos e colegas de pesquisa. Eles estavam realizando análises químicas sobre a molécula do DNA e construíam modelos espaciais deles – algo similar àquelas bolinhas que encaixávamos nos laboratórios de química na escola. Um belo dia, com uma informação crucial para o seu trabalho vazada por um colega de laboratório de Rosalind Franklin, eles conseguiram fechar o quebra-cabeças que estavam montando e descreveram a estrutura helicoidal do DNA. Em 25 de abril de 1953, saía na revista *Nature* a publicação do artigo *Molecular structure of nucleic acids* (estrutura molecular dos ácidos nucleicos) e em 1962, Watson e crick receberam junto de Maurice Wilkins, o colega de laboratório de Rosalind Frankin, o prêmio Nobel pela descoberta. Frankling não chegou a viver para ver esta premiação, pois havia falecido alguns anos antes, vítima de câncer de ovário.

1953 foi o ano em que o homem conquistou o Everest e também o ano da coroação de Elisabeth II ao trono da Inglaterra, por isso, não foi logo de início que o trabalho teve o seu devido reconhecimento – ou, caso você prefira, não "viralizou". Mas as consequências desta que foi uma das maiores descobertas científicas do século XX foram muitas e foram iniciadas com o trabalho de George Johan Mendel, o "pai da genética". Com todos esses conhecimentos, apesar de ainda não termos a capacidade de promover as cirurgias de DNA que alteram drasticamente os vilões de James Bond, podemos desvendar um pouco sobre o que a genética diz a respeito do nosso peso. Também podemos afirmar sem sombra de dúvidas que o tempo de Mendel chegou, como ele havia profetizado.

IV

Minha mãe sempre foi obcecada por gêmeos. Uma vez, no prédio em que morávamos em São Paulo e antes do meu nascimento, ela descobriu que um casal teve gêmeos e tocou a campainha dos vizinhos que nem conhecia para poder vê-los. Ter gêmeos era um dos seus sonhos. Ela e meu pai já tinham o meu irmão mais velho quando planejaram mais uma gestação, ainda com aquela vontade de que o pacote viesse na promoção leve 2, pague 1. Quando ela estava grávida de mim e do meu irmão, os exames de ultrassom não eram tão frequentes quanto hoje. O médico responsável por acompanhar a nossa gestação e parto sabia desta vontade dela e, quando percebeu que éramos dois, resolveu fazer uma surpresa e agendou um ultrassom 15 dias antes do nosso nascimento. Pela baixa frequência com que se faziam exames de ultrassom na época, ela achou que poderia haver algum problema, mas a técnica que estava realizando o exame, sem saber da surpresa planejada pelo médico que ainda não havia chegado na sala, disse que os dois corações estavam batendo forte. Minha mãe quase teve um choque, ela não sabia que finalmente teria o seu sonho de ter gêmeos. Bom, pelo menos na prática.

Há duas maneiras que se pode ter gêmeos. Uma delas é um erro na divisão do óvulo fecundado (zigoto) que acaba se dividindo em dois, com o mesmo material genético e os gêmeos são considerados monozigóticos, os famosos gêmeos idênticos ou univitelinos. Outra maneira é ocorrer a liberação de mais de um óvulo e dois deles terem a felicidade de receberem a sementinha do papai. Como são formados dois zigotos, estes são chamados de gêmeos dizigóticos, ou bivitelinos. Caso você visse uma foto minha e do meu irmão, imediatamente pensaria que somos gêmeos dizigóticos, porque, como se diz popularmente, de igual só o branco dos olhos.

Gêmeos também geram um certo estereótipo. A maioria das pessoas pensa que o mais comum é que se tenha gêmeos idênticos, e acha até bonito que os nomes sejam parecidos. Quando minha mãe dizia que um se chamaria Bruno, a imediata sugestão era que o outro fosse Breno – por sorte minha mãe tinha a concepção de que éramos apenas irmãos e não dupla caipira (palavras dela). Mas, apesar desta visão de que gêmeos são na maior parte das vezes idênticos, a realidade é outra. Meu irmão e eu chegamos até a nos divertir com essa situação. Uma vez, quando tínhamos 5 anos de idade, minha mãe estava contando a uma pessoa que tinha gêmeos, quando viu meu irmão passando e o chamou para apresentá-lo, dizendo o quanto éramos – para o espanto da mulher – diferentes. Pois o meu irmão deu uma volta e poucos minutos depois voltou dizendo a ela "e eu sou o outro gêmeo". A mulher não percebeu e minha mãe não teve coragem de dizer que um menino de 5 anos a havia tapeado tão facilmente. Alguns anos depois, quando estávamos fazendo uma viagem em família em uma excursão, uma pessoa duvidou que éramos gêmeos e disse que se fôssemos, pagaria um coco a cada um. Corremos para pegar nosso documento e a mesma data de nascimento e filiação foram suficientes para ganharmos a aposta. Passamos a andar com o nosso documento e apostando com as pessoas para ganharmos águas de coco pela viagem. Talvez ainda devêssemos continuar com a prática, pois muitas pessoas ainda ficam incrédulas ao verem as nossas diferenças e acabam duvidando que somos gêmeos e, de alguma maneira, elas estariam corretas.

Outra parte importante da nossa história é que eu nasci de 36 semanas e meu irmão nasceu prematuro, de 33 semanas – sim, isso é possível. Minha mãe ficou grávida de mim e 3 semanas depois, mesmo grávida, ovulou novamente e engravidou de meu irmão. Tecnicamente, não somos gêmeos pois não fomos concebidos no mesmo momento. O nosso caso é chamado de superfetação e acaba sendo ainda mais raro que gêmeos "de verdade", o que nos garante até alguma distinção se você me perguntar. Só espero que ao fazer essa revelação eu não precise sair devolvendo águas de coco às pessoas. Para todos os efeitos, crescemos como gêmeos, ainda nos identificamos assim e minha mãe realizou a sua vontade.

Não foi apenas a minha mãe que desenvolveu um certo fascínio por gêmeos. Alguns pesquisadores acabaram desenvolvendo o mesmo interesse devido às possibilidades de pesquisas que os gêmeos proporcionam no entendimento de como fatores ambientais e genéticos podem contribuir para o peso corporal. O fato de que as famílias tendem a ter um IMC similar pode significar que a genética compartilhada da família é a responsável pelo seu peso bem como pode significar que os hábitos que a família possui e como vive em sua casa é que determinam o peso. Na verdade, há quem defenda os dois extremos e ambos os lados já utilizaram este mesmo argumento. Um estudo publicado em 1976 utilizou os gêmeos para determinar o quanto a genética poderia ser determinante no peso corporal[19]. A hipótese do estudo é a seguinte: se os gêmeos monozigóticos tivessem a mesma diferença de peso que os dizigóticos, então a genética não teria nenhuma participação no peso corporal, visto que os gêmeos monozigóticos possuem o mesmo código genético e por isso são idênticos. Os resultados do estudo mostraram, na verdade, que os gêmeos monozigóticos tinham IMC muito próximo uns aos outros, ao passo que a variação entre os gêmeos dizigóticos era muito maior, comprovando o papel dos genes no controle do nosso peso.

Uma equipe liderada por Claude Bouchard, professor do Laboratório de Ciências da Atividade Física da Universidade Laval, no Canadá, utilizou o modelo experimental de gêmeos para verificar a variação no ganho de peso e composição corporal depois de um período de superalimentação[20]. Eles recrutaram 12 pares de gêmeos idênticos para consumirem 6 vezes por semana uma dieta com 1.000 calorias a mais que o necessário durante período de 14 semanas. Para cada indivíduo analisado, seria possível fazer a comparação da resposta com o seu irmão geneticamente idêntico e com o grupo total de pessoas sem esta similaridade, desta forma, quanto mais parecida a resposta à dos irmãos, maior a influência da genética. O aumento de peso variou entre 4,3 kg e 13,3 kg, o que já não é novidade depois de termos visto o que acontece em resposta ao *guru walla*, mas esta variação não ficou tão evidente entre os pares de gêmeos, que responderam de maneira muito próxima uns aos outros. A resposta do grupo como um todo foi 6 vezes mais variável que a comparação entre os pares de irmãos.

Outro modelo experimental que foi utilizado para determinar o papel da genética no peso corporal é com o estudo de crianças que foram adotadas. Se o IMC das crianças fosse mais próximo da família adotiva, então teríamos um predomínio do ambiente na determinação do peso corporal, já se fosse mais próximo da família biológica, então teríamos um predomínio da genética. Uma série de estudos comprovou que as crianças adotivas se parecem muito mais com a família biológica que a adotiva, independente da idade da adoção[21]. Este efeito fica ainda mais expressivo na adolescência, quando se deixa de seguir tão à risca os comportamentos da família, deixando a genética ser ainda mais determinante. A tendência é que esta similaridade à família biológica se mantenha por toda a vida adulta. O único cuidado que se deve ter em relação à interpretação dos dados nestes estudos é considerar a família que faz a adoção das crianças ou adolescentes. Por exemplo, algumas crianças podem acabar sendo criadas por parentes, o que minimiza o efeito do ambiente e aumenta a participação da genética na determinação do peso corporal.

Dentre histórias de gêmeos, me interesso pela de Luke e Leia. Eles foram concebidos por fruto do amor entre seus pais, mas durante a sua gestação, um senador com sede de poder conseguiu dar um golpe na República e transformá-la num Império que ele controlava a punho de ferro. O pai de Luke e Leia foi seduzido pelo poder deste imperador e se tornou Darth Vader, renegando a sua amada esposa no dia do nascimento de seus filhos para buscar o seu projeto de poder. Padmé, a mãe de Luke e Leia, perdeu a vida no parto. Medicamente ela estava bem, mas parecia simplesmente não ter vontade de viver. Ela foi enterrada como se ainda estivesse grávida para que o pai das crianças não as encontrasse. Luke foi crescer com o seu tio Owen, em Tatooine e se tornou um menino fazendeiro que sonhava em ser piloto. Leia recebeu o sobrenome Organa e se tornou princesa do planeta Alderaan. Luke e Leia se reencontrariam novamente, derrotariam o seu pai e o imperador e descobririam que eram irmão e irmã.

Essa história aconteceu "há muito muito tempo, em uma galáxia muito muito distante", mas há não tanto tempo assim e em nossa galáxia, a separação de gêmeos era uma necessidade. Na Suécia, especialmente nas primeiras três décadas do séc. XX durante a depressão econômica, algumas famílias que tinham gêmeos tinham que separá-los por não terem condições de criarem as duas crianças. Destas tragédias de separação, foi possível verificar os arquivos de gêmeos para estudar definitivamente o efeito da genética sobre o peso corporal, visto que os gêmeos que moram sob o mesmo teto ainda compartilham efeitos ambientais. Tanto para estes gêmeos como para crianças adotadas foi criado o *Swedish Adoption/Twin Study of Aging* (Estudo de envelhecimento de gêmeos/adotados da Suécia). Um levantamento foi realizado com estes dados na década de 1980 e publicado em 1990[22], quando estes gêmeos separados ao nascimento já tinham, em sua maioria, mais de 50 anos de idade. Depois de passarem a vida toda separados, o seu peso corporal ainda era marcantemente próximo. Os autores conseguiram concluir que a genética é responsável por cerca de 65 a 70% do peso corporal, ou seja, dois terços do que se pesa é determinado geneticamente. Como vimos pouco antes, essa variação não depende apenas de um gene, pois temos um genótipo frugal e não apenas um gene frugal, ou seja, múltiplos genes que controlam o nosso peso corporal. Dificilmente há um gene que sozinho seja responsável por mais de 1% da variação no nosso peso[23].

Uma ferramenta que tem sido utilizada para se desvendar como nossos genes afetam o nossos peso é por meio de estudos de associação genômica ampla, que chamamos de GWAS, da sua sigla em inglês (*genome wide association studies*). Eles funcionam como uma espécie de engenharia reversa da nossa genética. Se os genes causam características do nosso fenótipo, aquelas que podemos ver, os estudos buscam então pessoas que possuem estas características em comum para determinar quais seriam os genes presentes nessas pessoas que possam explicar tais condições. Eles têm sido muito importantes no estudo de doenças e são utilizados para se tentar chegar à sua causa genética e tratamento. Até o momento, cerca de 100 variantes genéticas já foram identificadas como alguns desses fatores que afetam o nosso peso e nos deixam mais para o extremo do genótipo frugal ou para o extremo do genótipo perdulário. O mais conhecido deles atualmente é um gene chamado FTO. As pessoas que possuem as duas cópias da versão "de alto risco" desse gene pesam em média 6kg a mais que as pessoas que possuem as duas cópias de "baixo risco"[24].

A ciência ainda está muito longe de descobrir todos os outros genes que estão nessa nossa característica frugal ou perdulária, mas a lógica de Frank Sinatra se aplica aqui e não se pode ter um sem o outro. Aceitar que existem pessoas magras por sua genética mas rejeitar a hipótese para pessoas gordas não é apenas preconceituoso. É hipocrisia. A genética é a maior determinante do peso das pessoas e o discurso que está presente há milhares de anos, especialmente a ideia da auto regulação que foi desenvolvida a partir do final do séc. XIX (ver capítulo 2) nos dificulta enxergar esta realidade. Talvez alguém ainda possa dizer que, se uma pessoa tem maior tendência genética ao aumento de peso, basta ela reconhecer que precisa de mais esforço e compensar essa tendência se exercitando mais. Será tão simples assim?

V

"Se seres humanos pudessem voar, nós consideraríamos como exercício e não o faríamos". Esta frase é um dos pensamentos de um ator e comediante chamado Nick Offerman. Ele até chega a justificar o seu pensamento dizendo que podemos correr para onde quisermos, mas ainda preferimos utilizar nossos carros como meio de locomoção. Claro que é uma brincadeira do ator, até porque existem pessoas que correm como forma de exercício físico e também há quem use meios ativos de transporte como a caminhada ou a bicicleta, mas a brincadeira nos levanta a questão sobre a vontade que as pessoas possuem de praticar exercícios.

Novamente vou utilizar os dados do VIGITEL[25] para demonstrar como está a prática de atividades físicas no Brasil, ou melhor, como estava em 2019. O percentual da população adulta que realizava 150 minutos ou mais de atividades físicas durante a semana variou de 34,6% em São Paulo a 49,9% em Palmas. Mesmo a cidade mais ativa ainda não é digna de aplauso quando verificamos que menos da metade da população adulta é fisicamente ativa no Brasil. Ainda cabe ressaltar que população adulta significa pessoas a partir dos 20 anos de idade. Quanto maior a idade das pessoas, menor o percentual das pessoas que pratica atividades físicas regulares.

Diversos estudos têm demonstrado que a população possui uma tendência de aumento da massa corporal quando permanece sedentária. Um estudo direcionado à saúde de trabalhadores chamado *Healthy Worker Project* mostrou que num período de 2 anos, homens e mulheres sedentários apresentavam aumento de 0,4 kg e 0,6 kg na massa corporal, respectivamente[26]. Outro estudo chamado *Pound******* of Prevention*, com homens e mulheres de 20 a 45 anos mostrou que, em 3 anos, apesar da prática regular de exercício promover pouca redução da massa corporal, o sedentarismo promove seu aumento, ou seja, o exercício atua na sua prevenção[27]. O mesmo foi reportado no estudo STRRIDE, em período de aproximadamente 40 meses [28].

Uma amostra de mulheres australianas com idade entre 18 e 23 anos foi acompanhada durante período de 4 anos e 41% da amostra apresentou aumento de massa corporal superior a 3%[29]. Neste estudo, as mulheres que passavam mais que 33 horas sentadas por semana tinham entre 17 e 20% maior probabilidade de aumento de massa corporal comparadas a mulheres. Este comportamento sedentário tem relação com aumento de peso por dois fatores: a menor taxa metabólica de repouso e a redução nas oportunidades para prática de exercícios e atividades físicas[30].

Estes dados são claros em demonstrar que pessoas sedentárias tendem ao aumento de peso e a compreensão do fato passa pelo conceito do balanço energético, dada pela relação entre o quanto ingerimos e o quanto gastamos de calorias. Quando a nossa ingestão de calorias é exatamente igual ao seu gasto, temos um balanço energético neutro e o nosso peso é mantido. Se ingerimos mais calorias que gastamos, temos um balanço energético positivo e aumentamos nosso peso. Finalmente, se conseguimos ingerir menos calorias que gastamos, temos a perda de peso. A partir disso, criou-se uma lógica muito simples para se praticar exercícios físicos com objetivo de perda de peso: gastando mais calorias se emagrece. Por mais que uma linguagem simples possa ser apelativa, utilizá-la para caracterizar

---

****** O nome deste estudo pode ser interpretado com um trocadilho, visto que *pound* é a palavra para libra, a unidade de peso utilizada nos EUA, mas também pode significar porrada, como se estivessem dando uma pancada nos problemas de saúde.

um processo biológico tão complexo vai resultar em erros. Manipular o nosso balanço energético não é tão simples quanto operar um livro caixa com entra e saída de dinheiro.

A "entrada" do balanço energético é a quantidade de calorias que ingerimos e isso é feito pela alimentação. Todos os fatores que já vimos nesse capítulo como o tipo de comida que buscamos, o tamanho das porções, a quantidade de carboidratos e gorduras nos alimentos e vários outros determinam o quanto vamos ingerir de calorias no nosso dia a dia. Não temos a mesma opção das plantas de fazer fotossíntese utilizando a luz do sol para os nossos requerimentos calóricos – se tivéssemos, veríamos *influencers* dando dicas para evitar tomar sol porque isso engorda.

A "saída" de calorias do "livro caixa" é um pouco mais complexa. Ela possui três fatores que nos fazem gastar energia: a taxa metabólica basal, o gasto energético da atividade física e o efeito térmico dos alimentos.

A taxa metabólica basal (TMB) corresponde à quantidade de energia gasta por um indivíduo acordado, em estado pós-absortivo termo neutro e não tendo se exercitado por aproximadamente 12h[31]. Isto significa que a taxa metabólica basal corresponde ao gasto energético do nosso organismo para manter as suas funções básicas, como a respiração e frequência cardíaca de repouso, atividade do cérebro, manutenção do tônus muscular, dentre outros. Diversos fatores podem afetar a TMB como altura, peso, massa magra e idade. A TMB é o principal componente do nosso gasto energético diário, correspondendo a cerca de 60 a 75% da energia gasta em um dia[32]. Esta elevada porcentagem pode parecer confusa em um primeiro momento, visto que a TMB corresponde ao menor gasto energético que um indivíduo tem durante o seu dia. Entretanto, cabe ressaltar que, quando um indivíduo está em atividade, ele tem o gasto basal somado ao da atividade. Em outras palavras, a TMB contribui 24 horas por dia ao nosso gasto energético, o que não é verdadeiro para os demais componentes. Por isso, pessoas que possuem metabolismo mais lento, o que é verdade especialmente para as populações que não sejam descendentes de europeias, a saída de energia é menor e há maior facilidade para o aumento de peso.

O efeito térmico do alimento (ETA) pode ser definido como o aumento no gasto energético acima do basal dividido pelo conteúdo calórico do alimento ingerido, comumente expresso em valor percentual[32]. Ele corresponde, portanto, à quantidade necessária de energia para se digerir, absorver e armazenar nutrientes, sendo responsável por cerca de 5 a 15%

do nosso gasto diário de calorias[33]. Por exemplo, se um indivíduo ingere 100KCal de um alimento e o gasto energético para os seus processos de digestão, absorção e armazenamento dos nutrientes seja de 10KCal, o efeito térmico do alimento foi de 10% (10/100KCal). Os principais determinantes do ETA são o conteúdo calórico da refeição e sua quantidade de proteínas, que aumenta o efeito térmico da refeição devido ao tamanho de suas moléculas e maior dificuldade no processo de digestão[31].

O gasto energético da atividade física (GEAF) é o mais variável dos componentes, pois depende de toda a quantidade de atividade física e exercício que uma pessoa realiza, correspondendo, em média a cerca de 15 a 30% do gasto calórico diário[33]. Neste aspecto, é importante a distinção entre a atividade física e o exercício físico, pois a sua combinação compõe o GEAF. Atividade física é definida como qualquer movimento corporal produzido pelos músculos esqueléticos que aumenta o gasto energético, enquanto o exercício físico é um componente planejado, estruturado e repetitivo da atividade física com objetivo intermediário ou final de aumento ou manutenção da aptidão física[34].

Para testar a teoria de que se gastarmos mais calorias vamos perdermos peso, os modelos de estudos científicos não são nem um pouco difíceis. Basta pesarmos as pessoas e as colocarmos para realizar exercícios por algum tempo, seja semana os meses e depois as pesamos novamente. Um levantamento de diversos estudos mostrou que em período de seis meses, as pessoas perdem em média 1,6kg realizando exercícios como caminhada e corrida[35]. Bom, poderíamos pensar que a partir disso daria pra perder mais de 3kg por ano se fôssemos somando o efeito de um semestre. Ledo engano. Os estudos com período de um ano mostram que essa perda de peso se estabiliza e não passa de 1,7kg. O resultado não quer dizer que todas as pessoas vão ter exatamente essa perda. Algumas pessoas vão perder mais peso e outras menos. Algumas podem até mesmo aumentar o seu peso. A grande lição aqui é que se há algum tipo de exercício que realmente seja eficaz para a perda de peso, ainda não o conhecemos.

Eu sempre gostei muito de animais. Como você já sabe, minha esposa e eu tivmeos uma Shi-tzu e atualmente temos duas gatas. Quando eu ainda era adolescente e morando em apartamento com meus pais, eles diziam que seria inviável ter cachorros devido à questão de espaço. Eu aceitei o fato tranquilamente, pelo menos no que diz respeito a cachorros, mas isso não me impediu de ter outros animais de estimação. Eu tive uma tartaruga de aquário, peixes (que precisaram ir para aquário separado devido ao apetite voraz da tartaruga) e alguns esquilos da Mongólia, uns bichinhos parecidos com hamsters. Esses roedores eram uma verdadeira gracinha. De manhã, antes de sair para a aula, eu colocava a gaiola deles na sacada do apartamento e fechava a porta, pra que eles pudessem se movimentar à vontade e ficarem destruindo os pedaços de papelão que eu coloca pra eles – o tubo de papel toalha era o preferido, porque ainda servia de túnel. Outro detalhe que me chamava a atenção na época era o fato de eles gostarem de correr naquela roda que fica na gaiola, algo que me parecia não ter absolutamente nenhum propósito.

O comportamento de correr na roda parece ser um comportamento clássico de ratinhos de laboratório, mas também é comum com espécies selvagens de roedores que fiquem em confinamento. Estudos mostram que os ratos não apenas são motivados a correr, mas também acabam percorrendo grandes distâncias, o que pode facilmente ser medido por um contador de voltas na roda. Esse comportamento de busca pelo exercício também é comum aos seres humanos e a teoria para isso está na nossa evolução. Na pré-história, a busca por alimentos não era tão simples como é hoje e exigia movimentação, assim, o nosso cérebro aprendeu a recompensar os movimentos físicos, pois eles eram absolutamente necessários à nossa sobrevivência[36].

A neurociência já começou a desvendar alguns dos mecanismos que estão ligados a este prazer ao exercício e um deles pode ser o neurotransmissor chamado dopamina. Neurotransmissores são substâncias responsáveis pela comunicação entre nossos neurônios e possuem efeitos específicos em determinadas regiões do nosso cérebro. A dopamina é causadora das sensações de prazer, êxtase e recompensa e pode até fazer com que algumas pessoas se tornem viciadas pelo exercício, o que pode ser chamado de "barato do atleta". Outro fator importante para os neurotransmissores é que eles precisam de receptores para que possam causar o seu efeito. Para que ocorra a comunicação entre neurônios, que chamamos de sinapse, um neurônio libera o neurotransmissor e o outro precisa de um receptor onde o neurotransmissor se liga e promove os seus efeitos. Alguns estudos demonstraram que pessoas com elevado IMC apresentavam menor quantidade de receptores de dopamina[37] e por isso elas não conseguem sentir o mesmo prazer ao se exercitarem e não possuem a mesma motivação para o exercício físico e atividades físicas espontâneas no seu dia a dia. O seu comportamento sedentário não é uma mera escolha, é resultado da sua química cerebral. Dizer para que estas pessoas se exercitem mais seria como dizer para que uma pessoa com depressão simplesmente se anime – inclusive, os dois mecanismos estão associados à dopamina.

O estado de motivação que temos em determinado momento afeta até mesmo a maneira que visualizamos o nosso ambiente e como nos propomos a realizar uma tarefa física. Por exemplo, um estudo comparou dois grupos de pessoas distintas na sua sede e pediu para que elas estimassem a distância que estavam de uma garrafa de água. As pessoas que estavam com maior sensação de sede estimavam que a garrafa estava mais perto[38]. Outro estudo demonstrou que pessoas mais pesadas que tinham que pular um obstáculo estimavam que ele era maior do que as pessoas mais leves[39], por causa do maior esforço que precisariam realizar para realizar o salto. Um grupo de pesquisadores da Universidade de Nova York chama essa relação entre a motivação para alcançar um objetivo e os recursos físicos que temos para isso de conflito regulatório, um nome mais científico e elegante para o que eu chamo de "síndrome de Jaiminho". Eles realizaram um estudo em que as pessoas precisavam estimar a distância para se carregar um objeto pesado[40]. A primeira parte do estudo consistiu em realizar alguns testes físicos com os voluntários da pesquisa para determinar o seu nível de condicionamento físico. Antes de transportarem o objeto até uma linha de chegada, os pesquisadores pediram que as pessoas estimassem qual era a distância a que estavam do objetivo e as pessoas com baixo condicionamento estimavam uma distância maior, pois o seu baixo potencial físico para realizar o exercício fazia com que o ambiente parecesse mais desafiador. Certamente a cultura de que as pessoas precisam ficar se matando na academia para perderem peso não ajuda absolutamente nada na motivação, pois a ideia do desgaste físico que virá de um treino intenso pode entrar em conflito com a motivação que as pessoas possuem para praticarem exercício. Dizer que é necessário que fiquem pelo menos uma hora por dia, vários dias da semana na academia também não tem ajudado em absolutamente nada. Quando eu realizo avaliações de pessoas refratárias à musculação, eu digo a elas que precisam treinar apenas duas vezes por semana na academia e elas sempre se animam com esta perspectiva. Muitas relatam que já estavam preocupadas com a ideia de que teriam que vir vários dias para a academia e ficar levantando pesos.

VI

A grande premissa da inclusão do exercício físico para quem quer perder peso está no fato de que o exercício físico ajuda a gastar mais calorias. Em teoria, se eu gosto mais calorias eu tenho chance de perder mais peso. Em teoria. Há uma variação na literatura científica sobre qual o déficit energético necessário para se perder peso. Há quem defenda que a cada 7 mil calorias que gastamos além daquilo que comemos será suficiente para que se perca 1 kg na balança (o que é diferente de perder 1 kg apenas de gordura) e há quem chegue até o valor de 9.500 calorias para se perder 1kg de gordura, o que viria com redução ainda maior na balança. Independente do valor que se tem como objetivo, isso acabou gerando a falsa impressão de que basta gastar essas calorias com o treino que eu vou perder essa quantidade de peso. Imagine que fosse assim tão simples: eu preciso gastar 7 mil calorias para perder 1kg. Gasto 350 calorias por sessão de treino, logo preciso de 20 sessões de treino para atingir as 7 mil calorias. Se eu treinar 5 vezes por semana, faço as 20 sessões, atinjo as 7 mil calorias e perco 1 kg por mês. Por mais que isso possa ser utilizado como um problema de matemática no ensino fundamental, não é necessariamente o que vai acontecer com o seu corpo.

A maneira mais precisa de se saber o gasto de calorias durante o exercício é por um método de análise chamado de calorimetria direta. Eu já citei este método neste capítulo, quando falei de estudos em que as pessoas permaneciam dentro de câmaras. Ele consiste em um local hermeticamente isolado, no qual a quantidade e a composição do ar que entra e sai são conhecidos. Além disso, essas câmaras também possuem um fluxo de água que muda a sua temperatura na medida em que recebe calor da parte interna, o que é causado pela pessoa que está lá dentro. Quanto mais a água é aquecida, mais calor foi produzido pelo corpo. Assim, pela variação na temperatura da água é possível saber quantas calorias foram dispersadas por quem está lá dentro em determinado período de tempo. Atualmente, há pouquíssimos destes calorímetros em atividade no mundo, pois são muito caros tanto para adquirir como para manter e precisam de pessoal altamente especializado para a sua operação. Além disso, o que é possível de ser medido é um pouco limitado. Imagine, por exemplo, que se use uma esteira. O funcionamento do motor e a fricção dos pés com a esteira produzem uma quantidade de calor que pode ser difícil de considerar e gerar algum tipo de confusão na análise.

Há outra maneira de medir o quanto gastamos de calorias durante o esforço físico, mas que é considerada indireta. Para isso, usamos um aparelho chamado analisador de gases. Ele informa o quanto respiramos e a composição do ar inspirado e expirado. Pelo consumo de oxigênio e a quantidade de CO_2 produzido, é possível determinar quantas calorias foram gastas com precisão em torno 99,7% dos valores da calorimetria direta. Eu utilizei este tipo de equipamento para o estudo do meu doutorado e confesso que os 0,3% de diferença não me tiraram nem um minuto de sono. Por mais moderno que possa parecer o equipamento – e realmente há modelos muito avançados atualmente – o teste não é exatamente uma novidade. A primeira calorimetria feita com humanos foi por meio de análise de consumo de oxigênio por Antoine Lavoisier (1743-1794), considerado o fundador da química moderna. Em 1783, ele analisou um homem em quatro situações: na primeira, ele permanecia em repouso e teve um consumo de oxigênio de cerca de 400 mL/min. Outra situação de análise foi também em repouso, mas em ambiente frio, na qual o consumo de oxigênio ficou em cerca de 450mL/min. Após uma refeição este consumo subiu para 635 mL/min e o maior gasto foi encontrado em situação de esforço leve com 1085 mL/min, o que corresponde a gasto energético de cerca de 5,5 Kcal/min[41]. Depois dessa análise, a calorimetria foi muito difundida e teve extrema importância na interpretação de algumas doenças e também no desenvolvimento da ciência nutricional.

Voltemos então à questão das calorias que gastamos em um treino. Digamos que uma pessoa vá para a academia e gaste algumas calorias com o exercício, ela vai eliminar todas as calorias que gasta?

O nosso balanço energético é a relação entre o quanto ingerimos e o quanto gastamos de calorias, mas não podemos deixar de lado que os dois fatores – tanto a entrada quanto a saída de calorias – estão interligados. Por exemplo, acabamos de ver sobre o primeiro estudo de gasto energético feito por Lavoisier, no qual a ingestão de uma refeição fez o consumo de oxigênio sair de 400 para mais de 600 mL/min. Também não seria de nos surpreendermos que o maior gasto de energia induzido pelo exercício resulte em aumento do nosso apetite para que parte dessa energia seja recuperada. A maneira de se verificar o efeito do exercício físico sobre a ingestão de calorias é comparar o quanto as pessoas ingerem de calorias em períodos em que não realizam exercícios com os períodos em que se realiza exercício. Caso se saiba quantas calorias foram gastas com as sessões de treino, é possível determinar o quanto a ingestão de calorias aumentou e também o quanto ela representa daquilo que foi gasto no exercício.

Em um destes estudos[42], um grupo de mulheres passou por três intervenções com duração de sete dias cada: um período sem exercício, no qual o gastaram média de 2198,8 KCal/dia, um período de quantidade média de exercício (cerca 454 KCal/dia) com no qual gastaram média de 2629 KCal/dia e um período de grande quantidade de exercício (cerca de 812 KCal/dia), com gasto diário médio de 2892 KCal. A ingestão alimentar, nas três situações foi de 2127, 2199 e 2390 KCal/dia, respectivamente, o que significa que cerca de 33% do GE do exercício foi contrabalanceado com aumento na ingestão de energia. Isso significa dizer que cada 100 calorias de exercício promoveram aumento de 33 calorias na alimentação.

Temos que ter em mente que este não é o mesmo resultado para todas as pessoas. Talvez o ponto mais importante das informações que eu acabo de te mostrar seja a quantidade de vezes que eu escrevi a palavra média. Se eu digo que, em média, 33% das calorias gastas com exercício foram compensadas por aumento na ingestão alimentar, posso estar dizendo que uma pessoa compensou 31% e outra 35%, o que, na média, resulta em 33%. Mas eu também posso dizer que uma pessoa aumentou 23% ao passo que outra aumentou 43%, o que resultaria, novamente, nos mesmos 33% de média. Outro ponto muito importante que não posso deixar de citar é o fato de que nem sempre a média fica em torno de 30%. Na verdade, há até mesmo estudos em que não há qualquer tipo de compensação na ingestão calórica depois de uma sessão de exercício ou de um período com sessões diárias de treino, mas uma pessoa reduzir a ingestão em 10% e outra aumentar em 10% também resulta em 0% de média. Por isso, um aspecto fundamental para os estudos e também para os propósitos deste capítulo é a análise não apenas do que acontece com um grupo de pessoas, mas com cada uma das pessoas deste grupo, afinal, queremos entender porque algumas pessoas são magras e outras são gordas.

Uma equipe de pesquisa liderada por James King, professor da Universidade de Leicestershire, no Reino Unido, verificou o efeito de um período em que um grupo de pessoas fazia a quantidade de exercício necessária para gastar 2.500 Kcal por semana, durante 12 semanas[43]. Eles verificaram que nem todas as pessoas respondiam da mesma maneira e classificaram as pessoas que compensavam parte do gasto calórico do exercício com aumento na ingestão alimentar de respondedoras e aquelas que não apresentavam esse aumento de não respondedoras. Esse tipo de estudo é muito interessante por abrir a perspectiva de demonstrar que duas pessoas podem realizar exatamente a mesma quantidade de exercício e terem respostas diferentes. Nada melhor para determinarmos a individualidade e o papel da genética no controle do nosso peso corporal. Outro autor chamado Neil King (não me pergunte se há parentesco com James), professor da Universidade Queensland, na Austrália, liderou um estudo pouco tempo antes que já havia demonstrado a diferença entre pessoas respondedoras e não respondedoras[44]. No mesmo protocolo de 12 semana de treino com gasto calórico de 2.500 KCal/sem, eles verificaram que o grupo de respondedores (que eles chamaram de compensadores) elevou a sua ingestão em 268 KCal/dia, ao passo que os indivíduos não compensadores acabaram reduzindo a sua ingestão calórica em 130 KCal/dia.

Se colocarmos estes valores na semana, teremos o seguinte: os compensadores aumentaram 268 KCal/dia, o que, multiplicado pelos 7 dias da semana resulta em aumento de 1.876 KCal. Se retiramos essa quantidade das 2.500 calorias do exercício, temos um déficit resultante de apenas 624 calorias. Já o grupo de não compensadores reduziu a sua ingestão em 130 calorias por dia ou 910 calorias por semana. Esse déficit somado às calorias do exercício resulta em 3.410 calorias por semana, o que representa mais de 5 vezes o déficit que o grupo de compensadores teve no período. O artigo não cita nada sobre falta de foco ou disciplina das pessoas compensadoras. São milhões de anos de evolução arraigados no DNA dessas pessoas agindo para as proteger da perda de peso. Nada mais.

VII

No início deste capítulo, contei para você a história de dois homens identificados como B. e S., que participaram do *guru walla* e tiveram aumento significativo de 45% do seu peso corporal. A participação deles como *gor walla* se deu em 1976 e, em 1980, os autores que os haviam estudado voltaram para verificar como estava o seu peso corporal. B. tinha o peso inicial de 75kg e conquistou 34kg e S. tinha 64kg e conquistou mais 29kg durante o ritual. Quatro anos passados e todo o efeito do *guru walla* havia desaparecido. Eles estavam exatamente com o mesmo peso de antes[4]. Depois de verificar as mudanças de um grupo de homens que haviam passado pelo *guru walla*, Patrick Pasquet também acompanhou estes homens por alguns anos para determinar se os efeitos do ritual ficariam ou então se ele seria, em todo ou em parte, revertido[45]. Assim como aconteceu com B. e S., os seus voluntários voltaram ao peso inicial, o que levou cerca de 3 anos. O grupo tinha peso médio inicial de 68,5 kg no começo do estudo, 87,5 kg no final do *guru walla* e retornou ao peso de 68,8 kg, sem a prescrição de dieta e sem procurar exercícios para emagrecer. O seu peso simplesmente retornou ao que era antes.

Mas seriam apenas os participantes do *guru walla* que perdem o peso após a superalimentação ou esta situação ocorre com outras pessoas? Rudolph Liebel, professor da Universidade Rockefeller, recrutou um grupo de 41 homens para verificar o que acontecia quando eles estavam 10% acima ou 10% abaixo do seu peso[46]. Para entrar no estudo, era necessário que eles tivessem com o peso estabilizado nos seis meses que antecederam os testes, para garantir que não houvesse algum efeito de perda ou aumento de peso que pudesse mascarar os resultado da pesquisa. Quando eles estavam abaixo do seu peso habitual, o metabolismo desacelerava e quando estavam acima deste peso, o metabolismo acelerava, de maneira que assim que a dieta que era prescrita para baixar ou aumentar o peso era suspensa, os voluntários voltavam ao peso que antes vinham mantendo. Um detalhe importante para os propósitos deste capítulo é que foram recrutadas pessoas com vários valores de IMC. Quando o peso era reduzido, a maior redução no metabolismo era das pessoas com maior IMC. Já quando o peso aumentava, as pessoas com maior IMC eram as que menos aceleravam o seu metabolismo.

Esta tendência de manter o que seria um peso preferível para o organismo não é uma exclusividade humana. Na década de 1960, um estudo já havia demonstrado que quando ratos perdiam o seu peso devido a um período de desnutrição e depois tinham acesso a comida a vontade, eles aumentavam o seu apetite transitoriamente e recuperavam o peso de antes.

Na situação oposta, em que os ratos eram engordados com alimentação forçosa, eles depois diminuíam a sua ingestão de comida e também voltavam ao peso que tinham[47]. Até mesmo durante o crescimento, se um animal passa por um período com menos comida, ele compensa esse crescimento e retoma exatamente o ponto em que estaria se nada tivesse acontecido[48]. Aparentemente, tanto ratos de laboratório, quanto aves, quanto seres humanos e outros animais parecem ter um certo peso que o corpo luta para manter. Estratégias de restrição ou privação alimentar – que os seres humanos passaram a chamar de dieta e por algum motivo fazem voluntariamente – promovem perda de peso que acaba sendo recuperada. Estratégias de aumento de peso como o *guru walla* também não possuem efeito duradouro e os participantes retornam ao peso inicial.

Claude Bernard nasceu em 1813, na cidade francesa Saint Julien. Ele era filho de um produtor e mercante de vinhos, que possuía alguma relevância social e financeira suficiente para que ele pudesse ingressar no bacharelado e em seguida adentrar, em 1835, na escola de medicina da Universidade de Paris. Atualmente, ele é reconhecido como um dos mais importantes pesquisadores da medicina de todos os tempos e também o pai neurociência. Ele defendia que o hospital era uma espécie de linha de frente para o médico, mas que o laboratório era o local de desenvolvimento dos conhecimentos a serem aplicados. Suas contribuições científicas foram tão importantes que ao falecer, em 10 de fevereiro de 1878, teve o seu funeral organizado e pago pelo governo da França. Foi a primeira vez que o governo fez um funeral de honras a um cientista[49].

Bernard fez importantes pesquisas na área da fisiologia, como a descoberta de que o pâncreas tem papel na digestão e até mesmo sobre o papel do fígado no controle da glicose sanguínea, mas ele viveu em uma era de crescente interesse pelo sistema nervoso e isso não deixaria de pautar a sua carreira. Seu interesse estava no papel que o sistema nervoso tinha no controle do organismo e como ocorria a interação deste organismo com o ambiente que o circunda. Em um trabalho que acabou sendo publicado após a sua morte, ele descreve a estabilidade dos organismos chamados vertebrados superiores, mesmo em um ambiente em constante mudança. Isso pode ser reparado, por exemplo, pela nossa temperatura corporal. Se você estiver em uma sala fria ou quente, a sua temperatura corporal será mantida razoavelmente constante caso você não esteja em estado febril, ou seja, apesar das mudanças externas, o interior do corpo era mantido constante. Foi justamente a isso que ele deu o nome de *millieu intérieur* (meio interno). Para ele, esta estabilidade (*la fixité*) do meio interno era justamente o que permitia o desenvolvimento de formas mais complexas de vida, nas quais o cérebro é responsável por regular as condições do meio interno[50].

O fisiologista Walter B. Cannon era um dos grandes admiradores do trabalho de Claude Bernard e tinha inclusive os retratos de Bernard e Charles Darwin em seu escritório. Cannon era um fisiologista norte americano que não seguiu o caminho comum de ir estudar na Europa, como a maioria fazia no final do séc. XIX e início do séc. XX. Ele deu sequência ao conceito de meio interno e cunhou o termo homeostase para descrever a manutenção das condições corporais. Ele usou o prefixo *homeo*, que significa similar, ao invés de *homo*, que significa igual, no reconhecimento de que estas flutuações internas ficam em "limites estreitos" ao invés de um valor constante. Alguns anos mais tarde, em 1929, ele publicou o que se tornou um dos artigos clássicos da fisiologia: *Organisation for physiological homeostasis* (organização para a homeostase fisiológica)[51]. Apesar de reconhecer que estava sobre os ombros de Claude Bernard, Cannon altera um pouco do foco do seu conceito de homeostase de maneira que impactaria grandemente a fisiologia. Ele defendia que o estudo não deveria focar nos valores que são mantidos das funções corporais, mas sim sobre os mecanismos que permitiam a sua manutenção dentro dos limites[50]. Estes mecanismos receberam o nome de *feedback*, que podemos traduzir como retroalimentação, mas que se tornaram mais um anglicismo em nossa fisiologia. Essa teoria não ficou incólume a críticas na literatura científica, mas a ideia central – inclusive das críticas – é a de que a função da regulação não é manter a constância do meio interno, mas sim realizar as adaptações necessárias neste meio para que a vida se mantenha em determinado ambiente. Seria como criticar chamar o número 6 de meia dúzia.

O *feedback* negativo consiste em mandar informações ao centro de controle para que uma função retorne ao seu valor original. Vamos pensar, por exemplo, em um equipamento de ar condicionado que te dá a possibilidade de estabelecer a temperatura do ambiente. Você seleciona a temperatura de 22 graus e o aparelho começa a funcionar. Um termostato, responsável por verificar a temperatura do ambiente informa ao equipamento que a temperatura naquele momento está acima de 22 graus e isso faz com que o aparelho libere ar gelado. Quando a temperatura da sala atingir os 22 graus estabelecidos, o aparelho para por alguns instantes ou diminui a saída de ar gelado. A partir deste momento, ele libera apenas a quantidade de ar necessária para manter a temperatura no valor estabelecido. Assim funciona uma alça de feedback: enviando mensagens constantes para que as funções sejam reguladas em busca de um valor determinado.

Voltemos agora para a nossa temperatura corporal, que é mantida em uma estreita faixa de variação – entre 36,8 e 37,2 graus Célsius nas regiões mais internas do corpo. Para que esta temperatura seja mantida dentro da faixa determinada, precisamos de mecanismos de controle de diminuição da temperatura em ambientes quentes, como o suor, e de aumento da produção de calor em ambientes frios, como os calafrios que aumentam nosso metabolismo. Tudo isso é feito pelos sistemas de *feedback* que enviam mensagens constantes ao hipotálamo, nosso centro de controle de temperatura corporal, localizado em nosso sistema nervoso central. O hipotálamo é, portanto, o "termostato" do nosso corpo. Na fisiologia, a faixa de controle da temperatura corporal ficou conhecida como *set point*, que pode ser traduzido como ponto de ajuste, mas também passou a ser utilizado em inglês. A faixa de temperatura que o nosso corpo precisa manter é o *set point* de nossa temperatura corporal.

Em 1970, Terry Powley e Richard Keesey demonstraram que poderia haver uma faixa peso que o corpo mantinha em função de como o seu cérebro estava regulando a ingestão de alimentos e utilizaram o termo *set point* também para o controle de peso corporal[52]. Assim como o nosso corpo faz esforços eficazes para manter a nossa temperatura corporal tanto em lugares quentes como frios, talvez haveria um esforço para manter o peso corporal preferível, o que poderia explicar porque um *gor walla* perde o peso adquirido no ritual, ou então porque praticamente todas as pessoas que fazem dieta recuperam o peso perdido. No caso dos homens que forçosamente engordaram no ritual do *guru walla*, o seu sistema de *feedback* envia informações para que a ingestão de calorias diminua e seu peso volte ao que era antes. Esse mesmo mecanismo de *feedback* vai enviar informações para a recuperação do peso de quem emagreceu com restrição alimentar.

Terry Powley voltaria a publicar sobre o *set point* do peso corporal, em 1977, junto de Nicholas Mrosovsky[53]. Assim como um termostato regula a temperatura de um organismo ou sistema, eles propuseram que poderia haver um "ponderostato" em nosso corpo e definiriam o set point do peso corporal como o "peso preferível" de um animal ou pessoa. Um problema que pode surgir está no fato da época em que o artigo foi publicado. Até a década de 1970, havia muita estabilidade no peso corporal das pessoas em diversos países do mundo, mas a partir da década de 1980, os países começaram a ver o aumento no IMC da sua população e cada vez mais pessoas nas faixas consideradas sobrepeso e obesidade, quaisquer que fossem os critérios para determiná-las. Então, a pergunta que fica é: se há um *set point* para o controle do peso corporal, por que as pessoas continuam engordando?

Da mesma maneira que o aquecimento global não está causando aumento na nossa temperatura corporal, a mudança na nossa relação com os alimentos, especialmente pós-revolução industrial em que conseguimos baratear as calorias e a mudança no nosso comportamento motor, com cada vez menos atividade física, não deveria aumentar o IMC do planeta. Na verdade, temos um set point para o peso corporal, mas, ao contrário do *set point* para a nossa temperatura, ele pode ser alterado pelas condições ambientais. Mrosovsky e Powley já haviam demonstrado que ratos de laboratório, quando oferecidos rações com melhor palatabilidade, passavam a ingerir mais calorias e aumentavam o seu peso corporal por algum tempo e depois ele se estabilizava em uma nova faixa. Quando voltavam a comer a ração tradicional, seu peso novamente baixava e se estabilizava na faixa anterior.

Evidências mais recentes têm demonstrado que o *set point* pode não ser especificamente do nosso peso corporal, mas sim dos seus compartimentos. Se fossemos dividir o nosso corpo de uma maneira mais simples, podemos classificar dois componentes: a massa gorda, constituída pela gordura e a massa magra, constituída pelo que não é gordura – também por isso chamada de massa livre de gordura. Quando as pessoas perdem peso por meio de dietas e especialmente quando a perda é grande e rápida, pode ocorrer a perda tanto de gordura como de massa muscular, um componente da massa magra. Depois de algum tempo, o corpo vai lutar para tentar recuperar tanto a gordura quanto a musculatura perdida, mas a recuperação da gordura é mais rápida[54]. O famoso efeito rebote, com aumento de peso maior que a perda após uma dieta, pode ocorrer justamente porque o organismo recupera mais gordura que havia perdido até conseguir recuperar os músculos. A repetição das dietas, com perda e recuperação do peso, pode ser um dos fatores que aumenta o nosso *set point*, fazendo com que o corpo busque se proteger mantendo um peso cada vez maior. Ao que parece, não estamos engordando por não fazer dieta, mas justamente porque fazemos. As alterações ambientais, tanto na disponibilidade de alimentos como no nosso comportamento motor está subindo o nosso set point de peso corporal, mas cada pessoa responde à sua maneira e de acordo com a sua genética.

Um grupo de cientistas da Holanda liderado por Fanny Jansen publicou, em 2020, uma projeção futura da incidência de pessoas com IMC acima de 30 em alguns países da Europa e nos Estados Unidos[55]. O levantamento revelou que o percentual da população com IMC acima de 30 deve atingir seu pico entre 2026 e 2054, sendo atingido primeiro nos Estados Unidos e Reino Unido e em 2060 essa tendência pode ser até menor do que é hoje em alguns países. O que este estudo mostra é que estamos perto de atingir o nosso novo *set point* do estilo de vida atual.

Não adianta ir contra a essência da nossa evolução e contra aquilo que está gravado em nosso DNA. Talvez a sua influência familiar possa não te transformar num poderoso chefão da máfia italiana, mas certamente será o principal determinante do seu peso corporal. Está na hora de reconhecermos que o mesmo ambiente vai ser habitado por pessoas gordas e pessoas magras e que isso não é mero fruto de seus hábitos de vida, muito menos de escolhas pessoais. Quando nascemos, mais de 30 mil genes determinam muito do que seremos e estas forças estarão presentes durante toda a nossa vida, permitindo algumas pequenas variações dentro de um espectro pré-determinado. Cientificamente, ainda temos muito a descobrir sobre os genes que controlam o peso corporal e constituem o caminho entre o genótipo frugal e o perdulário. Naturalmente, isso nos suscita mais uma dúvida: se a genética de uma pessoa determina que ela terá um IMC mais elevado do que o considerado normal, estaria ela mais propensa a problemas de saúde do que uma pessoa magra? Isso é o que eu discuto no próximo capítulo.

6. O PESO CAUSA PROBLEMAS DE SAÚDE?

Nada como uma boa história de mistério para aguçar a nossa mente, especialmente quando ela envolve um detetive brilhante como Sherlock Holmes. Esse personagem criado no final do séc. XIX por sir Arthur Conan Doyle ficou tão famoso que algumas pessoas chegavam e pensar que se tratava de uma pessoa real, além de fazer com que as pessoas se referissem a Doyle como o criador de Sherlock Holmes, ao invés de Sherlock Holmes como cria de Doyle. Com a criação do detetive, Doyle fazia críticas a Edgar Allan Poe alegando que este havia criado o inspetor Dupin apenas com a ilusão de que este utilizava o método científico. Para ele, Sherlock Holmes era o primeiro detetive que verdadeiramente usava o método científico, com técnicas que estavam em voga no período de sua criação e do lançamento dos livros com suas histórias. Novamente o prestígio atingido por Sherlock Holmes foi tão grande que se pensava – erroneamente, diga-se de passagem – que alguns avanços nos métodos científicos houvessem sido feitos com inspiração no detetive. A sua resolução de crimes passava pelo método da dedução, a partir do qual ele conseguia inferir diversas informações a respeito das pessoas percebendo pequenos detalhes que passavam despercebidos por todo mundo, exceto por ele.

É possível utilizar a ciência para desvendar mistérios justamente pelo fato de que a ciência é a nossa incessante busca por respostas e, porque não dizer, pela resolução de alguns mistérios. Claro que o glamour de Sherlock Holmes não está envolvido quando colocamos o nosso jaleco para um experimento de laboratório e principalmente quando passamos horas a fio preenchendo e analisando planilhas de dados, mas eventualmente alguns "mistérios" surgem na ciência. Como em boas histórias de ficção em que os mocinhos precisam de novos aprendizados para a resolução de novos problemas, a ciência do peso corporal precisou passar por algumas mudanças para chegarmos até onde estamos hoje, começando com um mistério na vida real, em uma pequena cidade dos Estados Unidos.

I

Quando eu ainda era adolescente, meu pai participava do Rotary e isso abriu as portas para que o meu irmão mais velho fizesse um intercâmbio cultural de um ano para a Holanda. Em geral, os jovens se inscreviam para o processo de intercâmbio por volta dos 15 anos de idade e listavam algumas das opções de países que gostariam de visitar e passar um ano. Em troca, a família que ficava aqui no Brasil recebia alguns intercambiários que passavam a morar conosco, para viverem como se vivem os adolescentes brasileiros – pelo menos os adolescentes filhos de rotarianos. A experiência foi muito boa para o meu irmão que viajou e também muito interessante para nós, que abrigamos em casa um rapaz vindo da Índia e uma moça norte americana chamada Heather. Ela era do estado da Pensilvânia, tinha pavor de aranhas e, além do clichê de nos trazer algumas camisetas da universidade estadual que meu irmão gêmeo e eu usávamos com alguma frequência, gostava muito de suco de melancia que ela chamava de "suco tropical da Pensilvânia". Ela ainda nos contou mais alguns detalhes sobre o seu estado de residência, mas nada muito diferente das informações que hoje conseguiríamos rapidamente na Wikipédia. Mais de 20 anos depois de termos recebido a Heather durante alguns meses, eu imagino que atualmente as minhas conversas com ela sobre o estado da Pensilvânia se concentrariam muito a respeito de uma cidade chamada Roseto.

A cidade de Roseto, no estado da Pensilvânia foi nomeada em homenagem a uma cidade homônima na Itália chamada Roseto Valfortore, localizada a cerca de 160 km de Roma. Os habitantes desta pequena cidade fundada ao redor de uma praça central eram muito pobres e, em sua maioria, trabalhavam nas pedreiras de mármore o dia todo, ainda realizando uma caminhada de pelo menos 6 km na ida e a mesma distância para retornarem aos seus lares no final do dia. Até que no final do séc. XIX, ouviram falar de uma terra onde poderiam ter a possibilidade de prosperar. O único detalhe é que esta terra se localizava do outro lado do oceano Atlântico. Em 1882, um corajoso grupo de 11 homens - um deles na verdade era apenas um menino – partiram em direção a esta nova terra, pois as suas condições de vida faziam com que uma aposta no incerto parecesse mais tentadora do que a realidade em que viviam. Eles passaram a sua primeira noite na terra das oportunidades dormindo no chão de uma taverna, depois se aventuraram rumo ao oeste, até encontrarem trabalho em uma pedreira perto da cidade de Bangor, no estado da Pensilvânia[1].

No ano seguinte, mais 15 pessoas deixaram Roseto, na Itália, rumo aos Estados Unidos. Até 1984, cerca de 1200 habitantes da pequena cidade de Roseto na Itália haviam solicitado o seu passaporte para viverem do outro lado do Atlântico. Com o fluxo de pessoas que chegava, os italianos foram comprando algumas terras de baixo valor nos arredores de Bangor e batizaram esse assentamento de Nova Itália. Com o tempo, resolveram prestar a devida homenagem à sua terra Natal e batizaram a sua nova cidade de Roseto. Em 1896, outro ponto de virada aconteceria na cidade, quando um jovem e dinâmico sacerdote chamado Pasquale de Nisco assumiu a igreja local e incentivou a população a limpar seus terrenos, plantar legumes e hortaliças e criarem negócios. A cidade começou a criar a sua vida e prosperar, até mesmo com alguma fábricas, especialmente de roupas. Elas se concentravam na avenida principal da cidade, chamada de Garibaldi, em homenagem a um grande herói Italiano.

Até aqui, apesar de um certo heroísmo dos primeiros habitantes de Roseto e sua bela história de fundação, reconheço que não há nada particularmente especial na história da cidade que sugeriria que uma intercambiária adolescente do estado da Pensilvânia saísse contando a sua história para adolescentes no Brasil. Some-se também o fato de que na época eu estava mais interessado em saber se a vida escolar era mesmo como retratada na série de filmes *American Pie*. Mas Roseto acabaria tendo um certo destaque a partir do final da década de 1950, quando um médico chamado Benjamin Falcone, que atendia a população de Roseto e também da vizinha Bangor havia 17 anos, revelou a Stewart Wolf, um colega também médico, que ele nunca houvera visto alguma pessoa com menos de 65 anos enfartar na cidade de Roseto[2]. Nesta época, a cidade já tinha cerca de 1600 pessoas, mas problemas do coração não pareciam afetá-las. Como

Falcone revelaria mais tarde, as pessoas da cidade morriam de velhice, nada mais[1].

Aquele fato parecia muito estranho, pois os infartos já eram fator de preocupação nos Estados Unidos e eram tema de alguns estudos epidemiológicos que tentavam entender quais eram os fatores de risco para que pessoas apresentassem problemas cardíacos e infartos. Não era comum pensar em um local onde as pessoas simplesmente não enfartavam antes dos 65 anos de idade. Seriam os habitantes de Roseto de alguma maneira imunes a problemas cardíacos? Será que este pequeno grupo de pessoas compartilhava alguma genética ainda desconhecida que protegia o coração? Ou seria o estilo de vida das pessoas de Roseto marcado por alimentação saudável e exercícios físicos, algo como a ainda perene ideia do "comer menos e treinar mais"? O que fazia com que essas pessoas simplesmente não morressem do coração? Stewart Wolf então participou de uma equipe de pesquisa que foi tentar entender porque aquela cidade não enfartava[3]. Roseto acabaria se mostrando uma promissora possibilidade de estudos científicos, como aconteceu com os indígenas Pima.

O primeiro passo da equipe de pesquisa foi verificar os registros sobre a mortalidade na cidade de Roseto entre os anos de 1955 e 1961, comparando a cidade a outras três da região, para verificar se havia algo na região em si ou se era apenas a cidade de Roseto que tinha essa peculiaridade. As outras cidades estudadas foram Bangor, Nazareth e Stroudsburg. A vizinha Bangor, que fica a cerca de 1,5km de Roseto e tinha uma população quase 4 vezes maior que Roseto, na casa de 5 mil habitantes. A maioria dos homens da cidade, de origem italiana e alemã, trabalhava nas pedreiras de ardósia. Nazareth era uma cidade de cerca de 6.200 habitantes, em sua maioria descendentes de alemães morávios que se estabeleceram no local antes da revolução americana. As pessoas desta cidade ainda falavam alemão em suas casas e mantinham uma dieta tipicamente alemã. Por fim, Stroudsburg, composta por uma população miscigenada de cerca de 6 mil habitantes que trabalhavam em fábricas de aço e cimento. Os resultados foram inequívocos: a mortalidade por causas cardiovasculares, especialmente por infarto, era 2 vezes menor em Roseto quando comparada às outras cidades e na média do país como um todo. Realmente a impressão de Falcone que as pessoas morriam de velhice e não de infartos era real e estava estatisticamente comprovada.

O segundo passo foi uma imersão na cidade de Roseto para entender o porquê desta menor incidência de infartos na cidade, que contou com o apoio do prefeito e de líderes comunitários. Durante uma semana, a equipe de pesquisa permaneceu em Roseto e avaliou 314 pessoas adultas, tanto homens quanto mulheres, o que correspondia a quase um terço da população, tornando essa amostra muito significativa. Eles coletaram dados de altura, peso, colesterol, um questionário de hábitos alimentares e realizaram eletrocardiogramas para verificar a saúde do coração. Outro ponto importante desta pesquisa – e que assumo me causa um pouco de inveja e me faz repensar os tipos de pesquisa que feri no futuro de minha carreira – foi compartilhar de refeições com os habitantes da cidade para conhece-los e verificar mais de perto como eram os seus hábitos alimentares.

A alimentação dos habitantes de Roseto era a típica italiana. As pessoas usavam banha para cozinhar e os levantamentos mostraram que eles comiam não apenas mais calorias que a média da população norte americana, como um maior percentual dessas calorias vinha de gordura, que chegava a corresponder a mais de 40% das calorias ingeridas, em alguns casos sendo até a principal fonte de energia oriunda da alimentação em Roseto. Certamente não era a dieta da cidade que a tornava um marco de baixa incidência de infartos. O colesterol, também considerado fator de risco e muitas vezes consequência da alimentação (sim, da alimentação e não do peso corporal!), como seria de se esperar depois de ver os dados sobre a ingestão de gorduras, era elevado na população de Roseto. Se considerássemos a média dos habitante da cidade, o colesterol estava entre 220 e 230 mg/dl, o que é considerado um colesterol acima do desejado de 200 mg/dl. Mas o valor do colesterol dos habitantes de Roseto não era diferente da média populacional no importante estudo Framingham, que vinha sendo conduzido com o intuito de se compreender as causas de doenças cardiovasculares. Então, o colesterol também não poderia ser o fato que protegia os habitantes de Roseto contra infartos.

Outro fato que chamou a atenção da equipe de pesquisa e que é fulcral a respeito da cidade de Roseto: na cidade em que as pessoas eram extremamente saudáveis e morriam de velhice, praticamente todas as pessoas acima de 20 anos de idade, tanto homens quanto mulheres, eram consideradas "acima do peso". Sim, a cidade em que ninguém morria do coração era também uma cidade onde as pessoas eram gordas. Aliás, eram mais gordas (leia-se com mais peso para a mesma altura) do que a média do país. Seria Roseto o invertido de *Stranger Things* ou é possível que pessoas gordas não sejam necessariamente doentes? Até hoje, só temos evidências que corroborem a segunda dessas possibilidades.

A imersão dos pesquisadores na cidade de Roseto foi fundamental para que pudessem compreender o que posteriormente ficou conhecido como o "efeito Roseto". Aquelas pessoas tinham problemas e passavam por dificuldades, da mesma maneira que ocorria com as cidades vizinhas que foram pesquisadas mas onde o dobro das pessoas acabava sendo vítima de infarto. Mas as pessoas da cidade eram hospitaleiras, tinham uma coesão social muito grande, era comum se ver tries gerações vivendo sobre o mesmo teto e aquelas refeições gordurosas preparadas à base de banha eram compartilhadas por todos sobre o mesmo teto. Não havia ostentação e as pessoas mais ricas da cidade eram praticamente indistinguíveis das mais pobres. Os vizinhos se ajudavam e aqueles com maior necessidade recebiam mais auxílio. No final do dia, as pessoas paravam nas varandas de suas casas, cumprimentavam e conversavam com os vizinhos. A confiança mútua que os habitantes de Roseto compartilhavam era tanta que não havia sequer criminalidade na cidade – não é de se estranhar que num local onde a sociedade ajuda a prover o necessário a todos, os crimes não aconteçam. Rosto era um lugar com problemas, mas altamente pacífico e caloroso. Esse era o grande segredo da sua gorda população imune aos infartos. Esse era o "efeito Roseto" que inspirou uma pletora de pesquisas nas décadas seguintes. Roseto era um modelo de cidade a ser seguido.

Infelizmente, já em 1963, a equipe de Stewart Wolf também percebeu que uma mudança de comportamento estava por vir. As pessoas de menos de 35 anos eram a terceira geração de Roseto, que não haviam passado pelas dificuldades iniciais de estabelecimento da cidade, pela recessão e que eram muito jovens para terem verdadeiramente assimilado a segunda guerra mundial. Essa geração parecia estar em vias de trazer uma mudança negativa a Roseto. Cerca de 25 anos depois, Wolf retornou a Roseto para verificar novamente como estava a incidência de infartos e replicar o estudo feito em 1960 que revelou ao mundo o efeito Roseto. Essa terceira geração agora era a dominante na cidade. Eles respeitavam os valores e princípios do velho mundo, mas não os seguiam. Agora, Roseto estava marcada por ostentação. Décadas antes, as pessoas evitavam a ostentação pois acreditavam que qualquer mostra de superioridade ou riqueza para os vizinhos poderia atrair o *maloccio*, ou mal olhado. Essa crença se perdeu e as pessoas dirigiam carros maiores e mais luxuosos, seus quintais que serviam antes para plantação haviam se transformado em jardins, os comércios locais foram fechando um a um porque se fazia compras em grandes mercados até mesmo de outras cidades e os homens passaram a frequentar *country clubs* ao invés das opções de entretenimento da cidade. As crianças não recebiam mais os nomes dos avós e passaram a ter nomes aleatórios e norte americanos. Roseto havia se "americanizado" e agora a incidência de infartos era quase o dobro da década de 1960, se igualando aos da vizinha Bangor. Roseto perdeu o seu encanto e a cidade que encantava corações agora literalmente os destruía. O peso da população não aumentou nesse período. Foi apenas o seu estilo de vida que mudou.

II

Em 1999, o mundo da sétima arte se deparou com uma daquelas obras que seria um divisor de águas. Neste ano, testemunhamos o lançamento do filme Matrix, escrito e dirigido pelas irmãs Wachowski. O filme começa com o seu protagonista Thomas Anderson vivendo uma vida dupla. Ele trabalha para uma respeitável empresa de softwares durante o dia, mas passa a maior parte do seu tempo livre em seu computador, agindo como um hacker tentando descobrir o que é a Matrix. Nesta sua vida que ele pensava ser secreta, ele era conhecido como Neo. No primeiro filme da brilhante trilogia – e aqui excluo o episódio 4 propositalmente – Neo descobre que o mundo não estava no ano de 1999, mas era algo próximo de 2199. As máquinas criadas para auxiliar a humanidade se rebelaram depois da criação da inteligência artificial, subjugaram os serem humanos e dominaram o planeta. Como elas dependiam de luz solar para a sua energia, em uma última e desesperada tentativa de vencer a guerra, os serem humanos lançaram uma bomba na atmosfera que criou espessas nuvens e o planeta nunca mais recebeu luz solar. Ironicamente, essa tentativa foi a perdição da espécie e as máquinas passaram a utilizar a seres humanos para a sua produção de energia elétrica. Seres humanos não mais nasciam, eram cultivados em infindáveis campos, isolados em cápsulas e conectados por tubos. Para que os cérebros humanos produzissem boa quantidade de energia elétrica para as máquinas, eles precisavam se manter ativos. Esse era justamente o papel da Matrix. O mundo em que vivemos não passaria de uma simulação de computador feita para que nossos cérebros funcionem e forneçam energia para as máquinas enquanto temos a ilusão de estarmos seguindo com nossas vidas.

A distinção entre o que seria o mundo real e a Matrix fica muito bem feita no filme, pois na vida real as pessoas possuem pinos para encaixe dos tubos que alimentavam as máquinas e andam em uma nave dentro de antigas tubulações de esgoto. Na Matrix, eles projetam a sua imagem residual, sem os encaixes, fora a brilhante fotografia do filme que facilita a distinção da Matrix. Neo precisa se conectar a ela para conseguir prosseguir em sua jornada. O primeiro filme da série serve para compreendermos este conceito da Matrix e para que Neo se entenda como o chamado Predestinado, aquele que, de acordo com uma profecia, acabaria com a guerra entre humanos e máquinas. No segundo filme, a trama vai ficando mais complexa e agora Neo e sua equipe precisam ir mais afundo na Matrix para que ele possa desempenhar o seu destino e ter uma chance de cumprir a sua missão. Para isso, ele acaba dependendo de um personagem da Matrix, um programa chamado Merovíngio, que se descreve como um traficante de informações, por ter alguns acessos exclusivos ao sistema da Matrix. Ele era capaz de controlar algumas entradas e saídas de programas da Matrix. Outra designação deste peculiar personagem é "o Francês". Ele dizia que das línguas humanas a francesa é a mais interessante, especialmente para blasfemar. Mas o fato que o torna um objeto de interesse a este livro é a obsessão que o Francês possuía por causa e efeito. Ele usa exemplos para descrever a sua teoria e diz que onde as pessoas regularem veem coincidência, ele vê consequência. Tudo o que ocorre é efeito e por isso possui uma causa. Pouco antes de se retirar e negar o pedido que Neo faz a ele, sua esposa o indaga onde ele vai. Nada resumidamente ele explica que todos somos vítimas da causalidade: ele havia tomado muito vinho e portanto precisava ir urinar. Causa e efeito.

Na área da saúde, talvez quem mais tenha se aproximado do Francês no interesse pela causalidade é Sir Austin Bradford Hill (1897-1991), um epidemiologista e estatístico britânico, que foi professor emérito de estatística médica na Universidade de Londres. No início da década de 1950, a medicina tinha suspeitas de que o consumo de tabaco (não apenas por cigarro, mas também cachimbos e outras formas) estaria ligado à incidência de câncer do pulmão. É um conhecimento que hoje nos parece óbvio e a maioria das pessoas descreveria esta relação com a mesma presunção do Merovíngio, mas até então não haviam evidências definitivas desta ligação. Alguns autores diziam que havia uma associação entre o consumo de tabaco e o câncer de pulmão, ao passo que outros ainda diziam não poder afirmar qualquer tipo de causalidade e até mesmo deixavam as explicações para a associação em aberto. Os estudos que haviam sido feito até então eram classificados como retrospectivos. Nesse tipo de estudo, investiga-se hábitos passados para então se estabelecer a relação com o que se vê atualmente e Hill astutamente defendeu que mais estudos feitos da mesma maneira não conseguiriam dar conta de responder à pergunta central se o tabaco causa câncer de pulmão, assim um novo tipo de estudo seria necessário e ele criou um modelo experimental que chamou de prospectivo. Ao invés de olhar para trás como os estudos retrospectivos, ele faria uma projeção futura para ver se era possível prever a quantidade de casos e mortes por câncer de pulmão em relação a quanto se consumia de tabaco[4].

Este estudo foi feito em parceria com Richard Doll e eles enviaram cartas a vários médicos da Grã-Bretanha em outubro de 1951 com um questionário simples e rápido de ser respondido, para não desestimular a participação dos voluntários. Inicialmente, o respondente deveria se identificar como fumante, não fumante ou ex-fumante. Aqueles que se descreviam como fumantes ainda precisavam responder a idade em que começaram a fumar, quanto consumiam de tabaco por dia e seu método de consumo. As mesmas questões eram feitas aos ex-fumantes, mas em relação a quando pararam de fumar. Ainda havia no questionário um campo para que os médicos respondentes enviassem informações que julgassem necessárias.

A partir das respostas recebidas, os respondentes foram classificados em grupos de acordo com a sua idade, a quantidade diária de tabaco consumida, o método de fumo e se o hábito de fumar era contínuo ou havia sido interrompido. Os usuários de tabaco foram então considerados como os "expostos ao risco" e todos os respondentes foram acompanhados por um período de 29 meses. Ao todo, 789 homens da amostra morreram, sendo 33 deles comprovadamente por câncer de pulmão. Hill e Doll então utilizaram o número de mortes por câncer de pulmão de não fumantes como o que seria normalmente esperado para cada faixa etária e depois compararam à quantidade de mortos dentre os fumantes. Desta forma, perceberam que quanto maior o consumo de tabaco, mais pessoas morriam de câncer do pulmão no período em que acompanharam a sua amostra. Por exemplo, imagine que dentre os não fumantes, houvesse 1 morte para cada mil pessoas ao passo que entre fumantes houvesse 5 mortes para cada mil pessoas. Estas 4 mortes extras seriam atribuídas ao fumo. Esse tipo de estudos por exemplo, nos permite inferir que se o Brasil tivesse de fato combatido a pandemia de corona vírus como deveria, ao invés de atrasar compra de vacinas por interesses escusos, questionar o uso de máscaras, buscar a imunidade de rebanho e defender o uso de remédios não apenas sem eficácia comprovada mas com comprovação de não eficácia, centenas de milhares de vidas teriam sido salvas.

Até o meio do séc. XX, a visão que se tinha sobre causa nas doenças era a postulada por Robert Koch, baseada em 4 pontos: um micro-organismo deve sempre ser encontrado com a doença; o germe deve ser isolado em cultura; o germe deve estar distribuído de acordo com as lesões; o germe, após o cultivo, deve ser capaz de produzir a doença em experimentos com animais[5]. Apesar de útil para a compreensão de doenças causadas por vermes, o postulado de Koch não se aplicava às doenças crônicas não transmissíveis, como diabetes e hipertensão. Uma nova visão de causalidade era necessária para explicar o que pode causar estas doenças e isso foi apresentado por Hill em um seminário no ano de 1965 chamado *The Environment and Disease: Association or Causation?* (O ambiente e a doença: associação ou causalidade?)[6]. Seu seminário tinha o objetivo de apresentar algumas ideias para a criação de uma nova área de estudo na relação entre doenças, lesões condições de trabalho. Ele começa a sua explicação falando sobre um evento que ele chama genericamente de "evento B" e que se percebe estar associado a um fator ambiental "A". Por exemplo, os problemas respiratórios (evento "B") de trabalhadores que estão expostos a grande quantidade de poeira (fator ambiental "A"). Como é possível passar da associação observada para um veredito de causalidade? Como podemos de fato afirmar que a exposição à poeira causou os problemas respiratórios? Mesmo que as observações revelem uma associação entre duas variáveis que vão além do que se esperaria por eventos aleatórios, Hill defendia que ainda haviam alguns aspectos que deveriam ser considerados antes da atribuição de causalidade – nesse aspecto da cautela para atribuir causalidade eu reconheço que ele difere grandemente do Merovíngio. Ele então descreve nove fatores que devem ser levados em consideração para que se possa determinar que um evento ambiental "A" possa causar o efeito "B".

O primeiro destes fatores que Hill destaca é a força da associação. Ele cita o exemplo de um estudo conduzido por Percival Pott que investigou a ocupação de homens que eram acometidos pelo câncer de próstata e descobriu que trabalhadores de chaminés tinham incidência deste câncer 200 vezes maior que trabalhadores de outras áreas. Esta relação de 200 vezes é justamente a força da associação. Outro exemplo citado por ele é a morte por câncer de pulmão entre pessoas que fumam pouco, de 9 a 10 vezes a de não fumantes e de pessoas que fumam muito que é de 20 a 30 vezes maior. Já a morte por trombose é cerca de 2 vezes maior em fumantes do que não fumantes, o que indica menor força de associação, mas não quer dizer que a causalidade deva ser descartada.

O segundo fator que ele apresenta é chamado de consistência da associação. O mesmo efeito pode ser verificado em diferentes pessoas, locais, circunstâncias e momentos? Novamente ele remete ao seu estudo sobre o fumo feito na década anterior, pois a associação entre o fumo e morte por câncer de pulmão era verificada em diferentes métodos de estudo e populações, pois depois do estudo da década de 1950, outros prospectivos foram realizados e ajudaram a estabelecer esta relação. Como o resultado apresentado era consistente, a chance de causalidade é maior.

O terceiro fator a ser considerado e, de acordo com Hill, "desnecessário dizer" é a especificidade da relação. Ele faz a seguinte consideração: se não há relação de um trabalho com algumas causas de morte, mas há relação com uma causa, então seria seguro determinar que esta ocupação causa esta determinada causa de morte. Para compreendermos este ponto, vamos pegar novamente o exemplo dos trabalhadores de chaminés, que tinham 200 vezes mais chance de desenvolverem câncer de próstata. Se eles tinham esta chance elevada, mas não a de outras doenças, então aumenta-se a chance de que esta forte associação seja uma causalidade. Em outras palavras, a ocupação está associada a uma doença específica. A importância da especificidade está na tomada de decisões. Com ela, pode-se tirar conclusões, ao passo que, sem ela, ficamos em cima do muro.

Seguimos nos critérios de causalidade de Hill com a temporalidade. De acordo com este critério, temos que saber quem é o ovo e quem é galinha, ou melhor, quem é o cavalo e quem é a carroça, afinal, causalidade implica que um fator causa um efeito, logo, o efeito deve, necessariamente, aparecer depois do fator causal. É importante se observar, por exemplo, se uma dieta em particular pode causar uma doença ou se uma doença faz com que se tenham estes hábitos alimentares.

Outro conceito importante para os critérios de causalidade é o chamado gradiente biológico. Este conceito depende do que chamamos de dose-resposta. Basicamente, a relação dose-resposta funciona da seguinte maneira: se aumentarmos a dose, a resposta vai responder também com aumento? Por exemplo, uma relação dose-resposta foi verificada nos fumantes, pois quanto maior o consumo de tabaco (dose), maior era a incidência de câncer de pulmão (resposta). Esta relação seria muito mais fraca, por exemplo, se fosse invertida, de maneira que as pessoas que fumam pouco tivessem maior incidência de câncer do que as pessoas que fumam muito. Este conceito dose-resposta é muito utilizado para determinar a eficácia e a dose de uso de alguns medicamentos e também para determinar quais as dosagens que serão permitidas e prescritas.

O sexto critério de causalidade é a plausibilidade. Basicamente, ele consiste em determinar se a atribuição de causa à associação observada é plausível. Existe algum conhecimento biológico atual que explique aquela associação? Neste critério, Hill destaca que nem sempre o conhecimento biológico estará atualizado suficientemente para que se possa estabelecer uma causa. Ele anda de mãos dadas com o sétimo critério, o da coerência, que deve ser analisado a partir da seguinte pergunta: a associação é coerente de acordo com os conhecimentos da época? Por exemplo, é extremamente coerente defender o uso de máscaras para evitar a propagação de uma doença que se transmite pelo ar.

Em seguida, temos um importante fator de evidência experimental. A ciência é baseada em formularmos hipótese, testarmos as ideias e seguirmos adiante com as ideias que passam nos testes, rejeitando aquelas que não passam. Por isso, imagine que se começa a estabelecer uma causa entre a fumo e câncer de pulmão. Se estudos com animais forem realizados e mostrarem que aqueles expostos ao tabaco terão maior incidência, temos evidencias experimentais de que há uma causa, especialmente se apresentar a relação dose-resposta.

Por último, Hill destaca a analogia. Em algumas circunstâncias, pode-se utilizar exemplos anteriores para julgar determinada associação. Por exemplo, saber que alguns remédios causam efeitos colaterais danosos em mulheres grávidas já foi utilizado como argumento para evitar que outros fossem utilizados. Claro que é necessário tomar os devidos cuidados para não cair em analogias estapafúrdias como achar que cloroquina pode prevenir COVID-19.

Depois de apresentar estes critérios, Hill termina o seu seminário com uma importante ressalva: nenhum dos nove fatores de causalidade pode trazer evidência irrefutáveis a favor ou contra a hipótese da causalidade e nenhum deles pode ser requerido como uma condição *sine qua non*[††††††]. Ao passarmos da associação para a causalidade devemos considerar o que segue a este passo no mundo real, fora das estatísticas e onde se toma decisões clínicas. Embora a abordagem de Hill seja útil, a realidade que surge a partir dela é muito mais complexa e, na verdade, a causalidade seria um aumento da probabilidade[7]. Por exemplo, eu estava muito ansioso para poder compartilhar com você, amigo leitor e amiga leitora, um revolucionário estudo que fiz e que ainda não publiquei em artigos científicos. Na academia onde sou coordenador, percebi que as pessoas de cabelo curto são mais fortes, exatamente o contrário do que acontecia com Sansão. Por exemplo, um professor que sempre raspa o cabelo com navalha tem uma força muito grande e levanta mais peso que a maioria das pessoas que frequentam a academia. Já as meninas que chegam na academia com seus longos cabelo levantam muito menos peso que ele. Quando eu falo destes dados para colegas pesquisadores, eles me chamam a atenção para o fato de que homens, em geral, possuem cabelo curto e, de maneira não associada, também tendem a ser mais fortes que as mulheres, que costumam usar cabelos mais longos. Dessa forma, eu não poderia atribuir ao tamanho do cabelo os níveis de força encontrados. Tudo bem, agora eu vou assumir que eu sei desta relação e que não acho que fiz uma descoberta revolucionária. Na verdade esse exemplo é puramente pedagógico, pois eu respondo com uma pergunta: por que não posso sair falando que cabelo curto promove mais força se tem gente dizendo que o aumento de peso causa doenças?

III

Franklin Delano Roosevelt foi presidente dos Estados Unidos dos anos de 1933 a 1945, sendo responsável pelo comando de uma das nações com

---

[††††††] Condição *sine qua non* é uma expressão vinda do francês que indicaria sem a qual não há, ou seja, uma condição que deve estar presente.

maior poder militar durante a segunda guerra mundial. Em 1932, quando ainda estava em campanha para se tornar presidente, a sua equipe divulgou um relatório médico revelando que a sua pressão arterial era de 140/100 mmHg, o que popularmente chamamos de "14 por 10". Este é um valor que já nos traria grande preocupação hoje, mas que não gerou qualquer tipo de intervenção médica na época. No ano seguinte, já como presidente eleito, ele escolheu como seu médico pessoal um otorrinolaringologista, pois as suas principais e frequentes queixas eram dores de cabeça e sinusite, logo, a escolha parecia fazer muito sentido. Entre os anos de 1935 e 1941, a sua pressão arterial foi subindo gradativamente do valor de 136/78 mmHg para o valor de 188/105. Este valor da pressão sistólica (a popular máxima) acima de 180 mmHg (ou 18) atualmente é considerada como uma crise hipertensiva, que faz com que as pessoas precisem ir a uma unidade de saúde para serem medicadas, mas, seu médico na época disse que aquele valor de pressão arterial não era mais que o normal para um homem de sua idade. Em 1943, quando Winston Churchill estava em visita à Casa Branca, ele achou que a saúde de Roosevelt parecia deteriorada e conversou com o seu médico particular, dizendo que o presidente norte americano lhe parecia um homem muito cansado. Já em 27 de março de 1944, o presidente foi internado no Hospital Naval de Bethesda e um cardiologista fez alguns exames e o diagnosticou com hipertensão e insuficiência cardíaca, mas este jovem médico tinha poucas opções de tratamento para o presidente na época e sugeriu que ele utilizasse o medicamento digitalis e reduzisse o seu consumo de sal e ele teve algum alívio e redução da cardiomegalia apresentada. Um mês depois, a sua pressão arterial chegou a 240/130mmHg depois de um tratamento sem sucesso com fenobarbital. A sua pressão arterial permaneceu elevada e, em 12 de abril de 1945, ele faleceu vítima de uma hemorragia cerebral e o valor da sua pressão era de exorbitantes 300/190 mmHg[8].

Nem mesmo o presidente foi capaz de escapar do que era a maior causa de morte nos Estados Unidos na primeira metade do séc. XX. Depois que o conhecimento científico melhorou e as pessoas deixaram de morrer de doenças como tuberculose e cólera, a expectativa de vida aumentou significativamente e as pessoas passaram a viver tempo suficiente para que os problemas cardiovasculares começassem a aparecer. Fazendo uma breve comparação, é o motivo pelo qual hoje vemos muito mais pessoas com mal de Alzheimer, pois a população está vivendo tempo suficiente para que apareça. Mas porque o seu médico e até mesmo outros não ficaram alarmados com o valor da pressão arterial do presidente? Pelo fato de que a realidade das mortes por problemas cardiovasculares serem numerosas, porém recentes. Pouco se sabia sobre quais eram os fatores de risco para os problemas cardiovasculares. Algo precisava ser feito para que se pudesse chegar a algum tipo de prevenção.

Em 16 de junho de 1948, o novo presidente Harry Truman assinou uma lei que ficou chamada de *National Heart Act*, a partir da qual o congresso nacional alocou 500 mil dólares para um estudo epidemiológico de 20 anos sobre as doenças cardíacas e também para a criação do *National Health Institute*[8] – o NIH, que vimos no capítulo 2. Enquanto o *National Heart Act* estava sendo escrito, alguns pesquisadores já iniciavam o trabalho para um grande estudo epidemiológico que continua até hoje e que foi batizado de Framingham, o nome da cidade onde a sua base foi constituída. Este estudo teve o aporte inicial de cerca de 94 mil dólares o que, ironicamente, incluía a compra de cinzeiros para os membros da equipe que fossem fumantes.

Até hoje, milhares de pessoas já foram avaliadas neste estudo e acompanhadas durante a sua vida. Por meio dele, foi possível estabelecer relações entre alguns aspectos da saúde das pessoas e a incidência de doenças cardiovasculares. Hoje sabemos, por exemplo, que valores elevados de pressão arterial predispõem as pessoas a problemas cardiovasculares, assim como se coletou dados a respeito de colesterol e outros parâmetros, incluindo – sim, você adivinhou – o peso. A partir dos dados do Framingham, alguns estudos que associavam o peso corporal aos problemas cardíacos colocaram o peso como um fator de risco para estes problemas, o que levou muitas pessoas a interpretarem o peso como causador de doenças cardiovasculares.

Um ferrenho crítico à associação entre gordura corporal e insuficiência cardíaca era Ancel Keys, aquele que mostrou, em 1972, que o IMC seria a melhor maneira de relacionar a altura e o peso corporal e que ele seria um bom preditor da adiposidade corporal para a maior parte da população. De acordo com colegas próximos, ele ficava altamente irritado pela relação entre o peso e as doenças e estabeleceu como missão de sua carreira profissional provar que os riscos associados ao peso corporal eram superestimados e que não havia qualquer evidência para comprovar esta relação. Keys defendia, na verdade, que as doenças cardíacas eram causadas não pelo peso corporal, mas pela ingestão de gorduras, mas cabe ressaltar que ele teve financiamentos da indústria do açúcar durante quase toda a sua carreira e colocar as gorduras como centro do problema era uma batalha contra a indústria dos laticínios[9]. A popularização que ele mesmo trouxe para o IMC acabou sendo um tiro pela culatra para a indústria açucareira, pois a sua relação com o IMC estava claramente definida naquela época. Em outro de seus estudos que ficou muito popular, publicado em 1953[10], ele demonstrou que as mortes causadas por doença arterial coronariana estavam mais relacionadas à ingestão de gorduras e ao nível de colesterol sanguíneo em Minnesota, Nápoles, Londres e nos moradores ricos e pobres de Madri, ao passo que o IMC ou o percentual de gordura corporal não apresentavam essa relação. Outro interessante achado do seu estudo foi o fato de que a população de Nápoles tinha a mesma incidência de pessoas com IMC elevado que Minneapolis, mas uma taxa de mortalidade por doenças cardíacas muito menor.

Certo dia, em uma conversa com um colega de profissão que estava se especializando na prescrição de exercício para pessoas com problemas cardiovasculares, caímos nesta discussão sobre o peso corporal. Ele insistiu comigo que o peso corporal é sim um fator de risco para doenças cardíacas, que existe a associação entre peso e doença e que estudos como o Framingham já mostraram que a incidência de problemas cardiovasculares é maior em pessoas com maior IMC. Se a conversa fosse hoje, eu ironicamente começaria dizendo a ele que fiz uma descoberta revolucionária sobre o tamanho do cabelo e a força muscular das pessoas que treinam na academia comigo. Assim como os homens, que são naturalmente mais fortes por terem maior quantidade de massa muscular tanto absoluta quanto relativamente que as mulheres, em geral, são aqueles que usam cabelos mais curtos, poderia haver algum outro fator que influenciasse a relação entre o peso e os problemas cardiovasculares?

Claude Bernard (1813-1878) foi um dos responsáveis por trazer a experimentação para o campo da medicina no séc. XIX. Ele explicava que os estudos experimentais e os observacionais tinham uma coisa em comum: a comparação[10]. Quando fazemos uma pesquisa experimental, temos que criar as condições de comparação para observarmos a diferença que uma variável causa. Por exemplo, em uma das minhas primeiras participações em pesquisa, algumas mulheres idosas passaram por um período de 8 semanas treinando musculação e a força delas foi testada antes e depois desse período. As idosas que não treinaram não tiveram aumento de força e foi possível concluir, devido a essa comparação, que o treinamento foi o responsável pela indução deste aumento. Já nos estudos observacionais, não é possível controlar as variáveis como um experimento, mas sim deve-se procurar a comparação com os dados fornecidos pela natureza, como foi feita a maior parte dos estudos de Darwin. Em um estudo observacional, eu poderia comparar a força de mulheres idosas que relatam treinar musculação com a força das mulheres que relatam não treinar. Repare que nos dois exemplos de mulheres idosas e força, eu estaria fazendo a comparação das que treinam (ou treinaram) com as que não treinam.

Para se inferir eventuais efeitos do peso corporal sobre problemas de saúde, a maioria dos estudos é conduzida de maneira observacional. Um grupo de pesquisa analisa os dados de peso corporal e estatura, calcula o IMC de diversas pessoas e faz a relação do IMC com a incidência de problemas cardiovasculares. Quando esse tipo de relação é realizada é possível verificar que os grupos com maior IMC são aqueles que apresentam maior incidência de doenças cardíacas e maior mortalidade por causas cardiovasculares. Mas novamente temos que nos perguntar se isso é uma associação ou se é possível, como muitas pessoas vêm fazendo, atribuir causa. Seria o peso o causador dos problemas cardiovasculares?

Em 1856, John Stuart Mill (1806-1873) publicou um tratado sobre a causalidade em que faz uma colocação muito didática. De acordo com ele, "se há uma instância na qual um fenômeno sob investigação ocorre e uma instância na qual ele não ocorre, sendo todas as circunstâncias em comum exceto por uma e esta ocorrendo apenas na primeira instância, a única circunstância na qual as duas instâncias diferem é o efeito ou causa, ou parte necessária da causa do fenômeno". Em outras palavras, você precisa de duas situações nas quais todas as circunstâncias são iguais, exceto por uma, para que esta circunstância diferente seja apontada como a causa. Então, aplicando este raciocínio já estabelecido há quase 170 anos, basta nos perguntarmos se quando se faz a comparação de dois grupos separados pelo seu IMC para verificar a incidência de doenças cardiovasculares, seria o IMC a única diferença entre eles ou pode haver uma ou mais variáveis que estejam afetando esta associação?

Na estatística, estas variáveis que podem gerar confusão na interpretação dos dados são chamadas de variáveis confundidoras, ou também de variáveis de confusão. Basicamente, ela é uma terceira variável que pode afetar as outras duas. Vamos agora voltar para o exemplo do debate que tive com meu colega sobre o peso e os problemas cardiovasculares. Ele defendia que o aumento do peso causava problemas cardiovasculares, ao passo que eu estava advogando que poderia haver uma causa em comum para os dois. Para que você possa visualizar esta relação, vou colocar em uma figura (Figura 6.1). A primeira parte da figura (A) demonstra a perspectiva da causalidade apontada por este meu colega, na qual o peso corporal causa problemas cardíacos. Na segunda parte da figura (B), podemos ver uma relação que eu proponho, no qual algum outro fator (???) possa ser causador tanto do peso como dos problemas cardiovasculares:

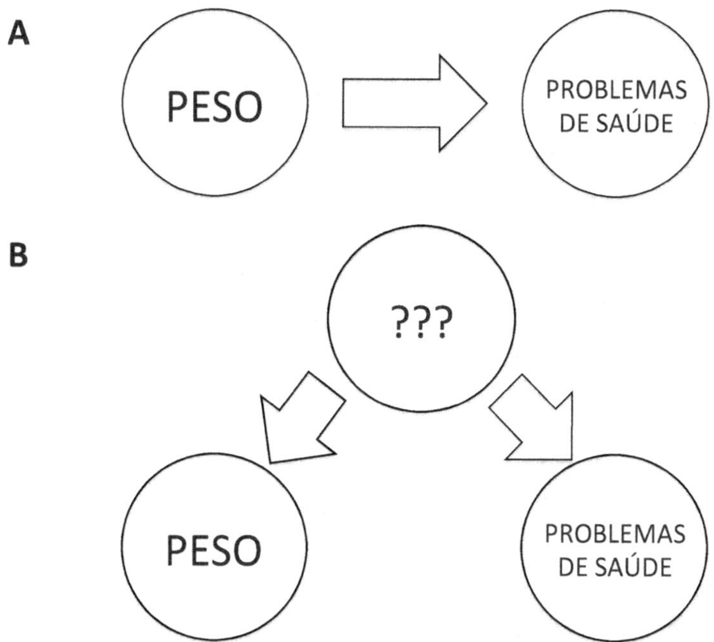

Figura 6.1. A primeira relação (A) seria causal, com o peso sendo o causador dos problemas de saúde. Na parte B da figura, uma variável confundidora desconhecida (???) causa tanto o aumento de peso como os problemas de saúde.

Este modelo de pensamento foi utilizado para analisar os resultados que Hill tinha publicado a respeito da relação entre o consumo de tabaco e o câncer de pulmão, depois do seu estudo prospectivo com médicos. Jerome Cornfeld, professor do departamento de bioestatística da Universidade de

Johns Hopkins e alguns colaboradores resolveram aplicar a mesma lógica, por meio de uma simples pergunta: poderia haver algum fator que aumente tanto a predisposição ao câncer de pulmão bem como ao consumo de tabaco e por isso os dois andem juntos? Eles não estavam tentando defender a indústria do tabaco, mas apenas analisar os dados da maneira mais científica possível e concluem que com todos os dados que coletaram e após extensa análise destes dados, não seria prudente concluir que o fumo seja um hábito inofensivo e sem efeitos importantes sobre a saúde e longevidade e que todas as precauções que estavam sendo tomadas para reduzir este consumo eram bem fundadas[11].

O mesmo raciocínio foi utilizado em um estudo realizado com mais de 20 mil veteranos do exercito norte americano. Um conjunto de pesquisadores analisou o IMC e a incidência de insuficiência cardíaca nesta ampla população e verificou inicialmente o que outros estudos já haviam relatado: os indivíduos com maior IMC eram também aqueles com maior incidência de insuficiência cardíaca[12]. Entretanto, o grupo de pesquisa sabia que isso era uma mera associação e que a partir destes dados ainda não era possível inferir causa. Eles estão verificaram outro dado extremamente relevante e que já havia sido amplamente discutido na literatura científica: o condicionamento cardiorrespiratório (CCR). Além dos dados de IMC dos veteranos, eles tinham em mãos também os dados do seu teste de esforço, aquele que tipicamente se realiza com cardiologista em esteira ergométrica, onde se inicia caminhando já com a esteira bem inclinada. Esse teste te esforço físico reflete a capacidade que o nosso sistema pulmonar te de captar o oxigênio e o sistema cardiovascular tem de distribuir este oxigênio para os músculos por meio da circulação sanguínea, daí o seu popular nome de cardiorrespiratório. Quando os pesquisadores fizeram a análise da insuficiência cardíaca relacionada ao CCR dos veteranos, perceberam que o IMC não tinha qualquer efeito sobre os problemas cardíacos, mas a fata de condicionamento sim. Como já vimos no capítulo 4, o sedentarismo tipicamente promove aumento de peso e como foi comprovado neste estudo, também deixa as pessoas mais suscetíveis a problemas no coração. Então, havia um fator confundidor, que fazia com que alguns aumentassem o seu peso corporal e ficassem doentes do coração. O peso está apenas associado a problemas no coração. Era uma mera coincidência. O grande problema é o sedentarismo (Figura 6.2). Neste aspecto, J. Eric Oliver faz a melhor comparação possível no seu livro *Fat Politics*. De acordo com ele, dizer que o peso corporal é causa de problemas de saúde é o mesmo que dizer que dentes amarelados e roupas com cheiro de cinzeiro são responsáveis por causar câncer no pulmão.

Essa relação entre a quantidade de atividade física que se realiza e a incidência de problemas cardiovasculares começou a ser conhecida há quase de 70 anos, quando um grupo de pesquisadores percebeu que os trabalhadores dos ônibus de dois andares de Londres pareciam ter menor incidência de problemas cardiovasculares. Eles realizaram um levantamento de mais de 1200 mortes e comprovaram a sua teoria de que as pessoas que trabalhavam mais ativamente tinham menor chance de morrer do coração[13]. Este levantamento não é de se surpreender se pensarmos que quando seres humanos ainda eram caçadores-coletores, nossa rotina envolvia percorrer de 6 a 10km por dia na busca por alimentos. Nosso corpo evoluiu para se movimentar e não para a rotina sedentária que boa parte dos nossos trabalhos atuais promove – já pensou quanto tempo uma pessoa precisa ficar sentada pra escrever um livro?

Mas a minha rotina diária também envolve realizar testes de CCR (nos quais eu fico em pé ao lado da esteira ou bicicleta ergométrica) e eu sempre explico para as pessoas qual o resultado médio para sua faixa etária e qual a meta que estabelecemos para elas para que possam ter saúde e longevidade. Para que você possa melhorar o seu desempenho no teste, o corpo precisa necessariamente passar por mudanças na sua estrutura, o que vale para o coração. Uma pessoa com bom desempenho em teste de CCR precisa ter coração maior e mais forte, mais vasos sanguíneos passando pelos seus músculos, melhor resposta de dilatação desses vasos sanguíneos e várias outras adaptações que o exercício físico promove a longo prazo. Estes mecanismos de melhora do condicionamento físico são também os mecanismos que melhoram a nossa saúde e previnem doenças. Por isso pessoas fisicamente ativas são, em geral, mais saudáveis, independente do seu peso. Também não deve ser muita surpresa o fato de que as pessoas fisicamente ativas também tendem a ter menor peso, apesar de que isso não é uma regra e de maneira alguma alguém possa prometer que o exercício físico vá promover a perda de peso.

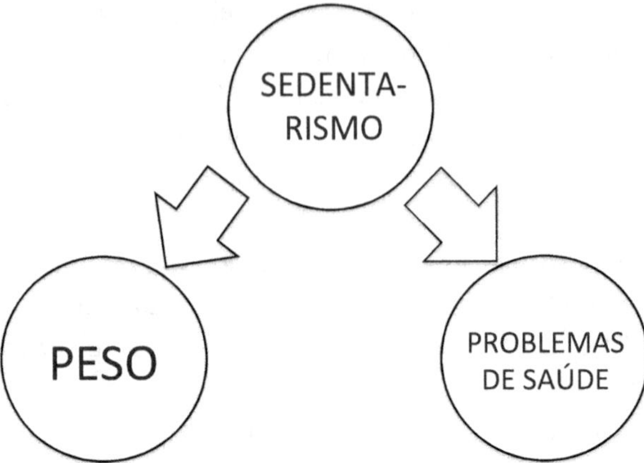

Figura 6.2. Conforme demonstrado por diversos estudos, o sedentarismo é uma causa comum do aumento de peso e de problemas de saúde.

IV

Em 1936, um médico chamado Harold Percival Himsworth estava estudando pessoas com diabetes e percebeu que havia uma diferença fundamental que as separava basicamente em dois tipos: as pessoas que possuíam sensibilidade à ação da insulina e as pessoas que não possuíam. Em outras palavras, haviam pessoas nas quais a insulina faz efeito e outras pessoas nas quais, apesar de ser produzida e liberada, ela tem seu efeito diminuído. Como vimos no capítulo 3, a insulina é o hormônio responsável por sinalizar às células que está na hora de captar a glicose que está na corrente sanguínea, fazendo com que o seu valor diminua. Pouco tempo depois, na década de 1940, o francês Jean Vague e seu grupo de pesquisa diferenciaram as maneiras que o nosso corpo possui de distribuir a gordura, nos tipos androide e ginoide (ou central e periférica, respectivamente), aqueles que não é distinguidos pelo IMC e que vimos no capítulo 1. Na sequência de seu trabalho, Vague demonstrou que haveria uma associação entre o diabetes não insulino-dependente, ou seja, com resistência à insulina e o acúmulo de gordura visceral – Neste ponto, espero que o amigo leitor e a amiga leitora já estejam mais que cientes do que o termo associação significa. Pulamos mais alguns anos até a década de 1980 onde mais cientistas estavam estudando a associação entre o acúmulo de gordura abdominal, a hipertensão arterial e as dislipidemias (alterações em colesterol o triglicérides plasmáticos). Não sei se inicialmente houve alguma influência dos *X-men* e do professor Xavier, mas nesta época, a junção destes problemas foi chamada de "síndrome X". Posteriormente, seu nome mudou para "síndrome metabólica"[14].

Atualmente, eu utilizo em minhas avaliações físicas o critério da Federação Internacional de Diabetes, a partir do qual considera-se que uma pessoa possui síndrome metabólica se apresentar pelo menos 3 dos 5 itens a seguir:

1. Circunferência de cintura acima de 80 cm (para mulheres) ou 90 cm (para homens);

2. Pressão arterial de repouso acima de 130/85 mmHg ou em tratamento medicamentoso;

3. Glicemia de jejum acima de 99 mg/dl ou em tratamento medicamentoso;

4. Triglicérides plasmáticos acima de 150 mg/dl;

5. HDL-colesterol abaixo de 50 mg/dl (para mulheres) ou de 40 mg/dl (para homens).

Portanto, caso uma pessoa apresente 3 destes fatores, independente de quais sejam, ela é considerada alguém com síndrome metabólica. Outros parâmetros existem e até passam ocasionalmente por atualizações, mas, em geral, a síndrome metabólica gira em torno destes fatores. A sua identificação é fácil de ser realizada com um exame de perfil lipídico e glicemia, uma fita métrica e um aparelho para medir a pressão. Esta síndrome gira em torno da resistência à ação da insulina, mas não é de nos surpreendermos que de alguns anos pra cá ela tenha sido retratada – e por vezes tratada – em relação ao peso corporal.

Nos últimos anos, alguns pesquisadores continuaram a realizar esforços para verificar se o que se chama atualmente de obesidade (leia-se IMC acima de 30) tem mesmo associação com problemas metabólicos e com a síndrome metabólica, mas por um prisma diferente. A partir disso, 4 termos foram criados para que se possa classificar as pessoas em relação ao seu peso e em relação a terem ou não problemas metabólicos. Em relação ao peso, as pessoas são classificadas como eutróficas, aquelas que possuem o IMC na faixa considerada "normal" de 18,5 a menos de 25, ou então como obesas, juntando o IMC de "sobrepeso" e "obesidade", ou seja, nos valores iguais ou superiores a 25. Outra maneira pela qual se pode separar as pessoas eutróficas das consideradas obesas é pela circunferência da cintura, com o ponto de corte em 80cm para mulheres e 90cm para homens, independente da estatura. A relação entre o peso (ou o tamanho da cintura) com os problemas metabólicos passa, na maior parte dos casos, pelos critérios de diagnóstico da síndrome metabólica. Assim, os 4 fenótipos que se pode ter com base em peso e saúde são: eutrófico metabolicamente saudável (EMS), eutrófico metabolicamente doente (EMD), obesidade metabolicamente saudável (OMS) e obesidade metabolicamente doente (OMD).

Há variações do que se considera atualmente a obesidade metabolicamente saudável, mas o critério mais comum é que se tome por base o diagnóstico da síndrome metabólica que eu apresentei acima e em primeiro lugar se separe quem tem ou não a "obesidade" com base na circunferência da cintura. Vamos imaginar então, um homem com a circunferência de cintura acima de 90cm ou uma mulher acima de 80cm, atingindo o ponto de corte deste item. Sendo este um dos itens de síndrome metabólica, seriam necessários mais dois para que o mínimo de três itens seja atingido e se considere que há síndrome metabólica. Assim, as pessoas com o fenótipo da obesidade metabolicamente saudável são consideradas aquelas que possuem a circunferência de cintura acima do ponto de corte, com mais nenhum ou até um item, não atingindo o critério do diagnóstico da síndrome metabólica. Quando há pelo menos mais dois critérios e se tem o diagnóstico da síndrome metabólica, as pessoas são classificadas como obesas metabolicamente doentes.

Um levantamento realizado com mais de 3 milhões de homens e mulheres demonstrou que quanto maiores os fatores de síndrome metabólica, maior a chance de desenvolver doenças cardiovasculares, insuficiência cardíaca e acidente vascular cerebral[15]. A comparação que os autores desta pesquisa fizeram também demonstrou que as pessoas com o fenótipo da obesidade metabolicamente saudável tinham mais chance de desenvolver estas doenças que as pessoas eutróficas metabolicamente saudáveis e que, para o mesmo número de itens da síndrome metabólica, quanto maior o peso corporal, maior a chance de ficar doente. Por sorte, já sabemos das variáveis confundidoras e que não podemos apenas olhar para a associação entre peso corporal e doenças. Será que o sedentarismo poderia estar atuando novamente?

Outra pesquisa que resolveu levar em conta o papel do condicionamento físico prontamente respondeu esta pergunta com a análise da relação entre o condicionamento, a síndrome metabólica e o prognóstico de doenças cardiovasculares em uma amostra de mais de 40 mil pessoas[16]. Quando os autores da pesquisa consideraram os 4 fenótipos entre "obesos" e eutróficos e entre saudáveis e doentes e tiveram dois achados muito importantes: a comparação entre os obesos metabolicamente saudáveis e os obesos metabolicamente doentes revelou que os saudáveis diferiam dos doentes no seu condicionamento físico. Isso significa que se uma pessoa é fisicamente ativa, outra pessoa com o mesmo IMC tem mais chance de ser doente. O outro achado de extrema relevância deste estudo foi o fato de que a incidência de doenças e a mortalidade de pessoas consideradas obesas metabolicamente saudáveis foram iguais às de pessoas eutróficas metabolicamente saudáveis e menor que as pessoas eutróficas metabolicamente doentes. Novamente vemos que o sedentarismo é o problema e não o peso corporal.

Bom, mas existem pessoas que sejam obesas e saudáveis? Sim. No caso deste levantamento, 46% das pessoas com circunferência de cintura acima do ponto de corte não possuíam síndrome metabólica. Nos meus laudos de avaliação física, quando chego no preenchimento deste item, muitas vezes já escrevi que "o(a) avaliado(a) apresenta apenas circunferência de cintura acima de 80/90 cm, não caracterizando presença de síndrome metabólica". Isso tende a acontecer mais com meus alunos que possuem bom condicionamento físico. O mero "histórico de atleta" não serve pra nada. O único tapinha na mão da equipe que escreveu este trabalho fica pelo título do artigo, no qual a obesidade metabolicamente saudável foi chamada de intrigante. Já não nos deveria mais ser intrigante o fato de pessoas serem gordas e saudáveis. Isso não é um paradoxo e nem deveria ser visto como paradoxo.

No final dos anos 1990, membros de uma equipe de pesquisa do Departamento de Medicina Preventiva da Universidade de Mississipi começaram a perceber uma relação entre o peso corporal e a sobrevivência de pacientes em hemodiálise que parecia fugir do senso comum. Para estes pacientes, o baixo peso corporal era algo normal, mas também parecia afetar a taxa de sobrevivência de quem precisava passar pela hemodiálise. Assim, uma equipe liderada por Erwin Fleishmann resolveu realizar um estudo formal para determinar se o peso corporal realmente afetava a sobrevivência de seus pacientes[17]. A equipe classificou os pacientes em três faixas de peso corporal, de acordo com o seu IMC, usando critérios ligeiramente diferentes dos pontos de corte estabelecidos poucos anos antes pela OMS. O grupo de pacientes considerados "abaixo do peso" tinha o IMC menor que 20. A faixa de IMC entre 20 e 27 era das pessoas consideradas com peso "normal" e IMC acima de 27 já era considerado "acima do peso", sem outras distinções. A partir destes critérios, do total de pouco mais de 1300 pessoas acompanhadas, 13% estavam "abaixo do peso", 49% tinham peso "normal" e os outros 38% estavam "acima do peso". Durante o período de acompanhamento de um ano, ocorreram 169 mortes, sendo a principal causa decorrente de problemas cardiovasculares, em cerca de metade das pessoas que vieram a óbito. Dos três grupos classificados pelo seu IMC, a menor incidência tanto de morte como de hospitalização neste período de um ano, a contrassenso das quase seculares tabelas de IMC propostas pelas companhias de seguro, foi justamente no grupo de maior IMC. Para cada unidade que o IMC aumentava, a taxa de sobrevivência aumentava cerca de 6% nesta população estudada.

Quando escrevemos um artigo científico, colocamos, depois da apresentação dos resultados encontrados, um item chamado de discussão. Esse é o momento em que tentamos explicar os nossos resultados e comparamos com outros dados da literatura, para vermos se faz sentido aquilo que encontramos ou se pode ser algum efeito da aleatoriedade, ou até mesmo algum erro metodológico que cometemos que possa ter levado aos resultados. A equipe de Fleishmann fez algo que eu – e provavelmente um contingente de pesquisadores correspondente à torcida do Flamengo – também teria feito e procurou para ver se outras pessoas haviam encontrado algum tipo de resultado similar, que desafiasse as tabelas de peso ideal. Um ano antes da publicação de seus resultados, outro estudo já havia mostrado algo que pudesse caminhar no mesmo sentido.

A relação entre IMC e mortalidade já estava colocando uma pulga atrás da orelha de muitos cientistas, especialmente na década de 1990. No começo daquela década, as diretrizes dietéticas norte americanas estabeleciam faixas de IMC não apenas para homens ou mulheres como se utiliza hoje, mas também eram separadas em faixas etárias. Já mais para o meio da década, uma nova versão dessas diretrizes foi publicada mas com faixas de IMC para pessoas adultas, independente da faixa etária, de maneira simplificada como se utiliza atualmente. June Stevens, professora do Departamento de Nutrição e Epidemiologia da Universidade da Carolina do Norte liderou uma equipe de cientistas num estudo com objetivo de verificar se o IMC estava afetando a mortalidade como se havia preconizado no início do séc. XX[18]. No caso de pessoas a partir de 65 anos de idade, o IMC na faixa considerada "sobrepeso" (entre 25 e 30) resultava em menor mortalidade quando comparado ao IMC "normal".

Nos anos que se seguiram, outros estudos foram conduzidos e demonstraram que pessoas com IMC acima de 30 tinham mais chances de sobreviver a eventos cardiovasculares como infarto agudo do miocárdio, insuficiência cardíaca e até mesmo após algumas cirurgias cardíacas[19], além de quadros como da AIDS e também de algumas doenças pulmonares[20] – esta última não sendo muita novidade, já que a tuberculose foi considerada um dos grandes fatores de risco para pessoas "abaixo do peso" no início do séc. XX. Como há muito tempo já se vinha sugerindo que o peso corporal acima das faixas consideradas normais seria um problemas de saúde em si e que encurtaria a expectativa de vida, a maior sobrevivência de pessoas gordas acabou sendo chamada de paradoxo da obesidade. Há quem sugira que o termo foi originado pelo estudo da equipe de Fleishmann, mas em todo o seu artigo publicado não há o termo paradoxo.

Mas como poderia se explicar o fato de pessoas com maior IMC terem mais chance de sobrevivência a alguns problemas de saúde que outras? Uma boa maneira de se realizar este levantamento seria pressupor que o peso em si poderia não ser a causa dos problemas de saúde. Se você está compreendendo onde este capítulo vai chegar, já sabe para onde vamos novamente: o condicionamento físico. Um novo conceito surgiu na literatura científica chamado de *fat but fit*[20], que pode ser traduzido como gordo(a) porém condicionado(a). Basicamente, este conceito apenas reforça o que agora você já deve ter percebido. O problema não é o peso e sim o sedentarismo e não faltam mais estudos que demonstrem que pessoas gordas com bom condicionamento físico possuem menor chance de um problema do coração do que pessoas magras com baixo condicionamento. Entre pessoas condicionadas, maior ou menor IMC não vai afeta a chance de ter um infarto ou algum outro problema cardiovascular.

Infelizmente, pessoas com elevado IMC mas sem problemas metabólicos são consideradas intrigantes e o fato de que possuem mais chance de sobrevivência na terceira idade, após um evento cardiovascular, problema respiratório ou doença renal acaba sendo considerado um paradoxo. Não é. Na maioria dos casos, é apenas o sedentarismo se manifestando, mas não vemos pessoas falando para as outras que devem treinar para serem mais saudáveis como vemos pessoas falando que alguém precisa perder peso para ser saudável. Chamar alguém para caminhar é muito mais eficaz que julgar o que ou quanto se coloca no prato, sem contar que mostra muito mais educação e empatia.

V

No ano de 1938, foi publicada a primeira revista em quadrinhos de um super-herói que a maioria de nós conhece como Superman, Super-homem ou homem de aço. O personagem dos foi o primeiro de uma onda de super-heróis que tomavam conta de páginas de revistas em quadrinhos e hoje em dia se popularizaram ainda mais nas telas do cinema. O super-homem já foi interpretado por diversos atores e teve até a sua música tema para os cinemas compostas por ninguém menos que John Williams, o responsável por temas musicais de obras como *De volta para o futuro*, *Indiana Jones* e *Star Wars*. O homem de aço não é de nosso planeta. Ele veio de um planeta chamado Krypton, que estava prestes a explodir quando seu pai, Jor El, o envia em uma espécie de foguete para a Terra. Kal El é encontrado ainda quando criança por um simpático casal de fazendeiros chamados Jonathan e Martha Kent, que o adotam e o dão o nome de Clark Kent. Ele cresce e desenvolve os seus poderes que incluem força sobrenatural, capacidade de voar e visão de calor, mas toda a sua força e seus poderes se vão quando ele fica próximo de fragmentos do seu antigo planeta, que são chamados de kriptonita. Os pedacinhos verdes do planeta natal do homem de aço ficaram tão famosos que hoje se usa a expressão kriptonita para algo que possa nos enfraquecer ou fazer mal. No caso do Super-homem, a relação é muito simples: ele fica fraco perto da kriptonita e volta a ter sua força quando se afasta dela.

Dada esta relação do Super-homem com a kriptonita, fica muito fácil determinar uma relação de causa e consequência. A kriptonita é a causa do mal-estar do Super-homem, por isso, retirá-la de perto dele não é apenas a solução mais viável, mas sim a única solução para o seu problema. Se fizermos agora um paralelo com o peso corporal, teremos duas simples conclusões de que, se o peso realmente causa problemas de saúde, a perda de peso necessariamente causa melhora de saúde e que não é possível melhorar a saúde emagrecer. Felizmente, essas duas hipóteses podem ser testadas cientificamente. Da mesma maneira que um vilão conduziria testes aproximando e afastando a kriptonita do Super-homem, cientistas podem investigar a saúde de pessoas na medida em que perdem ou ganham peso, o que não envolve nenhuma crueldade. Um conjunto de estudos demonstra que quando as pessoas perdem peso alguns marcadores de sua saúde, especialmente no que diz respeito ao diabetes, apresentam melhora, ao passo que há regressão destes marcadores quando as pessoas recuperam o peso perdido. Não seria isso suficiente para determinar que a perda de peso promove melhora da saúde e que, ao contrário, o ganho de peso piora a saúde? Seria se os estudos parassem exatamente aí, mas a atribuição de causalidade, como vimos, é mais complexa.

Vejamos um primeiro estudo que desafiou a hipótese de que a perda de peso promove melhora da saúde. Uma equipe de pesquisa composta por membros da Dinamarca e da Finlândia e liderada por Erik Madsen verificou o efeito da perda de peso sobre alguns marcadores da saúde de pessoas com IMC acima de 30[21]. Os resultados do estudo revelaram que mesmo com a perda de quase 10% do peso corporal, os marcadores ainda estavam em indicativo de má saúde. Trocando em miúdos, a kriptonita foi removida, mas o Super-homem continua fraco. Há quem defenda que a perda de peso deve ser superior a 10% do peso corporal inicial para que os benefícios possam ser verificados, mas esta é uma perda que pouquíssimas pessoas conseguem atingir e ainda mais manter a longo prazo. Esse foi um dos poucos estudos em que a perda de peso não promoveu melhora da saúde, mas pode levantar um ponto interessante. Talvez não seja a perda de peso em si, mas o que se faz para atingir a perda de peso é que possa promover efeitos benéficos sobre a saúde das pessoas. Isso vai ao encontro da conclusão de que não é o aumento de peso que nos faz ter problemas de saúde, mas sim os fatores que promovem aumento de peso são os mesmos que prejudicam nosso organismo.

A segunda implicação numa relação de causa e efeito do peso e da saúde é que, sendo o peso o causador dos problemas de saúde, não seria possível ocorrer melhora na saúde sem que houvesse perda de peso. Em outras palavras, se o super-homem se recupera perto da kriptonita, alguma outra coisa é responsável pela sua fraqueza. Esta hipótese foi testada mais amplamente com pessoas que não perderam peso mas apresentaram melhora de sua saúde, especialmente no que diz respeito a fatores ligados ao diabetes e à pressão arterial. Nesses estudos, houve tanto a mudança no padrão alimentar como a adoção do exercício físico.

Um destes estudos foi realizado com a dieta que Ancel Keys havia popularizado ainda no séc. XX como a chamada dieta mediterrânea. Ela consiste em uso abundante do azeite de oliva para cozimento e tempero, aumento no consumo de frutas, legumes, vegetais e peixes, redução no consumo de carne acompanhada da troca de carne vermelha e processada por carne branca, preparo de massa de tomate caseira, com alho, cebola e ervas e azeite para acompanhar os pratos em que ele é utilizado e que se evite consumo de manteiga, cremes, fast food, doces e bebidas adocicadas. Para as pessoas que consomem álcool, que seja em quantidade moderada e, de preferencia, vinho tinto. A equipe de pesquisa separou pouco mais de 400 voluntários em 3 grupos. Dois deles faziam a dieta mediterrânea e ainda recebiam 1 litro de azeite por semana ou 30 gramas por dia de castanhas para serem consumidos. O terceiro grupo apenas recebia a orientação de evitar gorduras. Essas pessoas foram acompanhadas em reuniões de grupo e consultas nutricionais para as auxiliar a manterem o padrão alimentar proposto pelo estudo durante período de 4 anos. Ao final do experimento, apesar de que o peso corporal não havia diminuído, os grupos da dieta mediterrânea apresentavam menor incidência de diabetes que o terceiro grupo[22]. Era um primeiro indicativo de que a alimentação poderia afetar a saúde mesmo sem mudança no peso corporal, mas ainda não se podia tratar como uma evidência definitiva.

Outro estudo verificou o efeito de mudanças dietéticas em pessoas que já haviam sido diagnosticadas com síndrome metabólica e que também tinham IMC acima de 30[23]. Como todo experimento que fazemos serve para responder a uma pergunta e sanar a nossa dúvida, o grupo de pesquisa queria saber se era possível ter melhoras na saúde alterando a alimentação, mas sem perder peso. Para isso, as pessoas recrutadas para a pesquisa deveriam ingerir alimentos mais saudáveis, mas manterem a mesma quantidade de calorias em sua dieta. Desta forma, as pessoas comiam menor quantidade de carboidratos que eram substituídos por gordura, enquanto a quantidade ingerida de proteínas não foi alterada. No final do período de pesquisa, os marcadores relacionados à síndrome metabólica haviam apresentado melhora, mas o peso corporal era o mesmo.

Resultados ainda mais interessantes já foram observados em relação à prática de exercícios físicos. Um dos fatores associados à síndrome metabólica é o acúmulo de gordura no fígado, uma doença chamada de esteatose hepática não alcóolica. Este problema é causado principalmente por alterações no metabolismo da insulina, que além de regular a nossa absorção de glicose, também afeta diretamente o metabolismo de gorduras no fígado. Quando as pessoas começam a apresentar a resistência à ação da insulina, o corpo precisa produzir mais insulina para dar conta de retirar a glicose da corrente sanguínea, a custo dessa elevação chamada de hiperinsulinemia (aumento da quantidade de insulina no sangue) causar efeitos colaterais como a alteração do metabolismo de gordura no fígado. Sabendo desta causa da esteatose hepática não alcóolica, já seria suficiente para pressupormos que o peso não é exatamente o problema para quem tem esta alteração no fígado, mas nada como um experimento para que possamos fazer ciência. Uma pesquisa revelou que um programa de treinamento de musculação com duração de 8 semanas já pode promover significativa redução no acúmulo de gordura no fígado[24]. Correndo o perigo – e até na esperança – de já ter me tornado previsível para você, complemento dizendo que não houve perda de peso nesse período. Talvez o ceticismo de algumas pessoas ainda as leve a hipotetizar que os voluntários da pesquisa "trocaram" gordura por músculos e por isso não perderam peso. Para nossa alegria, a equipe de pesquisa previu este argumento e fez o levantamento. Não houve redução significativa da gordura corporal ou aumento significativo na massa muscular. Mais uma evidência de que o peso não é a kriptonita de quem tem esteatose hepática não alcóolica.

Recentemente fiz avaliação em uma aluna que imaginava que estaria muito melhor que na avaliação anterior, pois ela se sentia muito mais disposta para tudo o que fazia no dia a dia. Quando a pesei, verifiquei que ela havia ganhado exatos 4kg na balança. Ao fazer o seu teste com ultrassonografia para determinar a espessura de gordura e musculatura, percebi que ela havia aumentado os dois, ou seja, não foi apenas um processo de hipertrofia muscular. A circunferência de sua cintura também havia aumentado, o que indica que possa haver acúmulo de gordura abdominal. Ela ficou muito confusa com os resultados. Como pode ter engordado se está se sentindo tão bem, tão disposta? Simples. O seu peso não determina a qualidade da sua vida, mas o seu condicionamento físico sim. Uma equipe da Suécia já havia demonstrado na década de 1970 um estudo que, da mesma forma, deve ter confundido a cabeça de muita gente. Nesse estudo[25], 10 pessoas com IMC elevado foram avaliadas durante um período de treinamento que resultou em melhora do seu condicionamento cardiorrespiratório e de sua força. Essas pessoas tiveram aumento de peso durante o estudo, mas o quadro clínico associado ao diabetes apresentou melhora. O peso dessas pessoas causar os problemas de saúde é tão lógico quanto vermos o Super-homem voando por aí com um pedaço de kriptonita no bolso ou alguma outra parte do seu uniforme.

Por muito tempo se acreditou que o exercício físico promovia melhora na saúde das pessoas que eram consideradas com "excesso de peso" apenas por ser um coadjuvante no emagrecimento. A recomendação era de se realizar exercício físico para que se conseguisse perder peso e que essa perda seria a responsável pela melhora no quadro de doenças, especialmente as associadas à síndrome metabólica. Pelo fato de que as pessoas que conseguiam emagrecer quando realizavam exercício apresentarem essa melhora clínica, a hipótese foi reforçada. A ciência ainda precisava que alguém tivesse um olhar mais próximo ao de Sherlock Holmes para desvendar o verdadeiro culpado desse mistério e inocentar o peso corporal que estava sendo injustamente acusado. Agora, já sabemos que o peso não causa problemas de saúde. É elementar, meu caro leitor e minha cara leitora.

7. COMO O VIÉS DO PESO AFETA A SAÚDE?

Enfim, amigo leitor e amiga leitora, chega o último capítulo deste livro. Se você chegou até aqui, espero que suas concepções sobre o seu peso e o de qualquer pessoa já estejam diferentes. Agora é justamente sobre a concepção do peso alheio que eu quero falar e, de maneira mais específica, sobre como profissionais da saúde podem (e devem) enxergar o peso de outra maneira.

Logo de imediato, eu quero deixar claro que não estou aqui para crucificar profissionais da saúde. Em primeiro lugar, devo confessar que qualquer crítica que eu faça a profissionais enviesados sobre o peso corporal seria uma absoluta hipocrisia. Em segundo lugar, muito do que temos disponível na literatura da saúde ainda leva a esmagadora maioria dos profissionais a pensar que o peso é o causador de problemas de saúde e, por isso, recomendam a perda de peso por preocupação genuína. Poucos anos atrás, eu mesmo achava que precisava ajudar as pessoas a emagrecerem para que elas fossem mais saudáveis, logo, este posicionamento já seria minha segunda hipocrisia. Então, com este derradeiro capítulo quero fazer a você um convite para que possamos olhar para o peso de outra maneira.

De alguns anos para cá, importantes cientistas começaram a mudar o foco dos estudos. Hoje, temos a distinção entre o que podemos chamar de estudos sobre a obesidade, que fornecem e favorecem a perspectiva de que o peso causa problemas de saúde e os estudos sobre o corpo gordo, que buscam entender de maneira inclusiva e positiva sobre o que é o corpo gordo e como é viver com o corpo gordo, especialmente em sociedades tão inóspitas como a nossa para tais corpos. Uma representante deste grupo de cientistas é Laurie Cooper Stoll, pesquisadora do Departamento de Sociologia e Justiça Criminal, da Universidade de Wisconsin, nos Estados Unidos. Em 2019, ela, mulher negra e feminista, publicou um trabalho chamado *Fat is a social justice issue, too*[1] (Gordura também é uma questão de justiça social), o qual ela inicia dizendo que tem algum constrangimento pelo fato de que os seus estudos sobre o corpo gordo haviam começado apenas alguns anos antes. Ela é uma acadêmica crítica que sempre estudou a opressão e injustiça social a minorias, mas percebe hoje, depois de se deparar com a política da gordura, que não é possível ensinar e pesquisar justiça social sem incluir o ativismo gordo. Um detalhe interessante – se é que podemos chamar assim – é que ela percebeu sua gordura ainda aos 9 anos de idade, mas logo aprendeu a odiar o seu próprio corpo. Ela acredita que o grande motivo para que não se enquadre a gordura como uma razão de justiça social está no fato de que a maioria das pessoas pensa que o corpo gordo é uma escolha ou, mais especificamente, uma má escolha. Eu vou abordar esse tema um pouco adiante nesse capítulo.

Agora, vamos fazer um exercício, como se você estivesse participando de uma pesquisa realizada por uma equipe liderada por Alexander Mussap, professor da Universidade Deakin, em Melbourne, na Austrália. Os pesquisadores recrutaram mais de 700 pessoas e as dividiram em quatro grupos, que liam uma pequena descrição sobre uma mulher hipotética chamada Jenny[2]. Todas elas começavam com o mesmo parágrafo:

> Jenny tem 25 anos e trabalha em tempo integral como recepcionista. Ela mora em um apartamento alugado, mas está economizando para comprar uma casa. Entre o trabalho-casa-trabalho, compras e eventos sociais, ela frequentemente assiste a filmes de suspense e atualiza seu blog. Ela tem muitos bons amigos, com quem sai regularmente.

A diferença que os grupos recebiam na pesquisa aparecia a partir do segundo parágrafo, que descrevia o peso de Jenny. O que você visualiza agora entre parênteses e com barras, são as duas possibilidades apresentadas aos grupos:

> Jenny (tem/não tem) peso saudável. Atualmente, ela pesa (65kg/85kg) e seu médico disse para ela que ela está (na faixa de normalidade do peso saudável/acima do peso, na verdade, ela é obesa).

Os valores utilizados do peso foram estabelecidos justamente para que ficassem nas faixas de IMC considerada normal com 65kg e entrasse na faixa de IMC considerada de obesidade para uma mulher de estatura mediana. O estudo continua com mais duas possibilidades de variação de Jenny, uma na qual ela faz esforço para controlar seu peso e manter a sua saúde e outra na qual ela não faz nenhum tipo de esforço. Para facilitar a compreensão, neste ponto vou colocar cada descrição de uma vez, iniciando pela Jenny que se esforça para controlar seu peso, seguida da Jenny que não faz nenhum esforço:

> Jenny não faz nenhum esforço para controlar seu peso. Ela frequentemente come comidas gordurosas e sempre termina o que está em seu prato, mesmo que isso signifique comer demais quando ela pede um prato num restaurante. Ela nunca diz não a chocolates e doces, que são as suas comidas preferidas. Ela não tenta queimar calorias extras na academia ou praticando esportes.

> Jenny faz muitos esforços para controlar seu peso. Ela evita comidas gordurosas e limita o tamanho de suas refeições, mesmo que isso signifique desperdiçar comida quando recebe uma porção grande num restaurante. Ela sempre diz não a chocolates e doces, apesar de serem suas comidas preferidas. Ela se sente compelida a queimar calorias em excesso na academia ou praticando algum esporte.

Com estas descrições de Jenny, a equipe de Mussap criou quatro possibilidades distintas de Jenny[#####]:

1.   Jenny magra que não fazia esforço para controlar seu peso
2.   Jenny magra que fazia esforço para controlar seu peso
3.   Jenny gorda que não fazia esforço para controlar seu peso
4.   Jenny gorda que fazia esforço para controlar seu peso

Os voluntários da pesquisa liam apenas uma, para depois classificarem Jenny em diversos aspectos numa escala de 0 a 10, onde 0 era "discordo totalmente" e 10 representava "concordo totalmente" a partir das seguintes afirmações:

-   Jenny é inteligente
-   Jenny é atraente
-   Jenny é feliz
-   Jenny é preguiçosa
-   Jenny é emotiva
-   Jenny vai ter sucesso em sua carreira
-   Jenny é confiável
-   Jenny tem força de vontade
-   Jenny é popular
-   Jenny não vai encontrar um(a) parceiro(a) romântico(a)
-   Jenny é tímida
-   Jenny vai desenvolver uma doença séria no futuro.

Os resultados da pesquisa não foram surpreendentes. Quando Jenny era descrita como mulher obesa, ela era descrita pelos voluntários da pesquisa como mais suscetível a ter doença no futuro, não atraente, sem força de vontade, preguiçosa, infeliz, sem popularidade, sem inteligência, sem sucesso e com menos chances de encontrar parceiro(a) romântico(a). Inclusive, a Jenny magra que não fazia qualquer esforço para manter o seu peso era avaliada como uma pessoa com mais força de vontade do que a Jenny gorda que fazia esforço para manter o seu peso. A Jenny gorda que evitava comidas gordurosas, frequentava a academia e não comia demais

---

Ainda havia no estudo mais uma possibilidade que diferenciava se Jenny dizia isso ao seu médico ou em forma de apresentação dos fatos, resultando em 8 possibilidades, mas esta última variação não trouxe diferença significativa para os propósitos da apresentação deste estudo.

ainda era responsabilizada pelo seu peso.

É fácil reparar como a hipotética personagem Jenny estava estigmatizada, simplesmente pelo fato do seu peso ser apresentado em uma breve descrição que nem incluía a sua altura, para que ao menos o seu IMC fosse calculado. A mera suposição de que ela estaria "acima do peso" foi suficiente para que diversos julgamentos negativos fossem realizados. Este estigma que determinados corpos sofrem pode ser definido como um viés, que vamos entender como características físicas ou traços de personalidade que fazem com que uma pessoa seja percebida como alguém de menor valor social[3]. Especificamente, o que Jenny sofreu é o viés do peso, um conjunto de crenças e suposições a respeito do corpo gordo. Repare que o viés, seja ele caracterizado de maneira geral ou o viés do peso, consiste em ideias e preconceitos a respeito de uma pessoa. O viés é o tema deste capítulo e se diferencia da gordofobia, que ocorre quando o corpo gordo perde direitos, como o de ter uma maca para atendimento em hospital ou se uma pessoa deixa de ser contratada para uma vaga de emprego apenas por ser gorda. Eu também vou abordar como o viés do peso pode contribuir para o cerceamento de direitos de pessoas gordas. Em outras palavras, vou mostrar como o viés do peso acaba promovendo a gordofobia.

O viés do peso já é suficiente para trazer diversos prejuízos à saúde de quem o sofre, como ansiedade, depressão, abuso de substâncias, desencadeamento de episódios de compulsão alimentar e também faz com que as pessoas deixem de buscar ajuda. Imagine, por exemplo, que você vai a uma consulta médica e recebe a instrução de perder peso. Alguns meses depois, se você não emagreceu, você voltaria apenas pra tomar bronca e receber a culpa por seus problemas de saúde? É absolutamente compreensível que pessoas que sofrem com este viés se afastem dos consultórios médicos. Se, para você, o simples fato de que um atendimento enviesado de profissional da saúde é preconceituoso e desumanizado não é argumento suficiente para que mudemos o nosso jeito de tratar pessoas gordas, pense também no fato de que o atendimento enviesado dificulta a perda de peso, uma ironia – para não usar algum termo indelicado – se considerarmos que o viés do peso almeja justamente o emagrecimento.

Eu separo este conjunto de suposições errôneas a respeito do peso em quatro aspectos diferentes e vou descrever cada um deles em detalhe ao longo deste capítulo:

Erro 1: pensar que o "excesso de peso" é uma escolha

Erro 2: pensar que uma pessoa é doente meramente por ser gorda

Erro 3: atribuir problemas de saúde ao peso

Erro 4: basear o tratamento na perda de peso

Erro 1: pensar que o "excesso de peso" é uma escolha

Sem dúvida um dos fatores que dá base para o viés do peso e que até faz com que as pessoas se sintam autorizadas a julgar pessoas gordas está na nossa crença socialmente arraigada de que ser gordo(a) é uma escolha pessoal. Cientificamente, existe uma maneira muito simples de verificar se essa informação (sobre a escolha) realmente é verdadeira: basta perguntar para pessoas gordas se elas realmente decidiram ser gordas. É muito mais simples que fazer o censo, depende apenas das pessoas responderem sim ou não e permitiria que o debate se encerrasse rapidamente, mas quando vamos olhando pelas camadas do viés do peso, chegamos a algumas partes um pouco mais profundas.

É possível que quem pense sobre a suposta escolha de ter um corpo gordo esteja se referindo ao conjunto de decisões que se toma no dia a dia, porque "se escolhe" o sedentarismo ou também "se escolhe" a má alimentação. Como se apenas pessoas gordas fossem sedentárias, apenas (e todas) as pessoas magras fossem fisicamente ativas e, na praça de alimentação, os gordinhos estão no fast food tomando baldes de refrigerante com lanches gordurosos enquanto a supremacia magra está comendo salada com proteína acompanhada de baixo teor de gordura. Claro que para pensar que o peso é uma escolha pessoal, precisamos ignorar completamente tudo o que já vimos até aqui sobre como o ambiente afeta nosso peso, se moramos em local que facilita ou dificulta o transporte por caminhada ou bicicleta, se temos boas opções de mercado na nossa redondeza, se o nosso trabalho nos força a uma posição menos ativa, se a poluição da nossa cidade contribui para a modificação do nosso controle de peso etc. Também precisamos descartar o fato de que a algumas pessoas possuem genética frugal que favorece o aumento de peso, que reduz o metabolismo e aumenta o apetite em caso de uma leve perda de peso e para as quais o exercício físico é menos prazeroso. Também precisamos ignorar, em relação ao exercício, se as pessoas possuem uma academia perto de casa com ambiente que seja prazeroso e até mesmo se elas possuem tempo e dinheiro para frequentá-la.

Pode ser até que esses fatores sejam levados em consideração, mas aí vem o argumento de que essas pessoas com maior tendência ao aumento de peso apenas precisam se esforçar mais que poderão ser magras, algo similar à lógica de fazer "cárdio" e tomar banho gelado de manhã pra atingir o primeiro milhão. Nessa lógica, veremos tantas pessoas se tornando magras quanto novos milionários (não herdeiros) pipocando a cada dia – aliás, quantos desses você conhece? A boa notícia é que cientificamente também podemos verificar essa hipótese. Se o proposto é que basta as pessoas realizarem exercício físico e terem boa alimentação para serem magras, então basta que cientistas prescrevam exercício físico e boa alimentação para verificar se as pessoas emagrecem.

Um dos principais estudos feitos até hoje neste aspecto de intervenção para mudança de hábitos de vida é o DPP – *Diabetes Prevention Program* (Programa de prevenção ao diabetes), feito pela Universidade de Harvard. Já se foi mais de uma década do seu início com diversas pessoas atendidas. O objetivo do estudo foi fazer uma comparação, por meio de um modelo experimental chamado de estudo clinico randomizado, da eficácia de mudanças de estilo de vida e da metformina, um medicamento utilizado para o controle do diabetes que costuma ser comercializado aqui no Brasil com o nome de glifage. Depois de verificarem os dados médicos de milhares de pessoas, a equipe de pesquisa forneceu a metformina para um grupo de pessoas e fez diversas consultas para ensinar outro grupo sobre potenciais mudanças no seu estilo de vida, que englobavam basicamente ingerir menor quantidade de gordura e buscar a meta de realizar 150 minutos de atividade física moderada por semana. Havia também um grupo chamado de placebo para fazer o controle do estudo. Este grupo recebia uma substância sem efeito e servia para verificar o que acontecia quando nenhum tratamento era feito. As pessoas que reduziram significativamente a sua quantidade de gordura corporal e atingiram a meta de 150 minutos de exercício tiveram perda média de 6kg no primeiro ano do programa, dos quais cerca de 4 kg foram recuperados no período de 10 anos, mesmo com a manutenção de pelo menos parte destes hábitos. O grupo que fez uso de metformina teve perda de 2kg que se sustentou durante o período todo, portanto, não houve diferença, após dez anos, entre metformina e mudança de estilo de vida[4]. Interessante é ressaltar que no grupo que fez mudança no estilo de vida, 58% das pessoas tinham quadro de diabetes e depois os seus exames ficaram absolutamente normais. Em outras palavras, mais da metade das pessoas se livrou do diabetes sem remédio e com perda modesta de peso – que seria considerada negligenciável para quem acha que é necessário emagrecer para melhorar a saúde. Como o peso não era o que causava o diabetes, ele não precisava ser eliminado para que o diabetes fosse controlado. No grupo com medicamento, 31% das pessoas conseguiram controlar o seu diabetes – lembra que a perda de peso acabou sendo a mesma no final das contas?

Esforços similares foram realizados na Finlândia, também com objetivo de melhorar o quadro clínico de pessoas com diabetes a partir da combinação de exercícios físicos e intervenções alimentares[5]. Nesse estudo finlandês, a perda de peso média no primeiro ano foi de 4,5 kg e, depois de 3 anos, 1kg havia sido recuperado, com perda líquida de 3,5 kg. Se compararmos a combinação de exercício e mudança de hábitos alimentares com a realização apenas de exercício físico, estudos com alto critério metodológico também já demonstraram que a perda de peso média com exercícios como a caminhada e a corrida são de cerca de 1,7kg em um ano, sem perda adicional após esse período[6]. No caso da musculação, podemos esperar uma avassaladora redução de cerca de meio quilo de gordura corporal em quem passa a praticar[7]. As semelhanças entre o Papai Noel, o Coelhinho da Páscoa e o exercício para perda de peso são duas: eles trazem esperança às pessoas, mas nenhum deles existe.

Erro 2: pensar que uma pessoa é doente meramente por ser gorda

No começo deste capítulo, mostrei pra você a diferença entre os estudos do corpo gordo e os estudos da obesidade. Vamos lembrar que, na literatura da área da saúde, a obesidade é definida como o acúmulo excessivo de gordura que pode trazer complicações de saúde (grifo do autor). Em primeiro lugar, se alguém for adotar esta definição de obesidade, a própria definição já implica que não necessariamente uma pessoa possua problemas de saúde. Em segundo lugar, a definição também relata o acúmulo excessivo de gordura e, apesar de que hoje há tecnologia suficientemente avançada para determinar com precisão a quantidade de gordura corporal – que conste nos registros que a balança de bioimpedância está longe de fazer parte do seleto grupo de métodos precisos – ainda se utiliza o IMC como padrão de diagnóstico com o arbitrário valor de 30 (para mais informações sobre isso, você pode retomar o capítulo 1). Ou seja, estamos diagnosticando um suposto excesso de gordura corporal por meio de um método que não mede a gordura corporal, pressupondo problemas de saúde que podem ou não acontecer e atribuindo esses eventuais problemas à quantidade de gordura que não sabemos exatamente qual é. Se pareceu estranho, não se assuste. Nas palavras de Zagallo, "é estranho!".

Para podermos pressupor, a partir de critérios científicos, que pessoas consideradas obesas (IMC $\leq$ 30) são doentes seria necessário ter uma série de pesquisas que mostrasse que todas as pessoas com este valor de IMC são doentes. Assim, poderíamos estabelecer um valor mágico de IMC a partir do qual qualquer pessoa do planeta se tornasse doente. Para afirmar que qualquer pessoa obesa tem inflamação crônica[§§§§§§], por exemplo, seria necessário comprovar uma espécie de limiar da inflamação no IMC: um ponto a partir do qual todas as pessoas se tornam inflamadas. Algo me diz que essa pesquisa nunca vai ser publicada, mas já há algumas pesquisas que mostram o conceito de obesidade metabolicamente saudável, apresentado no capítulo 6. Aliás, se lembrarmos dos conceitos e dados a respeito dessas pessoas, elas possuem problemas de saúde e expectativa de vida similares aos de pessoas magras, pois o verdadeiro problema é o sedentarismo, com o qual algumas pessoas engordam, outras não.

Outro agravante, também independente do peso, é o tipo de alimento que se consome, mas nunca é demais ressaltar que a disponibilidade de mercados e o preço dos alimentos são fatores muito mais preponderantes sobre nossas escolhas alimentares que a disciplina ou suposta falta dela. Um grupo de pesquisa da Universidade de São Paulo (USP) liderado pela pesquisadora Talita Higa verificou o efeito de três dietas diferentes em ratos[8]. Um das dietas era a ração normal que ratos de laboratório costumam comer, balanceada de acordo com as suas necessidades. Outro grupo de ratinhos recebeu uma dieta com ração modificada para ter alto teor de gordura, chamada de hiperlipídica, e o terceiro grupo recebeu o que se popularizou na literatura científica como dieta de cafeteria. Esse tipo de

---

[§§§§§§] A inflamação crônica de baixo grau é um quadro clínico que pode estar presente em pessoas com IMC acima de 30, mas não é uma condição presente em qualquer pessoa nesta faixa de IMC tampouco ausente em pessoas com IMC abaixo de 30. Esse quadro está relacionado à resistência à ação da insulina, diabetes, problemas cardiovasculares e outros males à saúde.

dieta para os ratos é feito misturando a ração comum com chocolate, bolachas, açúcar e amendoim. Eu já presenciei pesquisadores preparando esta dieta para ratos e até o momento de acrescentar a ração, ela realmente parece ser muito apetitosa – não fosse o desvio de verbas públicas acho que muitas pessoas a teriam provado! Depois de algumas semanas se alimentando com essas rações diferentes, os três grupos de ratos conseguiram manter o seu peso corporal, mas os grupos de dieta hiperlipídica e dieta de cafeteria começaram a apresentar resistência à insulina e esse problema foi ainda mais pronunciado no grupo da dieta de cafeteria. Não foi o peso dos ratos que gerou o problema, mas sim a dieta deles.

Também podemos olhar para este viés por outra perspectiva. Se todas as pessoas consideradas obesas são doentes, basta verificarmos a incidência de doenças em pessoas com IMC acima de 30. O conceito de obesidade metabolicamente saudável apresentado no capítulo anterior pode ser determinado pela quantidade de fatores da síndrome metabólica. O modo mais utilizado é que se tenha 0, 1 ou 2 fatores, pois a síndrome é diagnosticada a partir de pelo menos 3 dos 5 fatores. A partir dessa perspectiva, alguns autores começaram a defender que não existe a obesidade metabolicamente saudável, mas apenas pessoas obesas com menos complicações metabólicas. O fato é que há relatos científicos de pessoas com IMC acima de 30 e nenhum problema metabólico. Outra maneira que tem sido empregada nos estudos científicos é o índice HOMA-IR, abreviação de *Homeostasis model assessment of insulin resistance* (modelo homeostático de medida da resistência à insulina). Este modelo consiste em fazer um cálculo a partir da glicemia de jejum e a quantidade de insulina no sangue. O pressuposto é que algumas pessoas podem ter a glicemia normal (abaixo de 100 mg/dl), mas com a necessidade de maior quantidade de insulina pra isso, o que indica justamente à resistência à ação da insulina. Quando temos esta resistência, precisamos de maior quantidade do hormônio para promover o seu efeito de retirar glicose do sangue. Os valores da glicemia e da insulinemia (concentração de insulina no sangue) são inseridos numa fórmula e a partir de um valor é possível determinar que uma pessoa tem a resistência à insulina. Esse teste é muito importante pois na grande maioria dos casos a resistência à insulina aparece antes do aumento na glicemia de jejum que chamamos de pré-diabetes. Quando esse tipo de modelo é aplicado, também se vê pessoas com IMC acima de 30 que não possuem a resistência à ação da insulina, ou seja, gordas e saudáveis.

Este levantamento foi realizado em uma revisão de literatura publicada em 2019[9]. Os autores revisaram diversos estudos que variavam nos critério para a determinação do que era a obesidade metabolicamente saudável, mas a estimativa que chegaram é a seguinte: metade das pessoas com IMC acima de 30 possui 3 ou mais componentes da síndrome metabólica e são consideradas metabolicamente doentes, portanto, se considerarmos apenas esse fator, podemos dizer que metade das pessoas com IMC acima de 30 não são doentes. Mas o grupo foi adiante e demonstrou que 24% dessas pessoas também possui baixo índice HOMA, ou seja, sem resistência à insulina. Por fim, demonstraram que 13% das pessoas com IMC acima de 30 não possuem nenhum fator de síndrome metabólica nem resistência à insulina. São pessoas absolutamente saudáveis, independente do fator que se use para avaliar a sua saúde. Isso é suficiente para que não se possa dizer que qualquer pessoa gorda está doente. Pelo menos, deveria ser!

Outro levantamento feito na Alemanha demonstrou, por exemplo, que, entre pessoas com o IMC entre 25 e 30, considerada como sobrepeso na literatura científica, a incidência de hipertensão ou uso de remédios para a pressão era de cerca de 60%. Numericamente, dizer que 60% de uma população é hipertensa é rigorosamente o mesmo que dizer que 40% não é. O mesmo levantamento revelou que na faixa de IMC entre 30 e 35 a incidência sobe para 73%, entre 35 e 40 é de 77% e 74% para pessoas com IMC acima de 40, comparado com 34% entre pessoas com IMC abaixo de 25[10]. Mesmo na faixa com o maior IMC, ainda havia mais de 20% das pessoas sem problemas de pressão arterial.

Nos Estados Unidos, levantamento realizado com dados coletados entre os anos de 1999 e 2006 separou as pessoas por faixa de IMC para verificar a incidência do diagnóstico de diabetes[11]. Enquanto a incidência era de 8% entre pessoas com IMC até 25, o valor encontrado para pessoas com IMC acima de 40 foi de 43%. Em outras palavras, menos da metade das pessoas com IMC acima de 40 eram consideradas diabéticas. Se juntarmos essa informação aos conceitos de sedentarismo e dieta de cafeteria, não dá para querer pressupor que uma pessoa tenha complicações metabólicas simplesmente porque seu IMC passou de um valor definido arbitrariamente com o interesse da indústria farmacêutica.

Ainda há outro aspecto que pode ser abordado nesse segundo erro do viés peso. Recentemente, participei da gravação de um podcast sobre a prática de corrida, juntamente do apresentador, outro profissional de Educação Física que era especializado em dar treino para corredores e um entusiasta da corrida que participava de várias provas. A gravação foi muito interessante e falamos sobre diversos aspectos relacionados à corrida e também à saúde, onde eu aproveitei pra deixar clara a relação entre a aptidão cardiorrespiratória e a saúde, neste caso como maneira de incentivar a prática. Mas, num determinado momento, um dos participantes disse que "o sobrepeso é um problema por si só". Foi um daqueles momentos em que a minha transparência veio à superfície. Minha esposa, que estava no estúdio acompanhando a gravação, trocou olhares comigo imediatamente, pois sabia que eu ia dar aquela coçadinha na cabeça e começar a me ajustar na cadeira. Eu não podia desviar o assunto do podcast, afinal de contas, estávamos falando sobre corrida, mas, para a minha sorte, ao final do programa, pediram para falarmos um pouco mais do nosso trabalho e eu disse que não seguia essa linha de achar que o peso corporal é um problema per se. No capítulo 2, falei sobre a patologização do peso, ou seja, a transformação do peso em doença, com todos os interesses ligados, especialmente da indústria farmacêutica que ganhou bilhões de dólares das pessoas que de repente estavam "doentes". É possível dizer que obesidade é doença?

Um dos critérios que podemos utilizar é a Classificação Internacional de Doenças. Tecnicamente, se um problema de saúde está cadastrado, é por ser considerado como uma doença. Esse cadastro tem a obesidade registrada como CID E66, com cinco variações: E66.0 é a obesidade causada por excesso de calorias; E66.1 é a obesidade induzida por medicamentos; E66.2 é obesidade extrema com hipoventilação alveolar; E66.8 é obesidade definida como "outra" e E66.9 é obesidade não especificada. O primeiro destes registros, que define a obesidade como causada por excesso de calorias é uma maneira eufêmica de dizer "você está comendo demais"[11] (erro 1 do viés). Ela já foi reconhecida como doença pela Associação Americana de Endocrinologistas Clínicos em 2012, pela Associação Médica Americana em 2013 e por outros órgãos e associações mundo afora, por apresentar os critérios de uma doença: sinais e sintomas aparentes (ex. IMC), disfunção patológica (ex. desregulação no controle da saciedade) e ter complicações que promovem morbidade e mortalidade[12]. A Secretaria de Atenção Primária à Saúde (SAPS) do Ministério da Saúde no Brasil concorda com a definição da OMS que classifica a obesidade como doença crônica, caracterizada pelo acúmulo anormal de gordura pelo corpo[******]. A maneira de "diagnosticar" você já conhece: o IMC. O problema está justamente nesse critério de como a obesidade é definida, classificada e especialmente determinada na prática clínica: seja por IMC ou seja por pontos de corte em percentual de gordura, a sua definição ainda gera muita confusão[13].

Essa maneira de classificar a obesidade não traz a causalidade de um suposto excesso de gordura sobre problemas de saúde, estigmatiza pessoas gordas, gera depressão, vergonha e culpa. Por isso, W. Timothy Garvey, da Universidade do Alabama e Jeffrey I. Mechanick, da Universidade de Monte Sinai, em Nova Iorque, defendem que a classificação da obesidade no critério de doenças endócrinas, nutricionais e metabólicas (a letra E da classificação), é errônea e não leva em conta os processos que promovem o aumento da gordura corporal, o gasto de energia e diversos outros processos envolvidos na regulação do peso corporal[12]. Eles ainda defendem que a obesidade, como entendida hoje, seja distribuída pela classificação em suas diversas causas, retirando o enfoque sobre o peso corporal e propondo tratamentos para o problema em si, não para a perda de peso.

Ainda assim, talvez você possa querer retomar a discussão da causalidade. Independente do fator que promova nosso aumento de peso, junto dele há problemas de saúde associados. Eu mesmo acabo de mostrar dados que provam que, quanto maior o IMC de uma população, maior a incidência de hipertensão. Não seria então o peso corporal o causador desses problemas? Isso nos leva ao 3o viés do peso.

Erro 3: atribuir problemas de saúde ao peso

Talvez esse tenha sido o item do viés do peso que eu mais descrevi durante os 6 capítulos anteriores, especialmente no capítulo 6. Para que se atribua causalidade ao invés de associação diversos fatores são necessários e eles estão longe de serem cumpridos no que se trata da relação entre peso e doença. Estudos como os que eu citei no item anterior que mostram o aumento da incidência de uma doença em maior faixa do IMC constituíram

---

[******] Disponível em: https://aps.saude.gov.br/ape/promocaosaude/excesso. Acesso em 21/02/2023.

a base desse conceito, mas eu poderia pegar os mesmos dados, por exemplo, da incidência de hipertensão e IMC e dizer que pessoas hipertensas são mais propensas a engordar, pois apresentam IMC mais alto. O mesmo poderia ser dito sobre o diabetes, pois os dois fatos também estão associados. Nessa mesma linha de raciocínio, posso usar a lógica do menor comprimento do cabelo deixar uma pessoa mais forte (ver capítulo 6).

O grande problema neste erro está na falta de olhar que damos no atendimento e na resolução ao problema. A partir do momento que se pressupõe que o problema é o peso, obviamente a solução seria a perda de peso. Lembro-me do caso de uma aluna que avaliei que, logo no início da avaliação, me interrompeu e disse que estava na academia pois o seu médico disse que ela precisava perder peso. Então resolvi fazer três perguntas muito simples a ela. Primeiro perguntei se ele disse porque ela precisava perder peso. "Não", ela me respondeu já com uma expressão começando a parecer confusa. Logo depois perguntei se ele havia dito quanto ela precisava perder de peso. "Não...", ficando um pouco mais confusa. Por fim, perguntei se ele disse qual o melhor jeito para que uma pessoa na condição dela perdesse peso. Agora, com expressão que passava de confusa para perplexa, você deve imaginar a resposta dela: "não". Quando olhamos para uma vertente mais simplista da literatura que levou a associação entre o peso corporal e problemas de saúde a ser olhada como causalidade, rapidamente podemos cair no erro heurístico††††††† de pressupormos que o peso está causando problemas de saúde e deixamos de ver o verdadeiro problema. Seja numa avaliação física, seja numa avaliação nutricional ou numa consulta médica, o que buscamos com nossos pacientes é um diagnóstico. Verificamos um conjunto de características de nosso interesse para termos uma conclusão de qual o quadro dessa pessoa que nos confia a sua saúde.

Em 1992, um grupo de estudos e trabalho publicou no periódico JAMA um trabalho que seria uma revolução na prática da medicina como era conhecida[14], iniciado com a descrição de um caso médico. Um homem de 43 anos que havia sido recebido por médico no primeiro ano de residência

---

†††††† A heurística é um mecanismo cerebral que consiste em trocar uma pergunta difícil por uma fácil para achar um atalho no cérebro na hora de ligar fatos. Isso torna nosso raciocínio menos dispendioso e mais confortável. Para mais informações, sugiro a leitura de Rápido e Devagar: duas formas de pensar, escrito pelo vencedor no prêmio Nobel Daniel Kahneman.

procurou a unidade de saúde porque havia sofrido uma convulsão. Ele não havia sofrido qualquer tipo de trauma na cabeça e nunca havia convulsionado. Ele fazia consumo moderado de álcool cerca de 2 vezes por semana, mas não havia consumido no dia do episódio. Ele recebe medicação e realiza alguns exames, mas todos estão dentro da normalidade. O residente, por ser de primeiro ano, procura uma médica no seu último ano de residência e ela, embasada por outro médico com mais experiência diz que o risco é alto, mesmo sem saber exatamente qual é esse risco. O paciente deixa a emergência em estado de trepidação com a informação recebida e com medo de ter outra convulsão. Essa descrição, de acordo com os autores, é o que chamavam da velha maneira de realizar o atendimento. Na nova maneira, a médica residente se desloca à biblioteca – lembre-se que é 1992 – e procura por artigos científicos que falem sobre adultos que sofrem a primeira convulsão. Ela encontra diversos estudos sobre o tema e um deles em particular mostra que o risco de recorrência no primeiro ano fica em torno de 43 a 51% e dentro de 3 anos é de 51 a 60%, mas que se ele ficar 18 meses sem ter uma convulsão, esse risco baixa para 20%. Ela recomenda que ele visite o médico com frequência, use seus medicamentos e passe por revisão da medicação caso fique 18 meses sem nenhum episódio.

Assim, o grupo propunha que a medicina não fosse mais aplicada com ênfase em instituições, opiniões de experts e experiência clínica não sistematizada, mas começasse a se aplicar o conhecimento científico atual com olhar para os pacientes. Essa nova maneira de clinicar é a Medicina baseada em evidência (MBE). A necessidade de uma nova clínica veio devido a três fatores: os custos de tratamentos e assistência médica que se tornaram muito elevados, os métodos de ensino da medicina estavam ficando obsoletos com a evolução do conhecimento e por causa da produção científica que se tornou muito extensa e heterogênea[15]. Neste último fator, podemos lembrar o ciclo vicioso de pesquisadores patrocinados pela indústria farmacêutica para mostrar os riscos da "epidemia de obesidade".

A prática clínica da MBE envolve um tripé com as evidências científicas, a experiência clínica e as preferências do paciente[15]. Na sua aplicação, o paciente passa a ser parte importante da tomada de decisão e deixa de ser subalterno a quem o trata. Com esta prática, a conversa inicial com o paciente por meio da anamnese é fundamental e, a partir dela são formadas hipóteses de quais são as causas mais prováveis para o que acomete o paciente. Em seguida, exames são feitos para determinar qual ou quais destas hipóteses é a causa e o tratamento mais indicado é prescrito. Com esta simples prática, além de que nenhuma pessoa na face da Terra jamais teria que utilizar cloroquina em casos de COVID-19, também é possível olhar além do peso corporal para verificar a causa de doenças. Se pessoas com IMC "normal" podem ter diabetes, hipertensão, síndrome metabólica, dor na coluna ou nos joelhos e diversos outros problemas de saúde, precisamos deste raciocínio para olharmos além do peso. Já passou da hora de abandonarmos o IMC como ferramenta de diagnóstico[16], pois, nas palavras do brilhante J. Eric Oliver, autor de *Fat Politics*: achar que uma pessoa tem problemas de saúde por ser obesa é o mesmo que atribuir aos dentes amarelos e às roupas fedidas o câncer de pulmão.

Em 1993, uma equipe de pesquisa liderada por Cynthia Adams, pesquisadora afiliada da Universidade de Connecticut, publicou um estudo realizado com mulheres e profissionais de medicina sobre a relutância na execução do exame preventivo de saúde do útero, chamado popularmente de Papanicolau[17]. A equipe não convidou apenas médicos ginecologistas pois estes realizam o exame com frequência e teve cerca de 1300 respostas a um rápido questionário. Eles deveriam dizer quando sentiam-se relutantes em pedir o exame em mulheres, de acordo com as seguintes características: muito velhas, muito jovens, muito feias, muito atraentes, muito magras, muito obesas, com pouca higiene, de outra raça, deficientes ou mulheres relutantes. Além de anotar qual ou quais dessas mulheres os faziam sentir relutância em realizar o exame de colo de útero, também podiam enviar comentários que achassem relevantes. Enquanto apenas 3 médicos disseram se sentir relutantes em realizar exames em mulheres muito magras, 220 deles – ou pouco mais de um sexto da amostra – se revelou relutante em realizar o exame com mulheres de maior IMC.

O grupo também entrevistou algumas mulheres para ver se elas também se sentiam desconfortáveis em realizar os exames. As faixas de IMC foram estabelecidas a partir das tabelas de altura e peso das companhias de seguro para separar as mulheres em peso normal, sobrepeso e obesidade. Enquanto 17% das mulheres consideradas com peso normal tinham relutância em realizar o exame, esse valor subiu para 41% dentre as mulheres na faixa do maior IMC. Nesta amostra mais de 80% dos médicos relatou relutância em realizar o exame quando a paciente também é relutante. Quando as mulheres sentem-se julgadas pelo seu peso corporal, o seu atendimento é dificultado e o acesso a exames preventivos pode ser prejudicado.

Por enquanto eu mostrei apenas alguns dados a respeito da medicina baseada em evidências, mas haveria evidências de que profissionais da saúde possam tratar pessoas gordas de maneira diferente? Michelle Hebl, professora de psicologia na Universidade Rice, no Texas e Jingping Xu, professora da Escola de Saúde Pública na Universidade do Texas resolveram testar esta hipótese e publicaram um estudo em 2001[18]. Basicamente, o que as duas pesquisadoras fizeram foi recrutar um grupo de pouco mais de 100 médicos e apresentarem a este grupo um caso hipotético de uma paciente que relatava fortes dores de cabeça devido a uma crise de enxaqueca. Os médicos e médicas participantes do estudo deveriam então dizer quais exames pediriam a esta paciente, quanto tempo passaria na consulta com ela e também definir o que pensavam sobre ela em relação a 13 características que envolviam o quadro de saúde geral da paciente, se ela se cuidava bem, se tinha disciplina, o quanto achavam que esta paciente estava desperdiçando seu tempo e até mesmo se ela seguiria os conselhos médicos e qual o nível de positividade com que avaliavam a paciente. Até aqui nenhuma relevância para o tópico do nosso capítulo, mas a diferença é que os médicos e médicas que participaram do estudo foram divididos em 3 grupos que recebiam exatamente a mesma descrição do caso, mas com uma diferença na paciente: seu peso. Um grupo recebia o prontuário de uma paciente com "peso normal" (IMC 18,5 a 25), outro com a paciente em "sobrepeso" (IMC entre 25 e 30) e outro de uma paciente com IMC acima de 30. Os resultados do estudo demonstraram que os médicos pediam mais exames para a paciente com maior IMC, mas também relataram que passariam menor quantidade de tempo com ela e, na avaliação dos 13 aspectos afetivos em relação à paciente, o pior desempenho em 12 dos 13 foi para a paciente com maior IMC. Ou seja, o grupo avaliado se dispunha a passar menor quantidade de tempo com a paciente e a viam de maneira negativa.

Talvez você possa argumentar que isso não necessariamente se reflete em atitudes negativas com pacientes. Ao risco de soar repetitivo, digo que a hipótese pode ser testada cientificamente. Um estudo foi feito com estudantes de nível universitário para verificar se possuíam atitudes enviesadas com pessoas gordas[19]. Esses estudantes deveriam analisar alguns currículos e dizer qual a capacidade de liderança, salário inicial e potencial de sucesso profissional de cada um deles. A sacada do estudo foi pegar fotos de pessoas antes e depois de realizarem cirurgia bariátrica e fazer o mesmo currículo com as duas fotos. As pessoas recebiam uma série de currículos para analisarem, algumas vezes da versão gorda e outras da versão mais magra dos candidatos, de maneira que ninguém olhava o currículo do mesmo candidato nas duas situações. O mesmo currículo, quando tinha foto da pessoa antes de perder peso (leia-se na sua versão mais gorda) era tipo como de um candidato que merecia menor salário inicial, tinha menor potencial de liderança e de sucesso profissional. O que mudava? Apenas a foto.

Essa visão negativa sobre pacientes pode acabar se tornando explícita, mesmo que profissionais da saúde digam que são capazes de se controlar durante as consultas e interações e isso foi demonstrado em um estudo utilizando os divertidos óculos de realidade virtual. Lembro-me que, alguns anos atrás, eles viraram febre e alguns modelos de telefones celulares vinham com o dispositivo para que fossem transformados em um visor que nos permitia visualizar fotos em 360 graus e até mesmo simular um passeio numa montanha russa – o que eu não recomendo que se faça logo após uma refeição. Mas quem diria que eles poderiam ser utilizados para além do entretenimento como ferramenta em pesquisas científicas?

A Dra. Susan Persky, do National Human Genome Research Institute e a Dra. Collete Eccleston, da Universidade de Siracuse, em Nova Iorque recrutaram um grupo de estudantes de medicina para atender uma paciente hipotética que relatava ter eczema (um tipo de lesão na pele), falta de ar e dor nos joelhos[20]. Novamente, os estudantes iriam interagir em ambiente de realidade virtual com uma paciente que apresentaria exatamente as mesmas informações, exceto pelo seu peso e, nesse caso, a visibilidade do seu corpo. Os três problemas de saúde foram escolhidos a dedo: o primeiro não teria nenhuma relação com o peso corporal, mas a falta de ar e dor nos joelhos serviriam para indicar se o grupo de estudantes relacionaria os problemas ao peso corporal e como reagiriam em função desta atribuição de causalidade. O primeiro parâmetro analisado no estudo foi o conjunto de crenças dos grupos a respeito da paciente. Sem nenhuma surpresa, o grupo de estudante que atendeu a paciente com maior IMC foi o que demonstrou mais atitudes negativas em relação à paciente. Além disso, a realidade virtual ainda permite que se rastreie qual a quantidade de tempo que os estudantes passavam realizando contato visual com a paciente. Os resultados foram muito claros: maior tempo de contato visual com a paciente magra do que com a paciente gorda, o que acaba sendo captado por pacientes quando estão em consultas e faz parte de um conjunto de fatores que influenciam a satisfação de pacientes e sua chance de buscarem cuidado[21]. Para piorar a situação, em relação à falta de ar, o grupo de estudantes se mostrou mais disposto a prescrever medicação para alívio dos sintomas à paciente magra do que à paciente gorda. Uma maneira clara de dizer que a falta de ar é culpa do peso (portanto da paciente) e que ela lide com os seus problemas.

Um caso recente que me chamou a atenção de maneira positiva foi de uma moça que conheci recentemente quando fiz uma avaliação clínica nos joelhos dela, pois ela relatava ter muitas dores. Depois disso, passamos a ter algum contato e ela me encaminhou alguns de seus exames para eu ver como estava a sua saúde. De uma grande séries de exames que a médica dela pediu, ela apresentou alteração apenas na quantidade de insulina plasmática (apesar de não ter pré-diabetes) e também em alguns marcadores da saúde do fígado. Depois que eu falei para ela sobre a questão do seu fígado, ela me disse, com alguma surpresa, que a médica havia enviado para ela um questionário para verificar o seu consumo de álcool. Ela ficou assustada pois praticamente não consumia álcool – apesar de fazer um delicioso licor caseiro de jabuticaba – e não entendia o motivo de receber aquele questionário. Esse foi um claro sinal de que a médica dela estava buscando as possibilidades de diagnóstico. O acúmulo de gordura no fígado que poderia causar as alterações nos exames dela é um quadro de doença muito parecido com as lesões causadas pelo álcool, mas que também pode estar associado à resistência à ação da insulina, problemas genéticos no metabolismo (daquele tipo que faz termos um problema sem termos necessariamente escolhido) e outros fatores[22].

O que a médica estava fazendo era justamente verificar quais são as possibilidades da alteração nos seus exames para depois fechar um diagnóstico com base no verdadeiro problema para propor um tratamento eficaz. Ela foi muito além de dizer que a sua paciente precisava apenas perder peso, o que nos leva a um ponto fundamental do viés do peso. Diferente do que ela fez, posso citar o caso da mulher que buscou ajuda médica por sentir dor nos seios, mas foi mandada para casa pois, de acordo com o médico que a atendeu, ela precisava perder peso. Depois de algum tempo e muita insistência, fez os devidos exames e descobriu um câncer de mama em estágio avançado[#####]. Enquanto pensarmos que o peso causa problemas de saúde, vamos continuar deixando que o verdadeiro problema permaneça e querendo tratar dentes amarelos em busca de curar câncer de pulmão.

Erro 4: intervenção baseada na perda de peso

Durante o capítulo 6, eu construí a ideia da causalidade na saúde e demonstrei que o peso é consequência de outros problemas, não o seu causador. Em outras palavras, aquilo que deixa uma pessoa doente também pode promover aumento no seu peso. Então, não seria lógico indicar para que as pessoas percam peso, pois o que farão para perder peso também vai melhorar a sua saúde?

Para profissionais da saúde, existem duas maneiras de se atuar: uma delas é a intervenção centrada no peso, como muito se vem fazendo nos últimos anos. Esta atuação coloca a perda de peso como centro do tratamento. Outra opção é a intervenção inclusiva do peso, fundada do princípio que qualquer organismo é capaz de ter boa saúde independente do seu peso[23]. Se eu fosse resumir as duas em poucas palavras, chamaria de intervenção focada no peso e intervenção focada na saúde. Como me considero profissional da saúde e não do peso, prefiro, obviamente, o foco na saúde.

Mas a minha escolha não é meramente uma questão semântica – por mais que isso me agrade. Fazer intervenções centradas no peso geram alguns problemas que acabam por fazer com que as pessoas se afastem de buscar ajuda, seja de consultas médicas, seja de consultas com nutricionistas, seja de buscar ambientes para a prática de exercício físico.

O primeiro problema de uma abordagem centrada no peso é o fato de que apenas uma pequena parcela das pessoas que tenta perder peso consegue uma perda relevante. Para piorar, das pessoas que conseguem, apenas uma minoria consegue manter o peso depois da perda, especialmente quando se emagrece com dietas restritivas. Obviamente

---

[#####] https://g1.globo.com/mt/mato-grosso/noticia/2022/03/17/mulher-descobre-cancer-avancado-meses-apos-procurar-ajuda-e-medico-dizer-que-era-gordura-em-cuiaba.ghtml. Acesso em 16/05/2023.

ninguém consegue manter esse nível de restrição durante a vida toda. Ainda cabe ressaltar que se considera perda significativa a redução de 10% da massa corporal, o que implicaria, por exemplo, em reduzir o IMC de 30 para 27 e ainda ficar na categoria de "sobrepeso" para quem gosta de centrar o tratamento no peso. No caso de uma pessoa considerada com "obesidade mórbida" pelo IMC de 40, seu valor seria reduzido para 36, o que atualmente é considerado como "obesidade grau 2". Ainda há quem possa argumentar que 27 é melhor que 30 ou que 36 é melhor que 40. Como eu disse há pouco, há estudos que mostram que esta redução vem acompanhada de melhoras clínicas – o que é muito diferente de dizer que ela promove melhoras clínicas. Mas isso sempre nos coloca num loop de tentativa de perda de peso e frustração.

A consequência das tentativas repetidas de perda de peso geram o segundo problema deste tipo de abordagem: ciclo de perda e recuperação do peso perdido. Cientificamente, chamamos de ciclização do peso. Popularmente é o que chamamos de "efeito sanfona". Além de ser a prova definitiva de que as dietas não funcionam – afinal de contas se funcionassem só se faria uma vez – alguns estudos já demonstraram que esta prática é prejudicial à saúde e leva a maiores riscos do que manter o peso elevado[24].

Quando profissionais da saúde indicam a perda de peso, seja por um recomendação direta, seja por crenças populares, as pessoas acabam tentando a forma que mais se acredita ser eficaz para emagrecer: fechar a boca. O terceiro problema da abordagem centra no peso reside no fato de que a restrição alimentar que se tenta fazer pode até perdurar por alguns dias, mas o organismo em déficit energético cobra o seu preço, muitas vezes com juros e correção e alguns distúrbios alimentares são desencadeados. O principal deles é a compulsão alimentar[23]. Se você é profissional da saúde, na próxima vez em que pensar em mandar alguém fechar a boca, simplesmente siga o seu próprio conselho!

É provável também que você se pergunte o seguinte: mesmo que o emagrecimento não promova melhora direta na saúde, não vale a pena recomendar a perda de peso, sendo que o que promove a perda de peso vai melhorar a saúde? O fato de que a perda de peso não é atingível e muito menos fácil de manter para a grande maioria das pessoas já seria suficiente para que não adotássemos essa lógica, até porque as pessoas podem melhorar a sua saúde sem perda de peso. Nesse caso, um tratamento centrado no peso seria visto como um fracasso apesar da melhora da saúde.

O último problema da intervenção centrada no peso é a verdadeira cereja no bolo. Quando se tenta convencer as pessoas de que o problema é seu peso corporal e que elas devem emagrecer a qualquer custo, não é de se estranhar que as pessoas tentem emagrecer a qualquer custo, buscando métodos espúrios de emagrecimento. A ideia de que se precisa emagrecer a qualquer custo fez, por exemplo, com que milhares de pessoas consumissem um remédio chamado rimonabanto, que foi proibido depois de evidências científicas demonstrarem que ele causava quadro de depressão e poderia levar as pessoas a se suicidarem. Entre o peso e a saúde, não é " uma escolha difícil". A seguir, vou relacionar alguns deles, que você pode encontrar no livro A tirania das dietas, de Louise Foxcroft:

Na Grécia antiga, recomendava-se como dieta (no sentido de estilo de vida) períodos de sete dias que deveriam ser iniciados por exercícios extenuantes e apenas uma refeição no primeiro dia. Nos seis dias seguintes era recomendado que se caminhasse nu por tanto tempo quanto possível para depois dormir numa cama dura. No sétimo dia, uma refeição seguida de vômito. Por mais que isso possa ser chocante para nós atualmente, o vômito era uma prática relativamente comum à época e não trazia qualquer tipo de surpresa, mais ou menos como atualmente algumas pessoas não se chocam com a realização de exercício em jejum para tentar emagrecer. Isso deveria ser repetido por quatro semanas, durante as quais era proibido fazer sexo. No séc. XI, havia a recomendação de uma dieta para pessoas que sofriam com "magreza ou gordura indevidas". As pessoas eram encorajadas a comer apenas alimentos pesados e de baixo valor nutritivo, depois fazer com que esses alimentos atravessassem o corpo o mais rápido possível com a ajuda de laxantes e exercício físico. Chega a ser quase irônico que mil anos de evidências se acumularam sobre a ineficácia de uso de laxantes para a perda de peso, mas as pessoas ainda continuam fazendo essa m... besteira!

O hábito de pesar os alimentos também não é exatamente uma novidade. Ele ficou popular durante a renascença. Em 1676, o livro *Rules for Health* (regras para a saúde) trazia a recomendação da construção de um aparato que permitisse que as pessoas se pesassem antes e depois de comer para inferir a quantidade de alimentos ingeridos. Outros ainda recomendavam a pesagem do alimento em si, hábito que está presente ainda hoje e que depois de mais de 450 anos não se mostrou eficaz. O séc. XVII ficou marcado pelo advento de aparatos que supostamente auxiliariam na perda de peso. Esse período foi marcado por um ideal de beleza que determinava a necessidade de seios fartos, cintura fina e ancas largas. Para auxiliar na modelagem dos corpos, as mulheres, na necessidade de atender aos padrões impostos a elas, recorriam aos espartilhos. As pregas e materiais rígidos ajudavam a manter uma silhueta desejável, mas quando o cirurgião Ambroise Paré (1510-1590) dissecou o corpo destas mulheres, percebeu costelas encavaladas e cortes profundos. O ditame da beleza as obrigava a suportar dores lancinantes apenas para poderem atender a um padrão. Uma jovem chegou a ser acusada de estar possuída pelo demônio quando solicitou um espartilho francês, pois os modelos disponíveis feitos com barbatana de baleia não seriam suficientes para manter a sua barriga para dentro.

Se falamos em receber uma massagem, você deve pensar em algo relaxante, talvez até aquela cena clichê de filmes em que as pessoas ficam com rodelas de pepinos nos olhos, ou então uma maneira prática de aliviar algumas dores. Bom, no séc. XIX, as massagens não eram assim tão relaxantes e muito menos aliviavam as dores, ao menos quando eram aplicadas para o emagrecimento. Havia um spa em Baden-Baden que ficou muito popular, onde as pessoas chegavam a receber massagens até 3 vezes por dia antes das principais refeições. Na técnica, o médico afundava quanto conseguisse os punhos na barriga do paciente – aqui eu preferiria o termo vítima – e depois agarrava pedaços da pele apertando a gordura na parede abdominal, deixando hematomas na pele. Como se não fosse suficiente, o médico ainda comprimia a barriga da pessoa com os seus joelhos. Relatos de gemidos e lágrimas eram comuns e eu diria que nada surpreendentes. Em spas, banhos muito quentes e extremamente dolorosos também eram empregados. Atualmente alguns spas usam massagens muito mais relaxantes e prazerosas para deixar a agressão física por conta apenas da restrição calórica severa.

No filme *A ilha do medo*, Leonardo DiCaprio interpreta o agente federal Edward Daniels, que chega de barco com seu parceiro a uma prisão psiquiátrica localizada numa ilha remota. Seu objetivo é investigar o desaparecimento de uma paciente chamada Rachel Solando. Aos poucos, alguns segredos da ilha vão se revelando, até que uma verdadeira reviravolta no enredo revela que o agente Edward Daniels é, na verdade, um paciente chamado Andrew Laeddis, um anagrama de seu nome. Essa foi a última tentativa de seu terapeuta, que agiu o tempo todo como se fosse seu parceiro na investigação, para evitar que Andrew sofresse uma lobotomia. Caso ele se convencesse do que estava acontecendo, o procedimento seria desnecessário. No final do filme, ele mostra que ainda pensa ser o investigador, mas depois pergunta a seu médico: "o que é melhor? Viver como um monstro ou morrer como um bom homem?". Ele havia entendido perfeitamente o que se passava, mas não estava disposto a conviver com essa nova realidade.

De fato, experienciar uma nova realidade não é sempre confortável. Ximena Ramos Salas, professora da Escola de Saúde Pública da Universidade de Alberta, no Canadá, liderou uma equipe de pesquisa para verificar se profissionais da saúde estavam dispostos a aceitar outra concepção a respeito do peso corporal e o que ela chamou de mitos da obesidade[25]. Este tipo de estudo vem sendo realizado com alguma frequência pois cientistas têm percebido que a educação a respeito do corpo gordo pode ser uma grande ferramenta no combate ao viés do peso e o consequente estigma gerado por ele. O primeiro passo da pesquisa foi realizar uma busca tanto na literatura científica como em outros meios sobre os principais mitos da obesidade divididos em 3 categorias: relação entre peso e saúde, características de pessoas gordas e estratégias de perda de peso. Todos estes passaram por um painel de experts na área que reduziram a lista para 10 mitos e também fizeram indicações de estudos científicos que ajudassem a contradizer os mitos.

A última etapa do estudo foi enviar a lista dos mitos juntamente dos seus contra argumentos para todos os membros da *Canadian Obesity Network* (CON) em forma de questionário, para que eles avaliassem 3 fatores. O primeiro deles era o o nível de penetração social de cada um dos mitos. Neste caso, quem respondia a questão não estava dizendo se concordava com a afirmação ou não, mas sim dizendo se concordava que era uma crença socialmente aceita. O segundo aspecto era sobre a validade do contra argumento. Os membros da CON deveriam dizer se achavam que os contra argumentos apresentados eram válidos para quebrar o mito. Por fim, diziam se a argumentação apresentada era suficiente para diminuir o viés do peso em relação àquele mito específico. Na próxima página, eu listo numa tabela a relação dos 10 mitos com o seu nível de penetração, a validade da argumentação e seu potencial de redução do viés do peso. A ordem dos mitos é apresentada aqui, assim como no estudo da Dra. Salas, pela concordância com a penetração social.

Repare que o mito que se acreditava ser o mais espalhado socialmente diz respeito à quantidade de atividade física, ao passo que poucos membros da CON acreditavam que a população canadense acha que pessoas obesas são menos inteligentes. Mas o que realmente chama a atenção neste estudo é a diferença entre a terceira e a quarta coluna. Repare que para todos os mitos apresentados a quem respondeu a pesquisa, o percentual de pessoas que achava a argumentação válida era maior do que o percentual de pessoas que achava que isso ajudaria a combater o viés do peso. Talvez não seja nenhuma novidade para nós, aqui no Brasil, que mesmo fatos absolutamente escancarados não são suficientes para que pessoas deixem de acreditar num mito, mesmo ele sendo uma mentira descarada. Recentemente, fui convidado para dar uma palestra numa Universidade a respeito dos mitos sobre o peso corporal. Dado o tempo que eu tinha para interagir com a turma, resolvi abordar quatro mitos e demonstrar as evidências que refutavam cada um deles. O objetivo da palestra era demonstrar que profissionais da saúde não podem ter o viés do peso.

Durante a palestra, a turma de estudantes prestou atenção à minha argumentação e apenas algumas pessoas fizeram perguntas. Foi tudo muito cordial e pareceu ser um evento produtivo. Depois de alguns dias, fiquei sabendo que um grupo de alunos foi reclamar com a coordenação do curso sobre o absurdo de eu entrar na Universidade e falar que peso corporal não era causador de doenças e que não deveríamos estar combatendo a obesidade. Mas este foi apenas um grupo. Outras pessoas se sentiram realmente provocadas a mudar a sua atitude em relação aos corpos gordos. Depois do que eu te apresentei, espero que você também!

Mito	Concordância com a penetração social	Concordância com a validade da contra argumentação	Concordância com o potencial de redução do viés do peso
Pessoas obesas são menos fisicamente ativas	93%	93%	61%
Peso corporal é boa medida de saúde	87%	93%	67%
Todas as pessoas obesas consomem dietas não saudáveis	86%	89%	57%
Qualquer pessoa pode controlar seu peso com dieta e exercício	84%	84%	58%
Pessoas obesas não possuem motivação e auto controle	81%	80%	55%
Forçar as pessoas a terem responsabilidade pelos seus atos é a melhor maneira de forçar mudanças comportamentais	63%	92%	71%
Sugerir metas de peso para a população é importante	52%	77%	46%
Proibição e taxação de alimentos são métodos eficientes de combater a obesidade	16%	75%	35%
Esforços para combater a obesidade infantil devem ser focados apenas nas crianças	13%	91%	64%
Pessoas obesas são menos inteligentes	11%	85%	58%

Fonte: dados retirados e traduzidos de RAMOS SALAS, X.; FORHAN, M.; SHARMA, A. M. Diffusing obesity myths. **Clinical Obesity**, v. 4, n. 3, p. 189-196, 2014.

E AGORA…QUAL CAMINHO SEGUIR?

Antes de você adentrar a toca do coelho comigo, eu falei sobre a importância de sabermos o caminho a ser tomado. Pois agora, fica a nossa pergunta final: qual o caminho a ser escolhido quando formos falar sobre peso? Se não soubermos onde queremos chegar, qualquer caminho nos servirá.

Pois bem. O caminho que eu tracei para a conversa que tivemos ao longo das páginas deste livro tinha um destino muito claro: a redução do viés do peso. Todas as informações que eu apresentei são um conjunto de evidências científicas que permite determinar que o peso não é causador de problemas de saúde. Com isso, espero que profissionais da saúde possam olhar para além do peso. Espero que todas as pessoas possam ter essa visão. Não podemos mais achar que as pessoas engordam simplesmente porque são relaxadas, não se cuidam e assumirmos que são sedentárias. Não podemos mais pressupor que pessoas estejam doentes simplesmente porque seu IMC é mais alto. Não podemos mais pressupor que eventuais problemas de saúde sejam causados por um "excesso de peso" ao invés de procurarmos suas verdadeiras causas. Não podemos mais basear tratamentos e intervenções com base na perda de peso.

Mas por que devemos fazer as coisas de um jeito diferente?

O primeiro ponto que podemos apresentar na defesa de uma mudança de paradigma é o fato de que a estratégia atual não está funcionando. O IMC da população mundial continua aumentando e não há um país sequer que tenha apresentado estabilização. Instituições continuam a falar sobre os níveis "alarmantes" de obesidade dentre as populações, como nos famosos slides do CDC que eu apresentei no capítulo 2. Quem decidiu travar a guerra contra a obesidade está perdendo de lavada. A intervenção centrada no peso não tem sido suficiente para que as pessoas emagreçam, apesar deste ser o seu principal propósito, quando não o único. O segundo ponto reside no fato do viés do peso causar justamente o efeito oposto de quem o pratica: ele dificulta a perda de peso. Profissionais que acham que as pessoas devam emagrecer usarem de estratégias que dificultam a perda de peso é, colocando de uma maneira um tanto eufêmica, pouco inteligente. O viés do peso ainda prejudica a saúde e afasta as pessoas da busca por tratamento. Em alguma medida, problemas de saúde que são comumente associados ao peso podem ser até mesmo exacerbados pela falta de tratamento e acompanhamento. Por fim – e talvez o mais importante – que tal deixarmos o viés do peso porque um tratamento inclusivo e sem o viés é mais humano? Preciso desenvolver a ideia ou é um argumento que fala por si só?

E como fazer as coisas de um jeito diferente?

Quando Sir Patrick Stewart foi escalado para interpretar Jean Luc Picard, em *Star Trek: a nova geração*, ele deu uma entrevista a respeito de participar da nova produção da franquia e sobre a continuidade das aventuras a bordo da USS Enterprise muitos anos depois do capitão Kirk e de Spock, agora no séc. XXIV. Durante esta entrevista, alguém o indaga sobre o fato de ser careca. Com tecnologias tão avançadas, a humanidade já não teria aprendido a curar a calvície? Ele, como um verdadeiro gentleman que é, limitou-se a responder que a humanidade assim avançada já teria aprendido a não se importar se uma pessoa é careca ou não. O passo mais importante para que possamos agir de outra maneira é realmente mudar o nosso olhar sobre o peso. Enquanto o peso for o centro das atenções, não avançaremos para um cuidado mais humano e justo. Também não podemos buscar a saúde para a perda de peso ser uma consequência, pois, convenhamos, nesta abordagem a saúde não passa de um laranja e o verdadeiro objetivo ainda é o emagrecimento. Teoricamente, a tarefa é mais fácil do que criarmos motores de dobra ou tele transportes, mas a prática tem sido um pouco mais difícil. Confesso que eu gostaria de ver um mundo menos enviesado antes do séc. XXIV.

Para que possamos criar este ambiente mais acolhedor e inclusivo, vou deixar algumas sugestões:

1. Precisamos de acessibilidade a corpos de todos os tamanhos. O nosso ambiente será hospitaleiro apenas se contar com cadeiras e equipamentos que possam atender pessoas de menor e maior IMC. Isso inclui, por exemplo, equipamentos para medir a pressão, macas, roupões para procedimentos etc. Qualquer lugar que não esteja preparado para receber uma pessoa manda a clara mensagem de que ela não é bem vinda.

2.   Caso julgue necessário abordar o peso, faça isso delicadamente. Você pode realizar perguntas como: "você se sente a vontade para falar sobre o seu peso?" ou "eu gostaria de falar a respeito do seu peso, você me permite?". Também é interessante perguntar quais termos a pessoa prefere que sejam usados e quais sejam evitados na conversa.

3. Não demonstre julgamentos. Sempre que o tema do peso for abordado, mostre que você não julga a pessoa pelo seu peso e deixe claro que ela não é culpada e muito menos pode ter qualquer tipo de aspecto negativo como desleixo ou falta de cuidado associados ao seu peso corporal.

4. Lembre-se que o peso não é o centro das atenções. Se você é profissional da saúde, não descarte outras causas para o problema e realize uma investigação completa. Na sua intervenção, não coloque a perda de peso como objetivo central. Se você não é profissional da saúde e se preocupa com a saúde de uma pessoa conhecida, saiba que a sua preocupação é legítima e bem vinda, mas evite a todo custo os conselhos sobre perda de peso e evite dizer que fala isso porque se preocupa com a saúde. Dizer que uma pessoa precisa emagrecer pela saúde é viés do peso e a prejudica. É um tiro no pé, mas não no próprio.

Esta é a maneira que eu venho tentado aplicar diariamente no meu trabalho nos últimos anos. O resultado que eu percebo é de pessoas mais satisfeitas e entusiasmadas para iniciar ou manter uma rotina de exercícios físicos e mais preocupadas com o exame de sangue do que com a balança. Com o perdão do trocadilho, percebi que ao utilizar este tipo de abordagem, as pessoas saem mais leves da minha avaliação. Esse é o futuro que estou tentando construir.

E assim, depois de uma conversa sobre o futuro, me despeço de você, amigo leitor e amiga leitora. Ou melhor, gostaria de dizer...

Hasta la vista, baby!

Referências

Capítulo 1 – De onde vem o peso ideal?

1. SHAH, Bhumika; SUCHER, Kathryn; HOLLENBECK, Clarie B. Comparison of ideal body weight equations and published height-weight tables with body mass index tables for healthy adults in the United States. **Nutrition in clinical practice**, v. 21, n. 3, p. 312-319, 2006.

2. Metropolitan Life Insurance Company. Ideal weights for men. *Stat Bull Metropolitan Life Insurance Company*. 1942;23:6–8.

3. Metropolitan Life Insurance Company. Ideal weights for women. *Stat Bull Metropolitan Life Insurance Company*. 1943;24:6–8. 11.

4. STOLL, Laurie Cooper. Fat is a social justice issue, too. **Humanity & Society**, v. 43, n. 4, p. 421-441, 2019.

5. HAMMOND, Kathleen A. Dietary and clinical assessment. **Krause's food and nutrition therapy**, v. 12, p. 372, 2000.

6. FAERSTEIN, Eduardo; WINKELSTEIN JR, Warren. Adolphe quetelet: statistician and more. **Epidemiology**, v. 23, n. 5, p. 762-763, 2012.

7. QUETELET, Lambert Adolphe Jacques. **A treatise on man and the development of his faculties.** Cambridge University Press, 2013.

8. MLODINOW, Leonard. **O andar do bêbado: como o acaso determina nossas vidas.** Editora Schwarcz-Companhia das Letras, 2009.

9. MOSSELMANS, Bert. Adolphe Quetelet, the average man and the development of economic methodology. **The European Journal of the History of Economic Thought**, v. 12, n. 4, p. 565-582, 2005.

10. OLIVER, J. Eric et al. **Fat politics: The real story behind America's obesity epidemic.** New York: Oxford University Press, 2006.

11. AKRAM, D. S. et al. Obesity: Preventing and managing the global epidemic. **World Health Organization-Technical Report Series**, n. 894, p. I-XII+ 1-253, 2000.

12. SHAH, Nirav R.; BRAVERMAN, Eric R. Measuring adiposity in patients: the utility of body mass index (BMI), percent body fat, and leptin. **PloS one**, v. 7, n. 4, p. e33308, 2012.

13. https://www.fortunebusinessinsights.com/anti-obesity-drugs-market-104783#:~:text=The%20global%20anti%2Dobesity%20drugs,all%20regions%20amid%20the%20pandemic. Acesso em 24 de março de 2022.

14. UOM, UMedia. Health revolutionary: the life & work of Ancel Keys. **The Regents of the University of Minnesota**, 2002.

15. MONTANI, Jean-Pierre. Ancel Keys: The legacy of a giant in physiology, nutrition, and public health. **Obesity Reviews**, v. 22, p. e13196, 2021.

16. TAYLOR, Henry Longstreet et al. Basal cardiac function and body composition with special reference to obesity. **The Journal of clinical investigation**, v. 31, n. 11, p. 976-983, 1952.

17. KEYS, Ancel et al. Indices of relative weight and obesity. **Journal of chronic diseases**, v. 25, n. 6-7, p. 329-343, 1972.

18. KAGAWA, Masaharu et al. Differences in the relationship between BMI and percentage body fat between Japanese and Australian-Caucasian young men. **British Journal of Nutrition**, v. 95, n. 5, p. 1002-1007, 2006.

19. DUDEJA, V. et al. BMI does not accurately predict overweight in Asian Indians in northern India. **British journal of nutrition**, v. 86, n. 1, p. 105-112, 2001.

Capítulo 2 – Como o peso virou vilão?

1. RAY, John D. The emergence of writing in Egypt. **World archaeology**, v. 17, n. 3, p. 307-316, 1986.

2. NORTHRUP, David. When does World History begin?(And why should we care?). **History Compass**, v. 1, n. 1, p. **-**, 2003.

3. JÓZSA, László G. Obesity in the paleolithic era. **Hormones**, v. 10, p. 241-244, 2011.

4. WHITE, Randall. The women of Brassempouy: a century of research and interpretation. **Journal of archaeological method and theory**, v. 13, p. 250-303, 2006.

5. DIXSON, Alan F.; DIXSON, Barnaby J. Venus figurines of the European paleolithic: symbols of fertility or attractiveness?. Journal of Anthropology, v. 2011, 2011.

6. JOHNSON, Richard J.; LANASPA, Miguel A.; FOX, John W. Upper paleolithic figurines showing women with obesity may represent survival symbols of climatic change. **Obesity**, v. 29, n. 1, p. 11-15, 2021.

7. WILLIAMS, Gareth; FRÜHBECK, Gema. Obesity: science to practice. **(No Title)**, 2009.

8. NELSON, Sarah M. Diversity of the upper paleolithic "venus figurines and archeological mythology". **Archeological Papers of the American Anthropological Association**, v. 2, n. 1, p. 11-22, 1990.

9. BRAY, George A. History of obesity. **Obesity: Science to practice**, v. 1, p. 1-18, 2009.

10. DWIVEDI, Girish; DWIVEDI, Shridhar. Sushruta-the clinician-teacher par excellence. **Indian Journal of Chest Diseases and Allied Sciences**, v. 49, n. 4, p. 243, 2007.

11. DEVEZA, Antonio Cesar Ribeiro Silva. Ayurveda–a medicina clássica indiana. **Revista de

Medicina, v. 92, n. 3, p. 156-165, 2013.

12. HANSOTIA, Phiroze. A neurologist looks at mind and brain:"The enchanted loom". **Clinical medicine & research**, v. 1, n. 4, p. 327-332, 2003.

13. FRANKENFIELD, David C. On heat, respiration, and calorimetry. **Nutrition**, v. 26, n. 10, p. 939-950, 2010.

14. BRIOSCHI, Marcos Leal. A história da termografia. **Inst Física São Carlos Univ São Paulo**, p. 1-6, 2012.

15. HASLAM, David. Obesity: a medical history. **Obesity reviews**, v. 8, p. 31-36, 2007.

16. KRYGER, Meir H. Sleep apnea: from the needles of Dionysius to continuous positive airway pressure. **Archives of internal medicine**, v. 143, n. 12, p. 2301-2303, 1983.

17. BEVEGNI, Claudio; ADAMI, Gian Franco. Obesity and obesity surgery in ancient Greece. **Obesity surgery**, v. 13, n. 5, p. 808-809, 2003.

18. WILSON, Nigel Guy et al. (Ed.). **Historical miscellany**. Harvard University Press, 1997.

19. WADD, William. **Cursory remarks on corpulence; or obesity considered as a disease**. 1816.

20. WOODHOUSE, Rosalind. Obesity in art–a brief overview. **Obesity and Metabolism**, v. 36, p. 271-286, 2008.

21. PAPAVRAMIDOU, Niki; CHRISTOPOULOU-ALETRA, Helen. Greco-Roman and Byzantine views on obesity. **Obesity surgery**, v. 17, p. 112-116, 2007.

22. BLAINEY, Geoffrey. Uma breve história do mundo. São Paulo, SP: Editora Fundamento Educacional, 2009.

23. VIGARELLO, Georges. As metamorphoses do gordo: história da obesidade no Ocidente: da Idade Média ao século XX. Petrópolis, RJ: Vozes, 2012.

24. FERRARESE, Lucio Carlos. **Guerra e política: Guilherme, o Conquistador e a Batalha de Hastings nas fontes anglo-normandas dos séculos XI e XII**. 2015. Dissertação de Mestrado. Universidade Estadual de Maringá.

25. SANTOS, Maria do Carmo Parente. LUÍS VI E SUGER As relações de poder entre a Igreja e o Estado francês no séc. XII. **Veritas (Porto Alegre)**, v. 40, n. 159, p. 391-403, 1995.

26. BALTASAR, Aniceto. More than 1,000 years ago, Sancho the Fat lost his Kingdom.. **Obesity surgery**, v. 14, n. 8, p. 1138-1138, 2004.

27. HOPKINS, Kathleen D.; LEHMANN, Eldon David. Successful medical treatment of obesity in 10th century Spain. **Lancet (London, England)**, v. 346, n. 8972, p. 452-452, 1995.

28. MENDERS, Trevor. **A Tragic Beauty: Reading Women in the Early Medieval Yamai no sōshi**. 2018. Tese de Doutorado. Columbia University in the City of New York.

29. STUNKARD, Albert J.; LAFLEUR, William R.; WADDEN, Thomas A. Stigmatization of obesity in medieval times: Asia and Europe. **International journal of obesity**, v. 22, n. 12, p. 1141-1144, 1998.

30. DYKSTRA, Yoshiko K. Notable Tales Old and New. Tachibana Narisue's Kokon Chomonjū. **Monumenta Nipponica**, p. 469-493, 1992.

31. GASPAR, Pedro. O Milénio de Gutenberg: do desenvolvimento da Imprensa à popularização da Ciência. 2009.

32. STOLBERG, Michael. 'Abhorreas pinguedinem': Fat and obesity in early modern medicine (c. 1500–1750). **Studies in History and Philosophy of Science Part C: Studies in History and Philosophy of Biological and Biomedical Sciences**, v. 43, n. 2, p. 370-378, 2012.

33. HIRAI, Hiro. THE WORLD-SPIRIT AND QUINTESSENCE IN THE CHYMICAL PHILOSOPHY. **Chymia: Science and Nature in Medieval and Early Modern Europe**, p. 247, 2010.

34. GUNNOE, Charles D. The Evolution of Erastianism: Hugo Grotius's Engagement with Thomas Erastus. **Grotiana**, v. 34, n. 1, p. 41-61, 2013.

35. HUTSON, David J. Plump or corpulent? Lean or gaunt? Historical categories of bodily health in nineteenth-century thought. **Social Science History**, v. 41, n. 2, p. 283-303, 2017.

36. BRAY, G. A. Letter on corpulence. **Obes Res**, v. 1, p. 153-163, 1993.

37. ATWATER, Wilbur O. The potential energy of food. **The chemistry of food. III. Century Magazine**, v. 34, p. 397-405, 1887.

38. HARGROVE, James L. History of the calorie in nutrition. **The Journal of nutrition**, v. 136, n. 12, p. 2957-2961, 2006.

39. STOLL, Laurie Cooper. Fat is a social justice issue, too. **Humanity & Society**, v. 43, n. 4, p. 421-441, 2019.

40. MCGINNIS, J. Michael; FOEGE, William H. Actual causes of death in the United States. **Jama**, v. 270, n. 18, p. 2207-2212, 1993.

41. MOKDAD, Ali H. et al. Actual causes of death in the United States, 2000. **Jama**, v. 291, n. 10, p. 1238-1245, 2004.

42. OLIVER, J. Eric et al. **Fat politics: The real story behind America's obesity epidemic**. New York: Oxford University Press, 2006.

43. BROWN, Harriet. **Body of truth: How science, history, and culture drive our obsession with weight--and what we can do about it**. Da Capo Lifelong Books, 2015.

44. JAMES, W. Philip T. WHO recognition of the global obesity epidemic. **International journal of obesity**, v. 32, n. 7, p. S120-S126, 2008.

Capítulo 3 – Por que estamos ganhando peso?

1. BRASIL. Ministério da Saúde. Secretaria de Vigilância em Saúde. Departamento de Análise em Saúde e Vigilância de Doenças Não Transmissíveis. Vigitel Brasil 2019 : vigilância de fatores de risco e proteção para doenças crônicas por inquérito telefônico : estimativas sobre frequência e distribuição sociodemográfica de fatores de risco e proteção para doenças crônicas nas capitais dos 26 estados brasileiros e no Distrito Federal em 2019 [recurso eletrônico] / Ministério da Saúde, Secretaria de Vigilância em Saúde, Departamento de Análise em Saúde e Vigilância de Doenças não Transmissíveis. – Brasília: Ministério da Saúde, 2020.

2. NG, Marie et al. Global, regional, and national prevalence of overweight and obesity in children and adults during 1980–2013: a systematic analysis for the Global Burden of Disease Study 2013. **The lancet**, v. 384, n. 9945, p. 766-781, 2014.

3. SMITH, Kristy Breuhl; SMITH, Michael Seth. Obesity statistics. **Primary care: clinics in office practice**, v. 43, n. 1, p. 121-135, 2016.

4. CAMPOS, Paul et al. The epidemiology of overweight and obesity: public health crisis or moral panic?. **International journal of epidemiology**, v. 35, n. 1, p. 55-60, 2006.

5. HAWKING, Stephen. **O universo numa casca de noz**. Editora Intrinseca, 2016.

6. TYSON, Neil deGrasse. **Origens**. Editora Planeta do Brasil, 2015.

7. O'MALLEY, Maureen A.; MARTIN, William; DUPRÉ, John. The tree of life: introduction to an evolutionary debate. **Biology & Philosophy**, v. 25, p. 441-453, 2010.

8. PEREGRINE, Peter N. What Happened in Prehistory?. 2012.

9. HARARI, Yuval Noah. **Sapiens: História breve da humanidade**. Elsinore, 2013.

10. BELLISARI, Anna. Evolutionary origins of obesity. **Obesity reviews**, v. 9, n. 2, p. 165-180, 2008.

11. RUSE, Michael. Charles Darwin. In: **Philosophy of Biology**. North-Holland, 2007. p. 1-35.

12. HERBERT, Sandra. **Charles Darwin, Geologist**. Cornell University Press, 2005.

13. QUAMMEN, David. As dúvidas do Sr. Darwin. Companhia das Letras: 2007.

14. RICHARDS, Richard A. Darwin's experimentalism. **Endeavour**, v. 38, n. 3-4, p. 235-245, 2014.

15. NEEL, James V. Diabetes mellitus: a "thrifty" genotype rendered detrimental by "progress"?. **American journal of human genetics**, v. 14, n. 4, p. 353, 1962.

16. SPEAKMAN, John R. Thrifty genes for obesity, an attractive but flawed idea, and an alternative perspective: the 'drifty gene'hypothesis. **International journal of obesity**, v. 32, n. 11, p. 1611-1617, 2008.

17. GENNÉ-BACON, Elizabeth A. Thinking evolutionarily about obesity. **The Yale journal of biology and medicine**, v. 87, n. 2, p. 99, 2014.

18. HALES, C. Nicholas; BARKER, David JP. Type 2 (non-insulin-dependent) diabetes mellitus: the thrifty phenotype hypothesis. **Diabetologia**, v. 35, p. 595-601, 1992.

19. STÖGER, Reinhard. The thrifty epigenotype: an acquired and heritable predisposition for obesity and diabetes?. **Bioessays**, v. 30, n. 2, p. 156-166, 2008.

20. TOBI, Elmar W. et al. DNA methylation differences after exposure to prenatal famine are common and timing-and sex-specific. **Human molecular genetics**, v. 18, n. 21, p. 4046-4053, 2009.

Capítulo 4 - Como o ambiente promove o aumento de peso?

1. JOSLIN, Elliott P. The universality of diabetes: A survey of diabetic morbidity in arizona the frank billings lecture. **Journal of the American Medical Association**, v. 115, n. 24, p. 2033-2038, 1940.

2. LAWRENCE, J. S. et al. Geographical studies on rheumatoid arthritis. **Annals of the rheumatic diseases**, v. 25, n. 5, p. 425, 1966.

3. PRATLEY, Richard E. Gene–environment interactions in the pathogenesis of type 2 diabetes mellitus: lessons learned from the Pima Indians. **Proceedings of the Nutrition Society**, v. 57, n. 2, p. 175-181, 1998.

4. RAVUSSIN, Eric et al. Effects of a traditional lifestyle on obesity in Pima Indians. **Diabetes care**, v. 17, n. 9, p. 1067-1074, 1994.

5. MCMURRY, Martha P. et al. Changes in lipid and lipoprotein levels and body weight in Tarahumara Indians after consumption of an affluent diet. **New England Journal of Medicine**, v. 325, n. 24, p. 1704-1708, 1991.

6. O'DEA, Kerin. Marked improvement in carbohydrate and lipid metabolism in diabetic Australian Aborigines after temporary reversion to traditional lifestyle. **Diabetes**, v. 33, n. 6, p. 596-603, 1984.

7. DELAVARI, Maryam et al. Acculturation and obesity among migrant populations in high income countries–a systematic review. **BMC public health**, v. 13, p. 1-11, 2013.

8. POPKIN, Barry M.; ADAIR, Linda S.; NG, Shu Wen. Global nutrition transition and the pandemic of obesity in developing countries. **Nutrition reviews**, v. 70, n. 1, p. 3-21, 2012.

9. CORNETT, Mick. How an Obese Town Lost A Million Pounds. Disponível em https://www.ted.com/talks/mick_cornett_how_an_obese_town_lost_a_million_pounds. Acesso em 08/08/2023.

10. America's Most Obese Cities by Rebecca Ruiz na revista Forbes. https://www.forbes.com/2007/11/14/health-obesity-cities-forbeslife-cx_rr_1114obese.html?sh=1ec0e524750f. Acesso em 11/07/2022.

11. Oklahoma City's Renaissance. Disponível em https://www.usnews.com/news/healthiest-communities/articles/2017-11-01/oklahoma-citys-road-from-fat-to-fit. Acesso em 11/07/2022.

12. SPECK, Jeff. Walkable City: How Downtown Can Save America, One Step at a Time Nova York: North Point Press, 312 p. ISBN 978-0865477728. **Documents d'Anàlisi Geogràfica**, v. 61, n. 2, p. 437, 2015.

13. HE, Meizi et al. Obesogenic neighbourhoods: the impact of neighbourhood restaurants and convenience stores on adolescents' food consumption behaviours. **Public health nutrition**, v. 15, n. 12, p. 2331-2339, 2012.

14. HE, Meizi et al. Obesogenic neighbourhoods: the impact of neighbourhood restaurants and convenience stores on adolescents' food consumption behaviours. Public health nutrition, v. 15, n. 12, p. 2331-2339, 2012.

15. VENKAT NARAYAN, K. M. et al. Randomized clinical trial of lifestyle interventions in Pima Indians: a pilot study. **Diabetic Medicine**, v. 15, n. 1, p. 66-72, 1998.

16. SWINBURN, Boyd; EGGER, Garry; RAZA, Fezeela. Dissecting obesogenic environments: the development and application of a framework for identifying and prioritizing environmental interventions for obesity. **Preventive medicine**, v. 29, n. 6, p. 563-570, 1999.

17. BOEHMER, T. K. et al. Perceived and observed neighborhood indicators of obesity among urban adults. **International journal of obesity**, v. 31, n. 6, p. 968-977, 2007.

18. GÓMEZ, Jorge E. et al. Violent crime and outdoor physical activity among inner-city youth. **Preventive medicine**, v. 39, n. 5, p. 876-881, 2004.

19. KIRK, Sara FL; PENNEY, Tarra L.; MCHUGH, T.-LF. Characterizing the obesogenic environment: the state of the evidence with directions for future research. **Obesity reviews**, v. 11, n. 2, p. 109-117, 2010.

20. SCOTT, Victoria; WORSLEY, Anthony F. Ticks, claims, tables and food groups: a comparison for nutrition labelling. **Health Promotion International**, v. 9, n. 1, p. 27-37, 1994.

21. WORLD HEALTH ORGANIZATION et al. **Ottawa charter for health promotion, 1986**. World Health Organization. Regional Office for Europe, 1986.

22. SWINBURN, Boyd A. et al. The global syndemic of obesity, undernutrition, and climate change: the Lancet Commission report. **The lancet**, v. 393, n. 10173, p. 791-846, 2019.

23. FAO. The State of Food and Agriculture 2013. Rome: Food and Agriculture Organization of the United Nations, 2013.

24. VANDEVIJVERE, Stefanie et al. Global trends in ultraprocessed food and drink product sales and their association with adult body mass index trajectories. **Obesity Reviews**, v. 20, p. 10-19, 2019.

25. FLINT, Ellen; WEBB, Elizabeth; CUMMINS, Steven. Change in commute mode and body-mass index: prospective, longitudinal evidence from UK Biobank. **The Lancet Public Health**, v. 1, n. 2, p. e46-e55, 2016.

26. BRASIL. Ministério da Saúde. Secretaria de Vigilância em Saúde. Departamento de Análise em Saúde e Vigilância de Doenças Não Transmissíveis. Vigitel Brasil 2019 : vigilância de fatores de risco e proteção para doenças crônicas por inquérito telefônico : estimativas sobre frequência e distribuição

sociodemográfica de fatores de risco e proteção para doenças crônicas nas capitais dos 26 estados brasileiros e no Distrito Federal em 2019 [recurso eletrônico] / Ministério da Saúde, Secretaria de Vigilância em Saúde, Departamento de Análise em Saúde e Vigilância de Doenças não Transmissíveis. – Brasília: Ministério da Saúde, 2020.

Capítulo 5 - Por que há pessoas gordas e pessoas magras?

1. GULICK, Addison. A study of weight regulation in the adult human body during over-nutrition. **American Journal of Physiology-Legacy Content**, v. 60, n. 2, p. 371-395, 1922.

2. BRAY, George A.; BOUCHARD, Claude. The biology of human overfeeding: a systematic review. **Obesity reviews**, v. 21, n. 9, p. e13040, 2020.

3. WILEY, F. H. et al. The doubtful nature of "Luxuskonsumption". **The Journal of Clinical Investigation**, v. 10, n. 4, p. 733-744, 1931.

4. DE GARINE, Igor; KOPPERT, Georgius JA. Guru-fattening sessions among the Massa. **Ecology of Food and Nutrition**, v. 25, n. 1, p. 1-28, 1991.

5. PASQUET, Patrick et al. Massive overfeeding and energy balance in men: the Guru Walla model. **The American journal of clinical nutrition**, v. 56, n. 3, p. 483-490, 1992.

6. BLUNDELL, John E. et al. Resistance and susceptibility to weight gain: individual variability in response to a high-fat diet. **Physiology & behavior**, v. 86, n. 5, p. 614-622, 2005.

7. PIAGGI, Paolo. Metabolic determinants of weight gain in humans. **Obesity**, v. 27, n. 5, p. 691-699, 2019.

8. SCHLÖGL, Mathias et al. Energy expenditure responses to fasting and overfeeding identify phenotypes associated with weight change. **Diabetes**, v. 64, n. 11, p. 3680-3689, 2015.

9. REINHARDT, Martin et al. A human thrifty phenotype associated with less weight loss during caloric restriction. **Diabetes**, v. 64, n. 8, p. 2859-2867, 2015.

10. RYNDERS, Corey A. et al. Ability to adjust nocturnal fat oxidation in response to overfeeding predicts 5-year weight gain in adults. **Obesity**, v. 25, n. 5, p. 873-880, 2017.

11. BASOLO, Alessio et al. Deviations in energy sensing predict long-term weight change in overweight Native Americans. **Metabolism**, v. 82, p. 65-71, 2018.

12. SCHACHTER, Stanley. Obesity and eating: internal and external cues differentially affect the eating behavior of obese and normal subjects. **Science**, v. 161, n. 3843, p. 751-756, 1968.

13. GUSTAFSSON, A. The life of Gregor Johann Mendel—tragic or not?. **Hereditas**, v. 62, n. 1-2, p. 239-258, 1969.

14. FREIRE-MAIA, Newton. Gregor Mendel: vida e obra. **TA Queiroz, São Paulo**, 1995.

15. LEITE, Raquel Crosara Maia; FERRARI, Nadir; DELIZOICOV, Demétrio. A história das leis de Mendel na perspectiva fleckiana. **Revista brasileira de pesquisa em Educação em Ciências**, v. 1, n. 2, 2001.

16. ASTRAUSKAS, Jefferson Pereira et al. As Leis da Herança por Gregor Johann Mendel, uma revolução genética. **Revista Científica Eletrônica de Medicina Veterinária**, n. 13, p. 1-6, 2009.

17. SNUSTAD, Peter; SIMMONS, Michael J.; MOTTA, Paulo A. **Fundamentos de Genética** . Grupo Gen-Guanabara Koogan, 2000.

18. VELOSO, AJ Barros. Das ervilheiras de Mendel à dupla hélice de Watson e Crick. **Medicina Interna**, v. 10, n. 3, p. 116, 2003.

19. BÖRJESON, M. The aetiology of obesity in children A Study of 101 Twin Pairs. **Acta paediatrica**, v. 65, n. 3, p. 279-287, 1976.

20. BOUCHARD, Claude et al. The response to long-term overfeeding in identical twins. **New England Journal of Medicine**, v. 322, n. 21, p. 1477-1482, 1990.

21. SILVENTOINEN, Karri et al. The genetic and environmental influences on childhood obesity: a systematic review of twin and adoption studies. **International journal of obesity**, v. 34, n. 1, p. 29-40, 2010.

22. STUNKARD, Albert J. et al. The body-mass index of twins who have been reared apart. **New England journal of medicine**, v. 322, n. 21, p. 1483-1487, 1990.

23. HOFKER, Marten; WIJMENGA, Cisca. A supersized list of obesity genes. **Nature genetics**, v. 41, n. 2, p. 139-140, 2009.

24. LLEWELLYN, Clare; WARDLE, Jane. Behavioral susceptibility to obesity: gene–environment interplay in the development of weight. **Physiology & behavior**, v. 152, p. 494-501, 2015.

25. BRASIL. Ministério da Saúde. Secretaria de Vigilância em Saúde. Departamento de Análise em Saúde e Vigilância de Doenças Não Transmissíveis. Vigitel Brasil 2019 : vigilância de fatores de risco e proteção para doenças crônicas por inquérito telefônico : estimativas sobre frequência e distribuição sociodemográfica de fatores de risco e proteção para doenças crônicas nas capitais dos 26 estados brasileiros e no Distrito Federal em 2019 [recurso eletrônico] / Ministério da Saúde, Secretaria de Vigilância em Saúde, Departamento de Análise em Saúde e Vigilância de Doenças não Transmissíveis. – Brasília: Ministério da Saúde, 2020.

26. FRENCH, S. A. et al. Predictors of weight change over two years among a population of working adults: the Healthy Worker Project. **International journal of obesity and related metabolic disorders: journal of the International Association for the Study of Obesity**, v. 18, n. 3, p. 145-154, 1994.

27. SHERWOOD, Nancy E. et al. Predictors of weight gain in the Pound of Prevention study. **International journal of obesity**, v. 24, n. 4, p. 395, 2000.

28. SLENTZ, Cris A. et al. Effects of the amount of exercise on body weight, body composition, and measures of central obesity: STRRIDE—a randomized controlled study. **Archives of internal medicine**, v. 164, n. 1, p. 31-39, 2004.

29. BALL, Kylie; BROWN, W.; CRAWFORD, David. Who does not gain weight? Prevalence and predictors of weight maintenance in young women. **International journal of obesity**, v. 26, n. 12, p. 1570, 2002.

30. JAKICIC, John M. The effect of physical activity on body weight. **Obesity**, v. 17, n. S3, 2009.

31. HERRMANN, Stephen D. et al. The influence of physical characteristics on the resting energy expenditure of youth: A meta-analysis. **American Journal of Human Biology**, v. 29, n. 3, 2017.

32. WESTERTERP, Klaas R. Diet induced thermogenesis.**Nutrition & metabolism**, v. 1, n. 1, p. 5, 2004.

33. RODRIGUES, Alessandra E. et al. Análise da taxa metabólica de repouso avaliada por calorimetria indireta em mulheres obesas com baixa e alta ingestão calórica. **Arquivos Brasileiros de Endocrinologia & Metabologia**, v. 52, p. 76-84, 2008.

34. CASPERSEN, Carl J.; POWELL, Kenneth E.; CHRISTENSON, Gregory M. Physical activity, exercise, and physical fitness: definitions and distinctions for health-related research. **Public health reports**, v. 100, n. 2, p. 126, 1985.

35. THOROGOOD, Adrian et al. Isolated aerobic exercise and weight loss: a systematic review and meta-analysis of randomized controlled trials. **The American journal of medicine**, v. 124, n. 8, p. 747-755, 2011.

36. GARLAND JR, Theodore et al. The biological control of voluntary exercise, spontaneous physical activity and daily energy expenditure in relation to obesity: human and rodent perspectives. **Journal of Experimental Biology**, v. 214, n. 2, p. 206-229, 2011.

37. BENTON, David; YOUNG, H. A. A meta-analysis of the relationship between brain dopamine receptors and obesity: a matter of changes in behavior rather than food addiction?. **International journal of obesity**, v. 40, n. 1, p. S12-S21, 2016.

38. BALCETIS, Emily; DUNNING, David. Wishful seeing: More desired objects are seen as closer. **Psychological science**, v. 21, n. 1, p. 147-152, 2010.

39. LESSARD, David A.; LINKENAUGER, Sally A.; PROFFITT, Dennis R. Look before you leap: Jumping ability affects distance perception. **Perception**, v. 38, n. 12, p. 1863-1866, 2009.

40. COLE, Shana; BALCETIS, Emily; ZHANG, Sam. Visual perception and regulatory conflict: Motivation and physiology influence distance perception. **Journal of Experimental Psychology: General**, v. 142, n. 1, p. 18, 2013.

41. FRANKENFIELD, David C. On heat, respiration, and calorimetry. **Nutrition**, v. 26, n. 10, p. 939-950, 2010.

42. STUBBS, R. J. et al. The effect of graded levels of exercise on energy intake and balance in free-living women. **International journal of obesity**, v. 26, n. 6, p. 866-869, 2002.

43. KING, James A. et al. Influence of prolonged treadmill running on appetite, energy intake and circulating concentrations of acylated ghrelin. **Appetite**, v. 54, n. 3, p. 492-498, 2010.

44. KING, Neil A. et al. Dual-process action of exercise on appetite control: increase in orexigenic drive

but improvement in meal-induced satiety. **The American journal of clinical nutrition**, v. 90, n. 4, p. 921-927, 2009.

45. PASQUET, Patrick; APFELBAUM, Marian. Recovery of initial body weight and composition after long-term massive overfeeding in men. **The American journal of clinical nutrition**, v. 60, n. 6, p. 861-863, 1994.

46. LEIBEL, Rudolph L.; ROSENBAUM, Michael; HIRSCH, Jules. Changes in energy expenditure resulting from altered body weight. **New England Journal of Medicine**, v. 332, n. 10, p. 621-628, 1995.

47. COHN, Clarence; JOSEPH, Dorothy. Influence of body weight and body fat on appetite of "normal" lean and obese rats. **The Yale journal of biology and medicine**, v. 34, n. 6, p. 598, 1962.

48. WILSON, P. N.; OSBOURN, D. F. Compensatory growth after undernutrition in mammals and birds. **Biological reviews**, v. 35, n. 3, p. 324-361, 1960.

49. VITTURI, Bruno Kusznir; SANVITO, Wilson Luiz. Claude Bernard (1813–1878). **Journal of Neurology**, v. 268, n. 6, p. 2301-2303, 2021.

50. COOPER, Steven J. From Claude Bernard to Walter Cannon. Emergence of the concept of homeostasis. **Appetite**, v. 51, n. 3, p. 419-427, 2008.

51. CANNON, Walter B. Organization for physiological homeostasis. **Physiological reviews**, v. 9, n. 3, p. 399-431, 1929.

52. POWLEY, Terry L.; KEESEY, Richard E. Relationship of body weight to the lateral hypothalamic feeding syndrome. **Journal of comparative and physiological psychology**, v. 70, n. 1p1, p. 25, 1970.

53. MROSOVSKY, N.; POWLEY, Terry L. Set points for body weight and fat. **Behavioral Biology**, v. 20, n. 2, p. 205-223, 1977.

54. MÜLLER, Manfred J.; BOSY-WESTPHAL, Anja; HEYMSFIELD, Steven B. Is there evidence for a set point that regulates human body weight?. **F1000 medicine reports**, v. 2, 2010.

55. JANSSEN, Fanny; BARDOUTSOS, Anastasios; VIDRA, Nikoletta. Obesity prevalence in the long-term future in 18 European countries and in the USA. **Obesity facts**, v. 13, n. 5, p. 514-527, 2020.

Capítulo 6 - O peso causa problemas de saúde?

1. GLADWELL, Malcolm. **Fora de série-Outliers: Descubra por que algumas pessoas têm sucesso e outras não**. Sextante, 2013.

2. WOLF, S. et al. Roseto, Pennsylvania 25 years later--highlights of a medical and sociological survey. **Transactions of the American Clinical and Climatological Association**, v. 100, p. 57, 1989.

3. STOUT, Clarke et al. Unusually low incidence of death from myocardial infarction: study of an Italian American community in Pennsylvania. **JAMA**, v. 188, n. 10, p. 845-849, 1964.

4. DOLL, Richard; HILL, A. Bradford. The mortality of doctors in relation to their smoking

habits. **British medical journal**, v. 1, n. 4877, p. 1451, 1954.

5. DE ARAÚJO, Luís Fernando SC; DALGALARRONDO, Paulo; BANZATO, Cláudio EM. Sobre a noção de causalidade na medicina: aproximando Austin Bradford Hill e John L. MackieOn the notion of causality in medicine: addressing Austin Bradford Hill and John L. Mackie. **Archives of Clinical Psychiatry (São Paulo)**, v. 41, p. 56-61, 2014.

6. HILL, Austin Bradford. The environment and disease: association or causation?. 1965.

7. RODRIGUES, Vitor. O problema da causalidade em medicina. **Revista Portuguesa de Medicina Geral e Familiar**, v. 24, n. 6, p. 717-22, 2008.

8. MAHMOOD, Syed S. et al. The Framingham Heart Study and the epidemiology of cardiovascular disease: a historical perspective. **The lancet**, v. 383, n. 9921, p. 999-1008, 2014.

9. RASMUSSEN, Nicolas. Downsizing obesity: On Ancel Keys, the origins of BMI, and the neglect of excess weight as a health hazard in the United States from the 1950s to 1970s. **Journal of the History of the Behavioral Sciences**, v. 55, n. 4, p. 299-318, 2019.

10. KEYS, Ancel; BROŽEK, Josef. Body fat in adult man. **Physiological reviews**, v. 33, n. 3, p. 245-325, 1953.

11. VANDENBROUCKE, Jan P. The history of confounding. **Sozial-und Präventivmedizin**, v. 47, p. 216-224, 2002.

12. CORNFIELD, Jerome et al. Smoking and lung cancer: recent evidence and a discussion of some questions. **Journal of the National Cancer institute**, v. 22, n. 1, p. 173-203, 1959.

13. KOKKINOS, Peter et al. Cardiorespiratory fitness, body mass index and heart failure incidence. **European journal of heart failure**, v. 21, n. 4, p. 436-444, 2019.

14. MORRIS, Jeremiah N.; CRAWFORD, Margaret D. Coronary heart disease and physical activity of work. **British medical journal**, v. 2, n. 5111, p. 1485, 1958.

15. GODOY-MATOS, Amélio F. de; OLIVEIRA, Jucinéia; MOREIRA, Rodrigo O. Síndrome metabólica. In: **Síndrome metabólica**. 2005. p. 356-356.

16. CALEYACHETTY, Rishi et al. Metabolically healthy obese and incident cardiovascular disease events among 3.5 million men and women. **Journal of the American College of Cardiology**, v. 70, n. 12, p. 1429-1437, 2017.

17. ORTEGA, Francisco B. et al. The intriguing metabolically healthy but obese phenotype: cardiovascular prognosis and role of fitness. **European heart journal**, v. 34, n. 5, p. 389-397, 2013.

18. FLEISCHMANN, Erwin et al. Influence of excess weight on mortality and hospital stay in 1346 hemodialysis patients. **Kidney international**, v. 55, n. 4, p. 1560-1567, 1999.

19. STEVENS, June et al. The effect of age on the association between body-mass index and mortality. **New England Journal of Medicine**, v. 338, n. 1, p. 1-7, 1998.

20. AMUNDSON, Dennis E.; DJURKOVIC, Svetolik; MATWIYOFF, Gregory N. The obesity paradox. **Critical care clinics**, v. 26, n. 4, p. 583-596, 2010.

21. ELAGIZI, Andrew et al. An overview and update on obesity and the obesity paradox in cardiovascular diseases. **Progress in cardiovascular diseases**, v. 61, n. 2, p. 142-150, 2018.

22. MADSEN, Erik L. et al. Weight loss larger than 10% is needed for general improvement of levels of circulating adiponectin and markers of inflammation in obese subjects: a 3-year weight loss study. **European Journal of Endocrinology**, v. 158, n. 2, p. 179-187, 2008.

23. SALAS-SALVADÓ, Jordi et al. Reduction in the incidence of type 2 diabetes with the Mediterranean diet: results of the PREDIMED-Reus nutrition intervention randomized trial. **Diabetes care**, v. 34, n. 1, p. 14-19, 2011.

24. HYDE, Parker N. et al. Dietary carbohydrate restriction improves metabolic syndrome independent of weight loss. **JCI insight**, v. 4, n. 12, 2019.

25. HALLSWORTH, Kate et al. Resistance exercise reduces liver fat and its mediators in non-alcoholic fatty liver disease independent of weight loss. **Gut**, v. 60, n. 9, p. 1278-1283, 2011.

26. BJÖRNTORP, Per et al. The effect of physical training on insulin production in obesity. **Metabolism**, v. 19, n. 8, p. 631-638, 1970.

Capítulo 7 - Como o viés do peso afeta a saúde?

1. STOLL, Laurie Cooper. Fat is a social justice issue, too. **Humanity & Society**, v. 43, n. 4, p. 421-441, 2019.

2. MUSSAP, Alexander J.; MANGER, Emily; GOLD, Ron S. Weight-control effort can increase obesity stereotyping. **Personality and Individual Differences**, v. 88, p. 178-181, 2016.

3. PHELAN, Sean M. et al. Impact of weight bias and stigma on quality of care and outcomes for patients with obesity. **Obesity reviews**, v. 16, n. 4, p. 319-326, 2015.

4. DIABETES PREVENTION PROGRAM RESEARCH GROUP et al. 10-year follow-up of diabetes incidence and weight loss in the Diabetes Prevention Program Outcomes Study. **The Lancet**, v. 374, n. 9702, p. 1677-1686, 2009.

5. LINDSTROM, Jaana et al. The Finnish Diabetes Prevention Study (DPS) Lifestyle intervention and 3-year results on diet and physical activity. **Diabetes care**, v. 26, n. 12, p. 3230-3236, 2003.

6. THOROGOOD, Adrian et al. Isolated aerobic exercise and weight loss: a systematic review and meta-analysis of randomized controlled trials. **The American journal of medicine**, v. 124, n. 8, p. 747-755, 2011.

7. WEWEGE, Michael A. et al. The effect of resistance training in healthy adults on body fat percentage, fat mass and visceral fat: a systematic review and meta-analysis. **Sports Medicine**, v. 52, n. 2, p. 287-300, 2022

8. HIGA, Talita S. et al. Comparison between cafeteria and high-fat diets in the induction of metabolic dysfunction in mice. **International journal of physiology, pathophysiology and pharmacology**, v. 6, n. 1, p. 47, 2014.

9. SMITH, Gordon I. et al. Metabolically healthy obesity: facts and fantasies. **The Journal of clinical

investigation, v. 129, n. 10, p. 3978-3989, 2019.

10. BRAMLAGE, Peter et al. Hypertension in overweight and obese primary care patients is highly prevalent and poorly controlled. **American journal of hypertension**, v. 17, n. 10, p. 904-910, 2004.

11. NGUYEN, Ninh T. et al. Relationship between obesity and diabetes in a US adult population: findings from the National Health and Nutrition Examination Survey, 1999–2006. **Obesity surgery**, v. 21, p. 351-355, 2011.

12. GARVEY, W. Timothy; MECHANICK, Jeffrey I. Proposal for a scientifically correct and medically actionable disease classification system (ICD) for obesity. **Obesity**, v. 28, n. 3, p. 484-492, 2020.

13. HESHKA, Stanley; ALLISON, David B. Is obesity a disease?. **International journal of obesity**, v. 25, n. 10, p. 1401-1404, 2001.

14. EVIDENCE-BASED MEDICINE WORKING GROUP et al. Evidence-based medicine. A new approach to teaching the practice of medicine. **Jama**, v. 268, p. 2420-2425, 1992.

15. DRUMMOND, J. P. et al. Fundamentos da medicina baseada em evidências: teoria e prática. **São Paulo: Atheneu**, 2014.

16. GONZALEZ, Maria Cristina; CORREIA, Maria Isabel TD; HEYMSFIELD, Steven B. A requiem for BMI in the clinical setting. **Current opinion in clinical nutrition and metabolic care**, v. 20, n. 5, p. 314-321, 2017.

17. ADAMS, Cynthia H. et al. The relationship of obesity to the frequency of pelvic examinations: do physician and patient attitudes make a difference?. **Women & health**, v. 20, n. 2, p. 45-57, 1993.

18. HEBL, Michelle R.; XU, Jie. Weighing the care: physicians' reactions to the size of a patient. **International journal of obesity**, v. 25, n. 8, p. 1246-1252, 2001.

19. O'BRIEN, Kerry S. et al. Do antifat attitudes predict antifat behaviors?. **Obesity**, v. 16, n. S2, p. S87-S92, 2008.

20. PERSKY, Susan; ECCLESTON, Collette P. Medical student bias and care recommendations for an obese versus non-obese virtual patient. **International Journal of Obesity**, v. 35, n. 5, p. 728-735, 2011.

21. ROTER, Debra L. et al. The expression of emotion through nonverbal behavior in medical visits: mechanisms and outcomes. **Journal of general internal medicine**, v. 21, p. 28-34, 2006.

22. CARVALHEIRA, José BC; SAAD, Mario JA. Doenças associadas à resistência à insulina/hiperinsulinemia, não incluídas na síndrome metabólica. **Arquivos Brasileiros de Endocrinologia & Metabologia**, v. 50, p. 360-367, 2006.

23. TYLKA, Tracy L. et al. The weight-inclusive versus weight-normative approach to health: Evaluating the evidence for prioritizing well-being over weight loss. **Journal of obesity**, v. 2014, 2014.

24. LISSNER, Lauren et al. Variability of body weight and health outcomes in the Framingham population. **New England Journal of Medicine**, v. 324, n. 26, p. 1839-1844, 1991.

25. RAMOS SALAS, X.; FORHAN, M.; SHARMA, A. M. Diffusing obesity myths. **Clinical Obesity**, v. 4, n. 3, p. 189-196, 2014.

SOBRE O AUTOR

Prof. Dr. Rodrigo Magosso

Bacharel em Educação Física pela UFSCar
Especialista em Fisiologia do Exercício pela UFSCar
Mestre em Ciências na área de Bioengenharia pela USP
Doutor em Ciências da Motricidade pela UNESP

Possui ampla experiência na área como personal trainer, avaliador, proprietário e coordenador técnico de academias. No âmbito acadêmico, são 15 anos de experiência como professor de graduação, pós-graduação, cursos, palestras e eventos. Atualmente é coordenador de cursos de pós-graduação na área da saúde pela UnyLeya, coordenador de Medicina da Obesidade na FATESA e coordenador técnico da academia clube Náutico Araraquara.

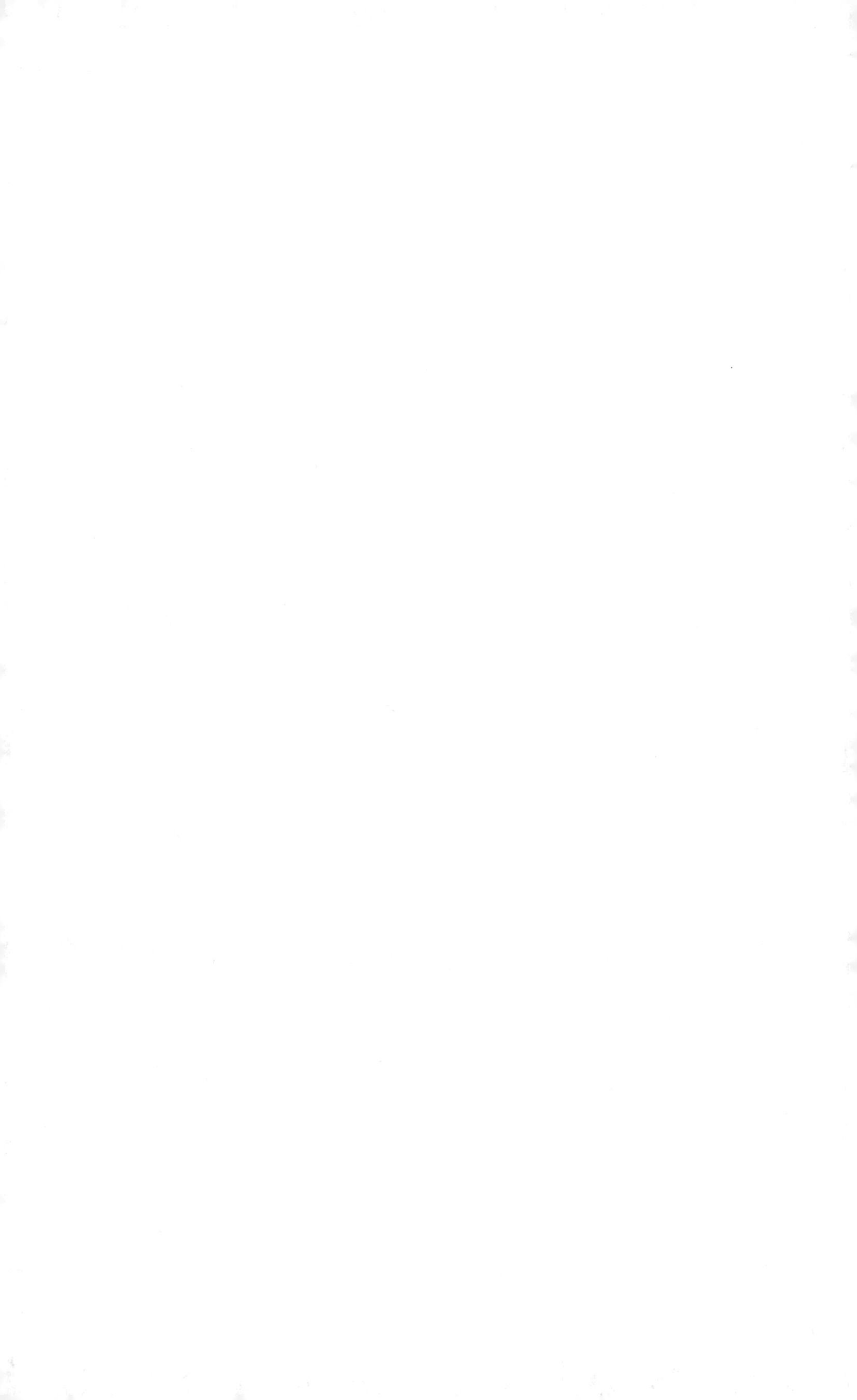

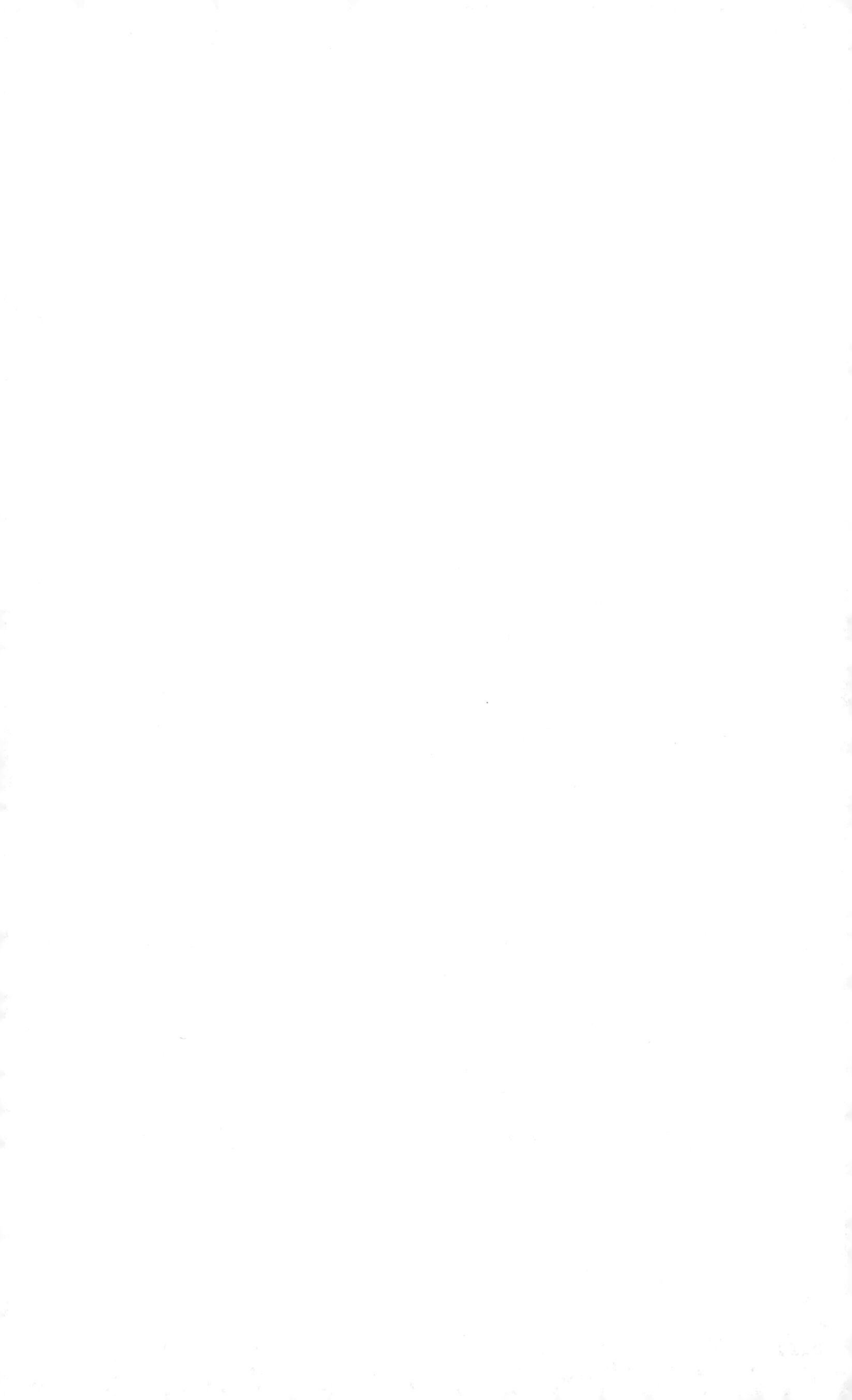